学前儿童卫生与保健

主　编　李　玮　朱薇娜　张　喆
副主编　许丹彤　宋明月　康　婧
编　委　季　俏　赵鑫野

北京理工大学出版社
BEIJING INSTITUTE OF TECHNOLOGY PRESS

图书在版编目（CIP）数据

学前儿童卫生与保健 / 李玮，朱薇娜，张喆主编
. -- 北京：北京理工大学出版社，2024.1
ISBN 978-7-5763-3613-9

Ⅰ.①学… Ⅱ.①李… ②朱… ③张… Ⅲ.①学前儿
童 - 卫生保健 Ⅳ.①R179

中国国家版本馆 CIP 数据核字（2024）第 045984 号

责任编辑: 王梦春　　文案编辑: 邓　洁
责任校对: 刘亚男　　责任印制: 施胜娟

出版发行 / 北京理工大学出版社有限责任公司

社　　址 / 北京市丰台区四合庄路 6 号

邮　　编 / 100070

电　　话 / （010）68914026（教材售后服务热线）
　　　　　 （010）68944437（课件资源服务热线）

网　　址 / http://www.bitpress.com.cn

版 印 次 / 2024 年 1 月第 1 版第 1 次印刷

印　　刷 / 定州市新华印刷有限公司

开　　本 / 787 mm × 1092 mm　1/16

印　　张 / 17

字　　数 / 307 千字

定　　价 / 89.00 元

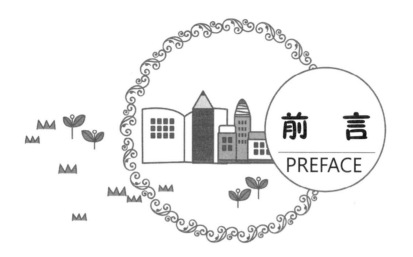

前　言
PREFACE

人生百年，立于幼学。幼儿的健康成长不仅关系到千家万户的幸福，也关系到国家和民族的未来。党的十八大以来，我国托育、学前教育迅速发展，普及普惠水平不断提升。从幼有所育到幼有优育，不仅是人民群众的美好愿景，更是幼儿教师的使命担当。

本教材全面贯彻党的二十大精神，落实立德树人根本任务，旨在使学生不仅能够掌握学前儿童卫生与保健的核心知识，更能在实践中不断探索、创新，为推动我国学前教育事业发展贡献力量。编者在编写过程中既注重知识的系统性和理论性，又力求技能的实践性和操作性。本书从理论与实践的结合上，介绍了学前儿童身心发育的特点和规律，分析了影响学前儿童身心发育的因素，对学前儿童常见疾病的预防和意外伤害的护理提出了良好的应对措施，并对学前儿童集体保教及托幼机构卫生保健工作进行了阐述。本教材主要适用于院校学前教育专业的学生使用，也可供广大学前教育工作者和学前教育研究人员学习使用，亦可作为广大家长的育儿读物。

与同类教材相比，本教材特点鲜明。

一、内容新颖，与时俱进

本教材依据教育部《3~6岁儿童学习与发展指南》，参考卫健委最新的《3岁以下婴幼儿健康养育照护指南（试行）》，增加了适应当下学前教育改革需要，反映新时代精神的内容，兼顾到生理和心理两方面对婴幼儿健康的影响，强调从小对婴幼儿进行全面的健康教育，力求反映学前教育研究与实践的最新成果。

二、结构清晰，案例丰富

本教材考虑到学习者的特点，按学前儿童成长的顺序组织内容。对婴幼儿生理发育的特点和规律、膳食和营养的管理等按学前儿童成长的年龄顺序来编排，通过典型案例，帮

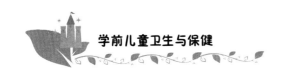
助学习者从生动的材料中体验婴幼儿卫生保健的相关知识，避免单调的理论说教，增强了学习的趣味性。

三、体例灵活、注重实践

本教材在每一章的开头编排了"情景导学"，便于师生把握每章内容的主线；在"书山探宝"中增加了许多学习资料，拓展了学习内容；每章后面安排了"自我复盘"，帮助学习者加深对所学内容的理解与掌握；章后还专门设计了"闯关自测"，引导学习者结合所学内容进行实践操作，注重学生能力的培养，加强技能技巧的训练。

本教材在编写过程中参考或者引用了相关教材和论著（已经列在编写参考书目中），对这些教材和论著的作者一并表示感谢！

由于编写时间较短，加之水平有限，不妥之处在所难免，诚恳地希望得到同行的批评和指正，使之日臻完善。

编　者

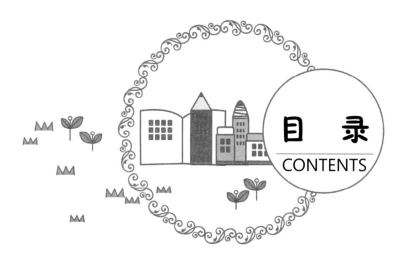

目 录
CONTENTS

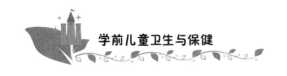

专题六　学前儿童常见传染病及其防治　/ 137

专题七　学前儿童常用护理技术及意外事故急救处理　/ 163

专题八　幼儿园所的卫生保健制度　/ 191

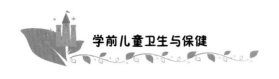

专题一
绪 论

素质目标

做学前儿童健康成长的启蒙者和引路人，关注幼儿成长，保护幼儿安全，促进幼儿身心健康发展。

知识目标

了解健康的内涵。

技能目标

1. 能够科学地分析影响学前儿童健康的因素。
2. 会使用常见研究方法观察记录学前儿童的情况。

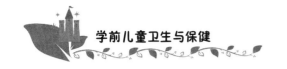

2020年7月2日上午11时11分，贵州省毕节市赫章县发生4.5级地震。赫章县第六幼儿园一共有5个班，地震发生时，有4个班的孩子在教室里，1个班的孩子在室外活动。地震刚一发生，幼儿园教师何梅就从办公室跑向教室，组织孩子们躲藏避险。

"房屋晃动了，我的第一感应就是地震，就在那瞬间，我想到距离安全出口最远的大二班在二楼最边上，如果房屋倒塌，肯定要从最边上开始，那里是最危险的。"何梅回忆起当时的情况仍有些激动，"我在办公室里喊了声'地震了'就拔腿跑到大二班。"

进入教室后，何梅看到大部分孩子都按照平时演练的要求藏到了课桌下，少数孩子的头还露在外边。何梅赶紧帮助他们把头藏到课桌下去，并安抚孩子们说："不要慌，要听老师的话。"

因为幼儿园园区的建筑比较老旧，担心震后会有危险，震感刚一消失，何梅和老师们又立即开始向外疏散孩子们。

事后，通过监控视频可以看到，地震发生后，只有了7秒，孩子们就躲到了课桌下，又过了10秒，所有的孩子都安全地撤离到操场上。17秒后，32名孩子全部安全撤离教室，因为这场被称为"教科书式的撤离"，在网络上，何梅被誉为最美逆行教师。而这一次"教科书式的撤离"，离不开何梅在工作岗位上的付出……

同学们，打开这本书，我们就走进一个美好世界，她告诉你关于小朋友、关于幼儿园，引领你走向世界上最阳光的职业——幼儿教师。

《学前儿童卫生与保健》以卫生保健的原理为基础，研究学前儿童的身心健康问题，即从学前儿童的身心发育状况与生活教育环境之间的相互关系入手，找出影响学前儿童身心正常发育的各种因素，提出相应的卫生要求和卫生标准，从而指导家庭和托幼机构科学正确地照护儿童健康成长。我们的职业生涯就从这里起步。

那么，什么是健康？

古今中外，人们一直追求健康。健康的身体是生命质量的保证，也是生活幸福的源泉。陶行知先生曾说："忽略健康的人，就是等于在与自己的生命开玩笑。"

一、健康的概念

世界卫生组织（WHO）给健康下的正式定义是：健康不仅指一个人身体有没有出现疾

病或虚弱现象，而是指一个人在生理上、心理上和社会上的完好状态。现代健康的含义是多元的、广泛的，包括生理、心理和社会适应性三个方面，其中社会适应性归根结底取决于生理和心理的素质状况。心理健康是身体健康的精神支柱，身体健康又是心理健康的物质基础。良好的情绪状态可以使生理功能处于最佳状态，反之则会降低或破坏某种功能而引起疾病。

世界卫生组织据此制定了健康的 10 条标准。

（1）充沛的精力，能从容不迫地担负日常生活和繁重的工作而不感到过分紧张和疲劳。

（2）处世乐观，态度积极，乐于承担责任，事无大小，不挑剔。

（3）善于休息，睡眠好。

（4）应变能力强，能适应外界环境中的各种变化。

（5）能够抵御一般感冒和传染病。

（6）体重适当，身体匀称，站立时头、肩位置协调。

（7）眼睛明亮，反应敏捷，眼睑不发炎。

（8）牙齿清洁，无龋齿，不疼痛，牙龈颜色正常，无出血现象。

（9）头发有光泽，无头屑。

（10）肌肉丰满，皮肤有弹性。

二、学前儿童健康

学前儿童健康包括身体和心理两个方面，是一种在身体上和精神上的完善状态及良好的适应能力。发育良好的身体、愉快的情绪、强健的体质、协调的动作、良好的生活习惯和基本的生活能力是幼儿身心健康的重要标志。

2001 年我国教育部颁发的《幼儿园教育指导纲要（试行）》明确提出学前儿童的健康发展目标为：

（1）身体健康，在集体生活中情绪安定、愉快。

（2）生活、卫生习惯良好，有基本的生活自理能力。

（3）知道必要的安全保健常识，学习保护自己。

（4）喜欢参加体育活动，动作协调、灵活。

政策学习

《幼儿园教育指导纲要（试行）》

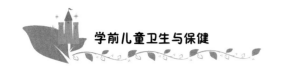

书山探宝

认识"保育师"

保育师，是中华人民共和国人力资源和社会保障部公布的职业，是指在托幼园所、社会福利机构及其他保育机构中，从事儿童基本生活照料、保健、自理能力培养和辅助教育的工作人员。

保育师可以通俗理解为之前的"保育员"（已经于 2019 年年底取缔）。逻辑上是将之前"保育员"职业名称变更为"保育师"，增加了二级 / 技师和一级 / 高级技师两个职业技能等级。

2021 年 10 月，该职业进入 2021 年第三季度全国招聘大于求职"最缺工"的 100 个职业排行。

依据国家卫生健康委《托育机构设置标准（试行）》《托育机构管理规范（试行）》《托育机构保育指导大纲（试行）》，"保育师的职业功能"是聚焦生活照料、安全健康管理、早期学习支持和合作共育，增加了环境创设职业功能，满足托育机构保育工作不断发展的需要。保育师在"工作内容"和"技能要求"上遵循婴幼儿成长特点和规律，促进婴幼儿身体和心理的全面发展。

保育师分为五个不同级别：①五级 / 初级工，不少于 160 标准学时；②四级 / 中级工不少于 120 标准学时；③三级 / 高级工不少于 80 标准学时；④二级 / 技师不少于 80 标准学时；⑤一级 / 高级技师不少于 60 标准学时。

鉴定时间上对保育师也作出新要求：理论知识考试时间不少于 90 分钟，技能考核时间不少于 30 分钟，综合评审时间不少于 30 分钟。必须是高中毕业（或同等学历）才可以参加"保育师"职业技能考试。

三、学前儿童常规体检

0~6 岁学前儿童的健康问题备受社会关注，体检周期一般定为：婴儿在 6 个月内需要 1 个月进行一次体检，6~12 个月时需要每 2~3 个月进行一次体检，满 1 岁后可以每 6 个月进行一次体检，3 岁后可以 12 个月进行一次体检。如果发现异常情况时，需要增加体检次数。我国地域辽阔，南北差异大，常规体检项目也不尽相同，我们选取有代表性的列举如下。

（一）0~6 个月

生长及营养评价：包括身高、体重、头围，了解体格生长情况及一般营养状况。

体格检查：用简便无创的方式初步发现身体的异常状况。

视力筛查：屈光度检测，了解眼睛发育情况。

听力筛查：耳声发射。

血常规（五分类）：了解有无贫血及感染，有助于出血性疾病的诊断。

尿常规：了解有无尿路感染、血尿、尿糖异常等，筛查泌尿系统疾病。

髋关节B超及稳定性检查：了解髋关节发育情况，排除先天性髋关节发育不良。

发育评估：了解运动、感知觉、社会性发展情况。

备注：存在喂养问题者加做过敏原检查。

（二）6~12个月

生长及营养评价：包括身高、体重、头围，了解体格生长情况及一般营养状况。

体格检查：用简便无创的方式初步发现身体的异常状况。

视力筛查：进行屈光度检测，了解视觉发育情况。

骨密度检查：了解骨质密度。

血常规（五分类）：了解有无贫血及感染，有助于出血性疾病的诊断。

微量元素及血铅：了解机体微量营养素状况及有无铅超标。

维生素D检查：可发现维生素D缺乏及佝偻病早期。

过敏原检查：了解过敏情况，有助于防治食物过敏、哮喘等过敏性疾病。

尿常规：了解有无尿路感染、肾炎、肾病、糖尿病等，筛查泌尿系统疾病。

腹部B超检查：筛查肝、胆、脾、胰和双肾发育畸形。

气质评定：了解气质类型，进行育儿指导。

孤独症筛查：早期筛查孤独症症状。

发育评估：了解运动、感知觉、社会性发展情况。

备注：怀疑贫血者加做血清铁蛋白、地贫筛查、地贫基因检查。

（三）1~3岁

生长及营养评价：包括身高、体重、头围，了解体格生长情况及一般营养状况。

体格检查：用简便无创的方式初步发现身体的异常状况。

视力筛查：进行屈光度检测，了解眼睛发育情况。

骨密度检查：了解骨质密度。

血常规（五分类）：了解有无贫血及感染，有助于出血性疾病的诊断。

微量元素及血铅：了解机体微量营养素状况及有无铅超标。

维生素D检查：可发现维生素D缺乏及佝偻病早期。

过敏原检查：了解过敏情况，有助于防治食物过敏、哮喘等过敏性疾病。

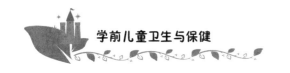

肝功能：检查肝、胆功能，肝细胞损害的敏感指标。

肾功能：了解肾脏排毒功能。

肿瘤相关指标：肿瘤的早期筛查。

乙肝检查：筛查乙肝，了解乙肝抗体情况。

尿常规：了解有无尿路感染、肾炎、肾病、糖尿病等，筛查泌尿系统疾病。

腹部 B 超检查：检查肝、胆、脾、胰和双肾形态及肿瘤。

气质评定：了解气质类型，进行育儿指导。

孤独症筛查：早期筛查孤独症症状。

发育评估：了解运动、感知觉、社会性发展情况。

备注：存在消化问题者加做碳 13 呼气试验、氢呼气试验、幽门螺旋杆菌检查。怀疑佝偻病者加做左腕 X 线正位平片检查。反复感染者加做细胞及体液免疫检查。

（四）3~6 岁

生长及营养评价：包括身高、体重、头围，了解体格生长情况及一般营养状况。

体格检查：用简便无创的方式初步发现身体的异常状况。

视力筛查：屈光度检测，了解眼睛发育情况。

骨密度检查：了解骨质密度。

血常规（五分类）：了解有无贫血及感染，有助于出血性疾病的诊断。

微量元素及血铅：了解机体微量营养素状况及有无铅超标。

维生素 D 检查：可发现维生素 D 缺乏及佝偻病早期。

肝功能：检查肝、胆功能，肝细胞损害的敏感指标。

肾功能：了解肾脏排毒功能。

乙肝检查：筛查乙肝，了解乙肝抗体情况。

肿瘤相关指标：肿瘤的早期筛查。

尿常规：了解有无尿路感染、肾炎、肾病、糖尿病等，筛查泌尿系统疾病。

腹部 B 超检查：检查肝、胆、脾、胰、肾、输尿管形态及肿瘤。

心电图：检查有无心律失常、心肌缺血等情况。

儿童行为评定：了解可能存在的行为问题并提出指导意见。

图片词汇测验或瑞文图形推理测验：筛查言语或操作智能情况。

家庭功能评定：了解家庭功能。

备注：存在肥胖问题者加做血糖、血脂检查。（以上项目选自康康网）

四、影响学前儿童健康的因素

（一）遗传因素

学前儿童生长发育的特征、趋势、限度等都受父母遗传因素的影响，种族、家族的遗传信息影响更是深远。现代医学早已证明，很多遗传病都有明显的家族史，所以重视遗传的作用，早预防、早干预是有科学道理的。

（二）环境因素

1. 自然环境

良好的自然环境能维持和促进学前儿童生命活动的健康发展，能使他们情绪愉悦、积极乐观。如充足的阳光、新鲜的空气、清洁的水源、合理的膳食、安全的设施等都是保证和促进学前儿童健康的重要条件。

2. 社会环境

（1）家庭。家庭的各方面因素都会给学前儿童的生长发育和身心健康带来影响。研究表明，有主见、心智良好、比较成熟的孩子，他们的成长几乎都与平等的家庭氛围有关：在家里，他们具有独立的地位，能对各种家庭问题发表自己的看法，父母的教养方式比较民主。

（2）幼儿园。幼儿园是影响学前儿童健康的第一个重要的社会环境。孩子从这里开始接触家庭成员以外的人际关系，师生之间、伙伴之间，愉快和谐的相处，为学前儿童开启了广阔的社会交往之门。在三年的幼儿园生活中，他们心智迅速成熟，个性和社会性得到充分发展，为个体社会化迈出了坚实的一步。

（3）社区。家庭及幼儿园周围的社区是学前儿童熟悉的地方。在这里，自然环境和人文环境同样对其身心健康产生影响——"昔孟母，择邻处"（南宋王应麟《三字经》），可见古人很早就明白这个道理。社区的自然环境和景观为学前儿童提供了更广阔的活动场所；社区的邻里关系为学前儿童提供了更复杂层面的社会人际关系。文明、温馨的社区氛围对儿童的健康成长也很重要。

（4）生活方式。学前儿童正处于初步形成自己生活方式的阶段，帮助他们接受和逐步形成良好的生活方式，不仅有益于学前儿童的健康成长，而且将对其一生的健康产生重要的影响。例如，日常生活中，早睡早起的习惯、饮食清淡少油的习惯、喜欢参与户外活动的习惯，这些习惯都是长时间才能养成的。

（5）卫生保健制度。完善儿童卫生保健制度，提高儿童卫生保健服务的水平和质量，是保证儿童健康的重要方面，也是一个社会文明程度的标志，我国对儿童的体检、疫苗注射等都有较完备的制度，普及率很高。

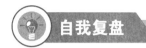

教育书签

"师也者，教之以事而喻诸德也。"

——《礼记·文王世子》

自我复盘

通过本专题的学习，请你结合对学前卫生学学科知识的宏观印象，绘制出知识结构图。

闯关自测

一、单项选择题

1. ( )是指符合幼儿的审美情趣，令其身心健康轻松愉快的亲切气氛。

A. 生活环境　　　B. 社会环境　　　C. 精神环境　　　D. 物质环境

2. 教师应当以( )态度对待幼儿，善于疏导。

A. 专制　　　B. 溺爱　　　C. 放养　　　D. 民主

3. 为保持卫生，在为幼儿选购玩具时，要考虑到玩具的材料应该便于( )。

A. 保存　　　B. 牢固　　　C. 消毒　　　D. 安全

4.下列适合幼儿玩的一组玩具是（　　　　）。

A.纸飞机、积木

B.布娃娃、飞镖

C.大皮球、口琴

D.乒乓球、玻璃模型

5.学前儿童社会化的主要场所为（　　　　）。

A.托幼机构　　　　B.家庭　　　　C.社区　　　　D.社会

二、思考题

请同学们根据已有知识，对未来的职业生涯进行初步规划，并写一写。

专题二
学前儿童的生长发育

素质目标

建立尊重学前儿童生长发育规律的职业理念。

知识目标

1. 熟悉学前儿童的生理特点。

2. 掌握学前儿童生长发育的普遍规律。

技能目标

1. 初步学会日常的保育工作技能。

2. 能够运用所学知识对学前儿童进行卫生保健。

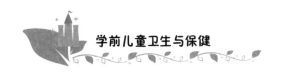

情景导学

　　新学期开始了，许多小朋友来到小二班，林霖也是其中一个。因为参加过亲子班，林霖很快适应了幼儿园的学习和生活，可就是不愿意午睡。每天中午，老师一拉窗帘或者一搬床他就开始哭个不停。等到其他小朋友都上床了，老师好不容易才把他哄到小床边，可他抱着自己的小被子，怎么也不肯躺下，眼泪在眼圈里打转，还隐隐地抽泣着。林霖妈妈对老师说，林霖以前在亲子班的时候也是这样，一到午睡时间就跑出去，因为奶奶不放心林霖，常常在幼儿园门口徘徊，每次见到林霖跑出来，就特别心疼，索性把他接回家。只有奶奶带他回家，才能哄着林霖午睡一会儿。

　　学前儿童的身体机能不完善，生活习惯也处于养成阶段，同学们，未来你的班级里面如果有不爱午睡的小朋友，你要怎么办呢？

单元一　学前儿童的生长发育及卫生保健

　　人类进化至今，无论是外部形态，还是内部结构，都与直立行走相适应。

一、人体的基本形态与结构

　　人体分四部分：头、颈、躯干、四肢。

（一）人体的基本形态（图2-1）

（1）头部：颅腔内容纳着脑，通过颈与躯干相连，头部有眼、鼻、耳等器官。

（2）颈部：支撑头部并使其灵活转动。

（3）躯干：前面为胸部和腹部，后面为背部和腰部，两侧为肋部。内分三个腔：胸部有胸腔，主要包括心脏和肺；腹部有腹腔，主要包括胃、肝、脾、肾等器官；盆腔位于腹腔下部，主要包括结肠、直肠、膀胱及子宫等器官。

（4）四肢：由上肢和下肢组成。简单来说，上肢分上臂、前臂和手三部分；下肢分大腿、小腿和足三部分。

　　人体四肢的灵活性和协调性在地球哺乳动物中是独一无二的，其功能主要有以下几个方面。

（1）支撑功能，四肢骨骼的支撑，各脏器、组织结构才能发挥作用。

（2）保护功能，四肢骨骼的支架，也对周围器官等形成了保护屏障，而且四肢走行的神经、血管都位于不易损伤的方向和部位。

（3）运动功能，人体运动离不开四肢骨，四肢骨及连接装置在肌肉作用下完成运动。

（4）造血功能，四肢骨的长骨端有大量红骨髓，造血是由红骨髓完成的。

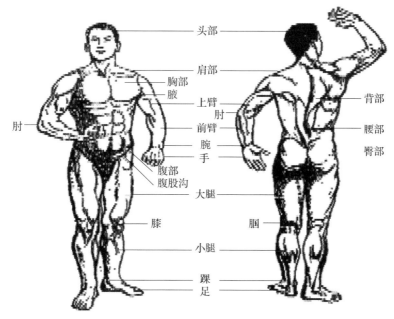

图 2-1 人体的基本形态

（二）人体的基本结构

1. 细胞

构成人体的基本单位是细胞，人体由数以亿计的细胞组成。人体最大的细胞是成熟的卵细胞，直径在 0.1 mm 以上；最小的细胞是血小板，直径只有约 2 μm。细胞种类很多，形态、功能各异，它们共同协调工作，保证了人体的生存和发展。

2. 组织

许多形态和功能相同或相似的细胞与细胞间质集合在一起，构成具有一定形态和功能的组织。人体的基本组织有四种：上皮组织、结缔组织、肌肉组织和神经组织。上皮组织具有保护、分泌、吸收和排泄功能。结缔组织具有连接、支持、营养和保护等多种功能，广泛分布于各种组织和器官之间，常见的结缔组织有皮下组织、脂肪组织、血液、肌腱、韧带、骨等。肌肉组织由许多肌细胞聚集而成，具有收缩功能。机体借助肌肉组织的收缩与舒张完成各种动作和脏器活动，如肢体运动、肠蠕动、心跳、血管收缩等。神经组织是由神经细胞（神经元）和神经胶质细胞组成的。神经细胞是神经组织的主要成分，具有接受刺激和传导兴奋的功能；神经胶质细胞起支持、保护和营养作用。

3. 器官

几种组织相互结合，组成具有一定形态和功能的结构，称为器官。如脑、心脏、肺等。

4. 系统

多个器官共同作用，执行某一完整的生理功能，就称为系统。比如，口腔、食道、胃、肠、肝、胆、胰腺等，共同构成消化系统，能消化食物、吸收营养。一般来讲，把人体分为运动、呼吸、循环、消化、泌尿、内分泌、神经和生殖八大系统。

人体是统一的整体，由各个器官、系统按一定的规律进行工作，支撑着生命活动。人的生命从发生、发展到衰亡，其中的奥妙还有很多是我们未知的，而学前儿童（0~6 岁）更是人的一生中的上升期，生长发育的情况直接为今后的一生奠定基础，学前儿童的保教问题越来越受到社会的关注。

二、皮肤

皮肤是人体最大的器官，总质量占体重的 5%~15%，总面积为 1.5~2 m^2，厚度因人或因部位而异，为 0.5~4 mm，它不专属于任何系统。皮肤的结构如图 2-2 所示。

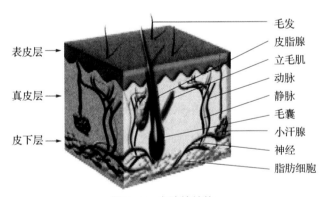

图 2-2　皮肤的结构

（一）皮肤的作用

皮肤覆盖全身，它保护体内各种组织和器官免受物理性、机械性、化学性和病原微生物的侵袭。皮肤保持着人体内环境的稳定，同时参与人体的代谢过程。皮肤有几种颜色（白、黄、棕、黑色等），主要因人种、年龄及部位不同而异。

（二）学前儿童皮肤的特点

从出生开始，我们的皮肤需要 3 年的时间才能基本发育成熟，所以，学前儿童皮肤的功能和结构都与成人有很大的差别：

（1）容易吸收外物。由于小儿皮肤容易吸收外物的特性，对于同样的化学物质，他们皮肤的吸收量要比成人大，同时，对过敏物质或毒性物质的反应也强烈得多。

（2）容易摩擦受损。小儿的皮肤仅有成人皮肤十分之一的厚度，且缺乏弹性，很容易摩擦受损。

（3）抵抗力差。小儿的皮肤表层调控酸碱度的能力较弱，所以对积累在皮肤表面的细菌、病毒的抵抗能力比成人差。

（4）皮肤的色素层单薄。小儿皮肤黑色素生成很少，因而色素层比较薄，很容易被阳光中的紫外线灼伤。

（5）调节体温的能力较差。在外界温度变化时，往往难以适应，这是幼儿易患感冒的原因。

（三）学前儿童皮肤的卫生保健

保护皮肤最重要的是保持皮肤清洁。如果皮肤不清洁，脱落的皮屑、汗液、皮脂和灰尘积存多了，有利于细菌生长繁殖，容易引起皮肤病和其他疾病，并且堵塞汗腺和皮脂腺的开口，使汗液和皮脂不容易排出。学前儿童皮肤的保护机能较弱，要特别注意清洁。

1. 培养幼儿良好的盥洗习惯

教育学前儿童饭前、便后要洗手，玩耍游戏后，更要随时洗手；要勤洗澡、勤洗头、勤换内衣、勤剪指甲。

2. 注意学前儿童衣着卫生

衣料应能保温、吸汗和透气，质地柔软、轻便。服装的式样要简单美观，便于儿童自己穿脱和活动。成人应根据气候的变化及时为他们增减衣服，但要注意不能穿得太多，以免影响儿童活动，适当少穿可以使儿童增强适应气候变化的能力。

3. 加强体育锻炼和户外活动

教师和家长要组织适当的体育锻炼，并且保证每天有一定的户外活动时间。体育锻炼能促进人体的新陈代谢，改善皮肤的血液循环，增强皮脂腺和汗腺的分泌活动，减少皮肤病的发生。经常在户外活动，可以提高儿童适应能力，增强抵抗力。

书山探宝

"三浴锻炼"

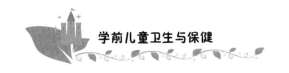

4. 预防和及时处理皮肤外伤

皮肤经常跟外界接触，学前儿童又活泼好动，缺少生活经验，因而容易造成皮肤外伤。成人要对幼儿加强安全教育，预防意外事故发生。有了外伤，要及时处理：轻微的情况可以在伤口上涂抹碘伏或红药水，然后用消毒纱布包好；若伤口较深且被污染，应立即请医生治疗。

三、牙齿

牙齿是人类皮肤的衍生物，由于它对学前儿童的特殊重要性，我们要足够重视。人的一生有两副牙齿，即乳牙和恒牙。

（一）乳牙

出生时在颌骨中已有骨化的乳牙牙胚，但未萌出。一般来说，6个月左右萌出第一颗乳牙，2~2.5岁出齐（2岁以内乳牙颗数 = 月龄 −4+6）。12个月尚未出牙可视为异常。最先萌出的乳牙为下面中间的一对门齿，然后是上面中间的一对门齿，随后再按照由中间到两边的顺序逐步萌出。学前儿童乳牙的生长周期如图2-3所示。

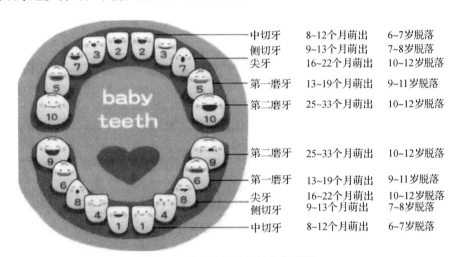

	萌出	脱落
中切牙	8~12个月萌出	6~7岁脱落
侧切牙	9~13个月萌出	7~8岁脱落
尖牙	16~22个月萌出	10~12岁脱落
第一磨牙	13~19个月萌出	9~11岁脱落
第二磨牙	25~33个月萌出	10~12岁脱落
第二磨牙	25~33个月萌出	10~12岁脱落
第一磨牙	13~19个月萌出	9~11岁脱落
尖牙	16~22个月萌出	10~12岁脱落
侧切牙	9~13个月萌出	7~8岁脱落
中切牙	8~12个月萌出	6~7岁脱落

图 2-3　学前儿童乳牙的生长周期

（二）乳牙的卫生保健

1. 帮助学前儿童养成良好的刷牙习惯

正确的刷牙方法是：顺着牙，竖着刷，刷完里面再刷外面。不可横向来回用力刷，否则会损伤牙龈。2~6岁年龄段，除了选择专用的儿童牙膏，还应注意养成早晚刷牙的习惯。

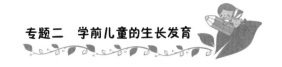

2. 加强营养供给

在宝宝出牙时期，营养的不足会导致出牙推迟或牙质差。因此，在这一时期除全面加强营养外，还应特别注意添加维生素 D 及钙、磷等微量元素。

3. 注意牙齿卫生

平时要少吃糖果，尤其是临睡前不要进食，这是预防龋齿的关键。此外要注意儿童的卫生习惯，不咬手指头，不咬铅笔头等异物，不用舌头舔牙齿。

4. 如有病变及时就医

如果发现乳牙有问题，应及时就医。蛀牙坏牙，应及时予以修补拔除，防止影响后期恒牙质量。

四、运动系统

运动系统由骨、骨连接和骨骼肌组成。骨以不同形式连接在一起，构成骨骼，支撑起人体的基本形态，并为肌肉提供附着。在神经支配下，肌肉收缩，牵拉其所附着的骨，以可动的骨连接为枢纽，产生运动，故名运动系统。

（一）运动系统简介

1. 骨

1）骨的组成

成人正常情况下有 206 块骨，通常分为四类：长骨、短骨、扁骨和不规则骨。学前儿童有 5 块骶椎，成人后融合为 1 块骶骨；有 4 块尾椎，成人后融合为 1 块尾骨。学前儿童有 2 块髂骨、2 块坐骨和 2 块耻骨，到成人就合并成 2 块髋骨。这样加起来，儿童的骨头要比成人多 11~12 块，就是说有 217~218 块。初生婴儿骨的数量因头骨未融合等原因多达 305 块。人体骨骼构造先进，其坚固程度优于混凝土和铁制品，其质量却比碳纤维还轻，仅为人体质量的 20%。

人体的骨骼结构如图 2-4 所示。

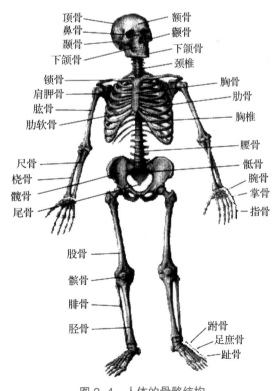

图 2-4 人体的骨骼结构

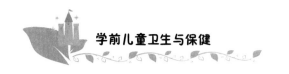

2）骨的结构

骨由骨膜、骨质、骨髓构成。骨膜位于骨表层，内含丰富的血管和神经，起营养、保护作用；骨质为骨的主要成分，分骨密质和骨松质两种，前者坚硬，主要分布在骨的外层和长骨的骨干部分，后者可承受较大压力，分布在骨的内层和两端；骨髓充填在骨髓腔和骨松质内，人出生后靠骨髓造血，其中，胸骨是人体造血最旺盛的骨头，保持终生造血的功能，其他部位的骨髓，随着年龄的增长，逐渐脂肪化，造血功能逐渐减退。

3）骨的成分

骨组织由有机物和无机物两种成分构成。有机物（也称骨胶原）使骨骼具有一定的韧性和弹性，无机物（主要为钙盐）使骨骼变得坚硬。人在胚胎时期全部骨骼都是软骨，以后骨骼才不断骨化。儿童骨骼与成人骨骼成分不同，成人的骨骼中有机物和无机物的比例为 3：7，而儿童骨骼中有机物和无机物各占一半，所以学前儿童的骨骼比成人稍软，且有弹性，不易骨折。

2. 骨连接

人类骨连接有三种形式。

（1）直接连接。如颅骨，出生时骨与骨之间有骨缝，随着年龄增长，骨缝逐渐骨化愈合。

（2）半直接连接。如椎骨，骨与骨之间的连接物是橡胶样的软骨，使脊柱既能支撑身体，又有弹性，能在一定范围内活动。

（3）关节。这是骨连接的主要形式，如膝关节、肘关节。

3. 骨骼肌

人体肌肉有三种类型，分别是骨骼肌、平滑肌和心肌，共有 600 余块，约占体重的40%。骨骼肌一般附着在邻近的两块以上的骨面上，跨过一个或多个关节，收缩时牵动骨骼引起关节运动。人体的任何运动，都要有肌肉的配合才能完成。

（二）学前儿童运动系统的特点

学前儿童骨的弹性大，可塑性强，且骨骼中软骨较多，因此长期姿势不好等原因容易造成骨骼变形。

学前儿童的关节窝较浅，周围韧带较松，关节的活动性及伸展性较强，但牢固性较差，在较强外力作用下，容易脱臼。肘和髋关节是较易脱臼的部位，脱臼时常会伴有撕裂和韧带损伤，甚至失去运动功能。

小儿的肌肉在出生后由于躯体和四肢活动增加才逐渐发育。小儿刚出生时肌张力较高，1~2 个月后才逐渐减退，肢体才可以自由伸屈放松，

书山探宝

儿童生长痛

当小儿运动能力增强，会坐、爬、站、行、跑、跳后，肌肉组织发育加速。

学前儿童肌肉与成人不同，他们肌肉嫩，比较柔软，蛋白质和无机盐少，水分多，收缩力差，动作力量和耐力不足，因而容易疲劳。

1. 囟门

婴儿出生后，沿着头顶的中线前后触摸婴儿，会发现婴儿的头骨在前后各有一处并无骨块存在，较其他部分略凹陷，摸起来软软的，前端的称为前囟门，后端的称后囟门（见图2-5）。前囟门较后囟门宽大，在1~1.5岁闭合。后囟门尺寸较小，有时甚至摸不到，在宝宝出生时已接近闭合。

颅骨的发育随脑的发育而长大。此间囟门过于饱满或闭合过早、过晚都属病理状态，需要就医。例如：脑发育不良时头围小、前囟门小或闭合早；甲状腺功能低下时前囟门闭合延迟；颅内压增高时前囟门饱满；脱水时前囟门凹陷。

2. 脊柱

脊柱由脊椎骨组成。成人的脊柱从侧面看呈S形（图2-6），以缓冲震荡、适应直立行走。

儿童在7岁以后各段生理弯曲才能被韧带固定，所以在整个学前期，他们的脊柱都处于不断的发展完善中，要注意儿童坐、立、行走的姿势，选择适合的桌椅，对保证儿童脊柱形态非常重要。

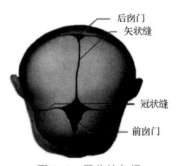

图2-5　婴儿的囟门

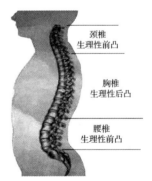

图2-6　成人脊柱的生理弯曲

3. 手

手是人类进行劳动的重要器官（图2-7），是人类高度进化的标志。正常情况下，人一只手有27块骨，且人群中大部分人是右利手（有数据显示大概占到85%）。

训练婴幼儿的手眼协调性可以更好地开发他们的智力，是许多幼教专家的共识。幼儿园健康领域的教学活动中，锻炼幼儿手指的灵活性，

书山探宝

科学的认识"手"与培养学前儿童的动手能力

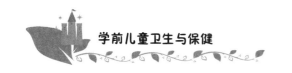

有计划、有目的、有步骤地提升孩子精细动作的程度是非常重要的一部分。常见的形式可以有捏、折、画、剪、粘等。

4.脚

脚由骨骼、肌肉、血管、神经等组织构成，是人体的重要负重和运动器官（图2-8）。一只脚由26块骨组成，脚上的韧带是全身最强的韧带（连接跟骨的韧带最为强韧）。脚上存在多条肌肉、肌腱以维持脚的运动，同时脚部有丰富的血管神经，这些血管神经主要位于足底部。

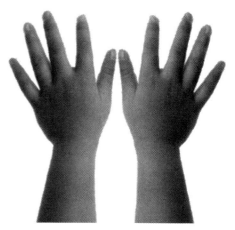

图2-7　幼儿的小手

1~3岁的宝宝，小脚圆圆胖胖，五趾饱满，后跟窄小。这一时期是孩子从婴儿过渡到幼儿的重要时期，宝宝的脚发育非常迅速。

4~5岁的儿童，脚的脂肪逐渐减少，正在发育的足弓开始显现出来。脚长已超过了成年人的60%，脚后跟部分逐渐增大，后跟开始变圆。这时候孩子脚的力量不够，迈步时腿部摆动推动力比较小，还不能形成有力而轻松的步伐。

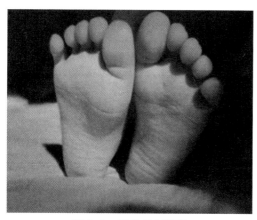

图2-8　学前儿童的脚

值得一提的是，通常儿童个子长高的时候，脚先长长，所以家长要时常关注这个细节，及时给孩子更换稍大尺码的鞋子。

学前儿童的运动系统发育非常直观，可以用科学手段量化，用来监测他们的生长发育情况。运动系统发育状态是否良好，将直接影响到其他内脏器官的发育和心理发育。我国《3~6岁儿童学习与发展指南》中，提供了关于儿童动作发展的量化标准。

政策学习

《3~6岁儿童学习与发展指南》

（三）学前儿童运动系统的卫生保健

（1）不宜提拎过重物品。学前儿童腕部骨骼的骨化尚未完成，力量较差，所以不能负重。

（2）培养儿童坐、立、走的正确姿势，防止胸廓和脊柱变形。儿童骨质柔软，骨骼容易弯曲变形，如幼儿画画、看书时桌椅的高矮要合适，姿势要正确，否则容易形成驼背或

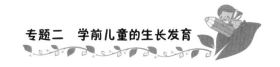

脊柱侧弯。

（3）学前儿童做手部精细动作容易疲劳，所以时间不宜过长。

（4）科学促进学前儿童足弓的形成。儿童站立和走路时间不宜过长，鞋的大小要合脚，鞋头要宽松些，鞋底有一定高度（1~1.5 cm），这些都对形成足弓有支持作用。

（5）组织适当的体育锻炼和户外活动。

（6）学前儿童的衣服要宽松适度。不宜过小过紧，以免影响骨骼、肌肉的正常发育；也不宜过大，以免影响运动，造成意外伤害。

（7）给学前儿童提供充足的营养。

五、呼吸系统

呼吸系统由鼻、咽、喉、气管、支气管和肺组成（图2-9）。从鼻到喉这一段称为上呼吸道；气管、支气管及肺内的各级细支气管的分支构成下呼吸道。其中，鼻是气体出入的门户，又是感受嗅觉的器官；咽不仅是气体的通道，还是食物的通道；喉兼有发音的功能。

（一）呼吸系统简介

机体在进行新陈代谢的过程中，经呼吸系统不断地从外界吸入氧，由循环系统将氧运送至全身的组织和细胞，同时将细胞和组织所产生的二氧化碳再通过循环系统运送到呼吸系统排出体外。

呼吸道要很好地完成气体通行的任务，必须保持通畅，这是怎样实现的呢？它是依靠骨和软骨作为支架来保证的。例如，鼻腔就是由骨和软骨围成的；喉的支架全部由软骨构成；气管和支气管的壁上也少不了软骨。由于有软骨的支撑，使呼吸道的每一部分都不至于塌陷，使气体得以畅通无阻，因此，如果呼吸道的某一部位发生狭窄或阻塞都会影响气体的通行，使人发生呼吸困难。

（二）学前儿童呼吸系统的特点

（1）呼吸系统整体发育不完善。幼儿呼吸系统功能发育不完善，气道

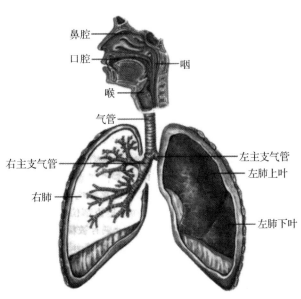

图2-9　呼吸系统

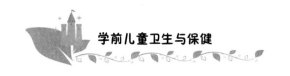

管腔狭窄、气道内纤毛摆动力欠佳、呼吸道血管分布较丰富、肺的容量比较小，所以，一旦感染呼吸系统疾病，会出现气道分泌物增多、气道水肿、呼吸困难、喘憋等症状。

（2）鼻黏膜敏感、脆弱。幼儿的鼻黏膜比较敏感、脆弱，闻到刺激性的气味或者受到冷空气刺激，可能会出现流鼻涕、打喷嚏等症状，如果长期受到不利因素影响，还可能会诱发过敏性鼻炎。而且幼儿鼻腔内血管丰富、较脆弱，如果环境比较干燥或者抠鼻子等，会引起鼻出血。

（3）会厌功能不完善。幼儿的会厌功能还不完善，在吃东西的时候容易引起呛咳，甚至引发吸入性肺炎。

（4）喉黏膜易受刺激。幼儿的喉部发育不全，抵抗力低下，容易受到刺激引起喉黏膜水肿、充血等，因此易出现声音嘶哑；

（5）小儿气管口径狭窄，右支气管较直，故异物多落于右支气管内。

（6）儿童年龄越小，呼吸越是快而浅。

新生儿呼吸频率为 40~44 次 / 分，1~12 个月为 30 次 / 分，1~3 岁为 24 次 / 分左右，4~7 岁为 22 次 / 分左右，8~14 岁为 20 次 / 分左右。

（三）学前儿童呼吸系统的卫生保健

1. 注意儿童胸廓的正常发育

儿童胸廓发育直接影响肺的发育和呼吸运动。为使其胸廓正常发育，除了教会儿童保持坐、立、行走的正确姿势，还要适当开展体育锻炼，如做呼吸体操、游泳等。

2. 多在空气新鲜的室外进行活动

儿童因呼吸机能尚不健全而呼吸量不多，但耗氧量却因新陈代谢旺盛而较多。如果整天在室内活动，儿童就会因得不到充足的氧气而头昏、气闷、不想动等。室外空气新鲜，含氧量高，可以弥补儿童因呼吸机能不健全而引起的缺氧。

3. 培养儿童良好的呼吸卫生习惯

首先，要培养他们用鼻呼吸，预防上呼吸道感染；其次，要通过谈话、唱歌等，培养儿童均匀有节律地呼吸，增强呼吸的深度；最后，教育儿童不要用手指挖鼻孔，以防鼻腔感染或出血。

4. 保护儿童声带

教师应选择适合儿童音域特点的歌曲（八度音）和朗读材料，儿童应避免大声喊叫，唱歌或朗诵的过程中要适当休息，以防声带过度疲劳。

5. 严防呼吸道异物

培养儿童安静进餐的习惯，不要边吃边笑；不要让低龄儿童玩扣子、豆类等小的硬物，

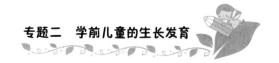

教育儿童不要把这些东西放入鼻孔或嘴里，以免发生危险。

六、循环系统

循环系统是分布于全身各部连续、封闭的管道系统，又包括血液循环系统和淋巴系统，血液循环系统内流动的是血液，淋巴系统内流动的是淋巴液，如图 2-10 所示。

淋巴系统主要包括淋巴管和淋巴器官，协助静脉运送体液回到血液循环系统，是血液循环系统的辅助部分。血液循环系统主要包括心脏、动脉、毛细血管和静脉，动脉将心脏输出的血液运送到全身各个器官，静脉则将全身各器官的血液带回心脏。毛细血管是位于小动脉与小静脉间的微细管道，也是进行物质交换、气体交换的场所，血液循环又分为体循环与肺循环两部分。

（一）循环系统简介

循环系统的主要功能是将呼吸器官获得的氧气、消化器官获取的营养物质、内分泌腺分泌的激素等运送到身体各组织细胞，又将身体各组织细胞代谢产物运送到具有排泄功能的器官排出体外；循环系统还维持机体内环境的稳定、免疫和体温的恒定。因此循环系统是生物体内的运输系统。

高等动物的循环系统不仅有运输功能，还有附加的功能：如机体的保护作用——能够将血液运送到受伤或感染部位，包括白细胞和免疫蛋白（抗体）、凝血物质；将身体储存的脂肪和糖运到需要的地方等。

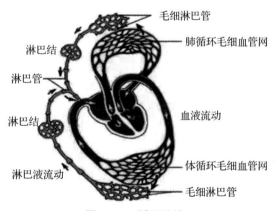

图 2-10　循环系统

（二）学前儿童循环系统的特点

1.血液

儿童的血液总量相对比成人多，占体重的 8%~10%。但他们的造血器官易受伤害，某

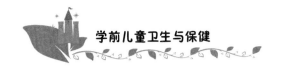

些药物及放射性污染对造血器官危害极大。

2. 心脏

由于儿童心输出量少、新陈代谢旺盛，为满足需要，只有加快心率来补偿。年龄越小，心率越快。

3. 淋巴器官

儿童时期淋巴系统发育较快，淋巴结的保护和防御机能显著。扁桃体在 4~10 岁发育达到高峰，此年龄阶段儿童易患扁桃体炎。

（三）学前儿童循环系统的卫生保健

1. 保证营养，防止贫血

学前儿童生长发育迅速，血液总量增加较快，因而所需补充的造血原料也相应较多，所以，应纠正挑食、偏食的毛病，适当增加含铁和蛋白质较为丰富的食物，如猪肝、瘦肉、大豆等。

2. 合理安排一日活动

在组织一日活动时，要注意动静交替、劳逸结合，避免学前儿童长时间精神过度紧张，使心脏保持正常的功能。要让他们养成按时睡眠的习惯，因为安静时所需要的血液量比活动时少，这样可以减轻心脏的负担。

3. 组织体育锻炼，增强体质

成人应组织学前儿童参加适合年龄特点的体育锻炼和户外活动，可促进血液循环、增强造血功能，使心肌粗壮结实、收缩力加强，提高心肌的工作能力，增强学前儿童心脏的功能。但要注意，对不同年龄、不同体质的儿童应安排不同时间、不同强度的活动。

4. 学前儿童的衣着要宽松舒适

窄小的衣服会影响血液的流动和养料、氧气的供给，因此学前儿童的衣服应宽松舒适，以保证血液循环的畅通。

5. 要预防传染病

学前儿童血液中有吞噬细菌作用的白细胞较少，所以抗病能力差，易患传染病。因而，要关心他们的起居和活动，预防各种传染病，从而避免因各种传染病引起的心脏疾病。此外，生病发烧时一定要卧床休息，以减轻心脏负担。

6. 预防动脉硬化应尽早

预防动脉硬化关键在一个"早"字，帮助学前儿童形成有利于健康的饮食习惯非常重要。学前儿童的膳食应控制胆固醇和饱和脂肪酸的摄入量，同时宜少盐，口味"淡"，这

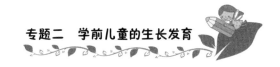

将受益终身。

七、消化系统

人体的消化系统由消化道和与之相连的消化腺两部分组成。消化道包括口腔、咽、食管、胃、小肠和大肠。消化腺分为小消化腺和大消化腺两种，小消化腺主要分布于消化道各部的管壁内，大消化腺包括唾液腺、肝脏和胰腺，肝脏是人体最大的消化腺，是机体代谢的枢纽，如图 2-11 所示。消化腺主要分泌消化液，成人每日分泌消化液总量可达 6~8 L。

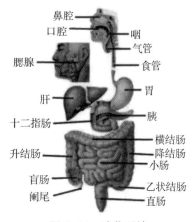

图 2-11　消化系统

（一）消化系统简介

消化系统的基本生理功能是摄取、转运、消化食物和吸收营养、排泄废物。

食物中的营养物质除维生素、水和无机盐可以被直接吸收利用外，蛋白质、脂肪和糖类等物质均不能被机体直接吸收利用，需在消化管内被分解为结构简单的小分子物质，才能被吸收利用。食物在消化管内被分解成结构简单、可被吸收的小分子物质的过程就称为消化。这种小分子物质透过消化管黏膜上皮细胞进入血液和淋巴液的过程就是吸收。对于未被吸收的残渣部分，消化道则通过大肠以粪便形式排出体外。

（二）学前儿童消化系统的特点

（1）学前儿童消化道的黏膜非常柔嫩，血管较多，消化功能较差，因而要特别注意饮食卫生，防止消化不良和发生胃肠道疾病。

（2）学前儿童的肠管比成人的要长些，肠道蠕动也比成人弱，腹肌的推动力更是不足，这些原因造成食物通过比较慢，很容易引起消化不良、便秘、厌食等症状。

（3）平时给儿童吃饭，或者辅食，或者其他食物的时候，一定要注意温度，不能太烫，否则会烫伤食管壁。也不建议给儿童吃太辣的食物。要合理安排进餐时间和营养素的分配，要养成按时进餐的习惯，不偏食、少吃零食、不暴饮暴食。

（4）因营养不良而患便秘的儿童要多饮水，多吃粗粮和含膳食纤维多的蔬菜（如芹菜、丝瓜等）。消化道和消化腺的活动都是在神经调节下进行的，因此进食时保持儿童的精神愉快，对促进消化吸收具有非常重要的作用。

（5）小儿胃壁肌肉薄，伸展性较差，胃的容量小，且消化能力较弱。给儿童提供的食

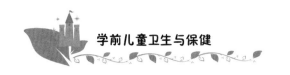

物应该较为软烂、易消化，每餐的间隔时间，应考虑到年龄特点，年龄越小，越适宜少食多餐。

（6）肝脏是人体重要的消化腺。小儿肝脏分泌的胆汁少，所以对脂肪的消化能力弱，另外小儿肝脏的解毒能力差，故对小儿用药剂量要比成人少（一般按实际体重计），要注意准确，以免发生危险。

（三）学前儿童消化系统的卫生保健

1. 保护牙齿

（1）定期检查牙齿。至少每半年检查一次，以便及时发现问题，及时矫治。

（2）培养儿童早晚刷牙、饭后漱口的习惯。

（3）教育儿童不要咬坚硬的东西。

（4）儿童饮食中供应充足的钙，以保证牙齿正常发育。常吃含纤维素较多的食物，如蔬菜、水果、粗粮等，可以清洁牙齿。

（5）纠正儿童某些不良习惯。如托腮、咬舌、咬唇、咬指甲等，以预防牙列不齐。若该掉不掉的乳牙影响恒牙萌出，应及时拔除，以保证恒牙正常萌出。

2. 培养儿童良好的进餐习惯

（1）饭后擦嘴、漱口，吃完零食也应及时漱口。

（2）养成细嚼慢咽的习惯。细嚼慢咽有利于食物与消化液充分混合，能减轻肠胃负担，促进人体对营养素的吸收。

（3）饮食定时定量，不暴饮暴食、不挑食。

（4）科学膳食。少吃油炸、熏烤的食物，避免进食辛辣、生冷、刺激性的食物，不吃过热的食物。

（5）不要边吃边说笑，更不要边玩耍边吃东西。

3. 饭前饭后不要组织儿童进行剧烈运动

饭前应安排儿童进行室内较安静的活动。饭后宜轻微活动，如散步等，1~2小时后方可进行体育活动。

4. 培养儿童定时排便的习惯，预防便秘

让儿童养成定时排便的习惯，不要让儿童憋着大便，以防形成习惯性便秘。适当运动、多吃蔬菜水果、多喝水，都可促进肠道蠕动，预防便秘。

5. 谨慎用药

为保护胃、肠、肝脏等器官的功能，给幼儿用药时切记要谨慎，严格遵循医嘱和药物

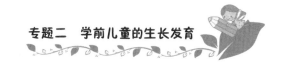

的说明书，控制用量，以防药物对幼儿的脏器造成损伤。

八、泌尿系统

人体的排尿是由泌尿系统完成的，泌尿系统包括肾脏、输尿管、膀胱和尿道，如图2-12所示。肾脏生成尿液，膀胱暂时储存尿液，输尿管和尿道排尿。

（一）泌尿系统简介

尿的生成是在肾单位中完成的。血液流经肾单位，由肾小球和肾小囊内壁的滤过、肾小管的重吸收和分泌等系列过程，形成尿液——它是持续不断的。尿液由肾脏生成后经输尿管流入膀胱，在膀胱中储存，膀胱是一个囊状结构，位于盆腔内。当积存到一定量之后，就会产生尿意，在神经系统的支配下，由尿道排出体外。

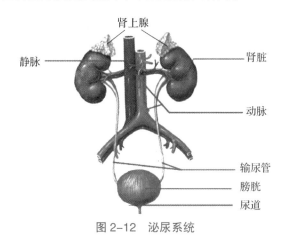

图 2-12　泌尿系统

（二）学前儿童泌尿系统的特点

人体新陈代谢产生的大部分代谢产物，通过泌尿系统，以尿的形式排出体外。

（1）肾脏相较于机体其他器官的体积更大，但肾脏重吸收物质或排泄代谢产物等功能仍未健全，比正常成人差。

（2）膀胱容量较小，膀胱壁的发育尚不完善，储存尿液的功能较差，排尿次数多。

（3）尿道较短，尿液中及尿道口的细菌容易经尿道进入泌尿系统，发生上行性泌尿道感染、膀胱炎等。

（4）低龄儿童由于神经系统发育尚未健全，主动排尿的意识仍未完全形成，易出现遗尿现象。

家长应注意做好学前儿童泌尿系统的清洁卫生，勤换衣物并保证其每日有足够的饮水量和充足的睡眠，培养自主控制排尿的习惯，保证泌尿系统的正常发育和避免发生意外

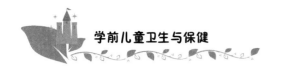

感染。

（三）学前儿童泌尿系统的卫生保健

1. 养成及时排尿的习惯

教师应注意培养儿童及时排尿的习惯，不要让其长时间憋尿。

2. 保持会阴部卫生，预防泌尿道感染

（1）让儿童养成每晚睡前清洗外阴的习惯。

（2）1岁以后活动自如的儿童就可以穿封裆裤，教育其不要坐地。

（3）教会儿童大便后擦屁股要从前往后擦，以免粪便中的细菌污染尿道。

3. 适量饮水

每天适量喝水，既可满足机体新陈代谢的需要、及时排泄废物，又可通过排尿起到清洁尿道的作用。还要注意提醒幼儿不要渴急了才喝水，保证幼儿充足的饮水，可以减少泌尿系统感染。

4. 托幼园所的厕所、便盆应每天消毒

📖 书山探宝

学前儿童尿床的预防方法

1. 养成睡前排尿的习惯。每天睡前3个小时，不要再让儿童喝饮料或水。

2. 睡前别让儿童太兴奋。每天按时睡眠，睡前不宜过分逗弄，不宜做剧烈活动或太兴奋的游戏，不宜看刺激性影视片，以免大脑过度兴奋，促发夜里尿床。

3. 白天别让儿童太疲劳。起居生活要规律，白天避免过度疲劳和精神紧张，最好能睡个午觉，以免过于疲劳夜里睡得太沉，有尿时不容易醒来，也不容易被父母唤醒。

4. 建立夜里排尿的条件反射。治疗初期，父母要查出儿童在夜里容易发生尿床的时间，并提前半小时用闹钟唤醒儿童起床排尿，使唤醒的铃声与膀胱的充盈刺激同时出现。需要提醒的是，唤醒儿童起来排尿一定要让其彻底清醒，在清醒的状态下把尿排净，否则在昏睡中孩子不容易建立起排尿条件反射。

5. 训练儿童的膀胱功能。督促儿童白天多饮水，并尽量延长两次排尿的间隔时间，促使尿量增多，训练儿童适当地憋尿，提高膀胱控制力。当儿童撒尿时鼓励其时断时续，然后把尿排尽，从而提高膀胱括约肌的控制能力。

6. 从饮食方面进行调整。每天下午4点后让儿童少喝水，晚饭最好避免吃流质食物或喝很多汤，餐后水果也不宜吃西瓜、橘子、生梨等水分丰富的水果，临睡前不宜喝奶，以减少膀胱的储尿量。

7. 儿童尿床，多些宽容。尿床后会使儿童害羞、畏缩、自卑。如果父母不顾及孩子的自尊心，采用打骂、威胁、惩罚的手段，使儿童更加紧张、委屈和忧郁，会导致症状加重。专家指出，对待尿床的孩子，只能在安慰及鼓励的情况下进行治疗，这一点非常重要，是治疗成败的先决条件。

8.努力找出尿床的因素。从治疗第一天起设置生活日程表，当儿童尿床时，努力找出可能导致尿床的因素，并用日历每天记录。

九、神经系统

神经系统是人类生命活动的主要调节机构，分为中枢神经系统和周围神经系统两部分。

中枢神经系统包括脑和脊髓。脑可分为大脑两半球、小脑、脑干三部分。大脑半球表面为大脑皮层，是意识、思维、运动和感觉等的最高中枢，对全身有精细的调节作用；小脑与躯体运动的反射调节有密切关系，病变时，可产生姿势平衡障碍、动作不协调；脑干调节呼吸、心血管、消化等生理功能，这些中枢如果受损伤可危及生命。

周围神经系统包括脑神经、脊神经和自主神经。它们控制和调节各器官、系统的活动，使人体成为一个统一的整体。

（一）神经系统简介

大脑由约 140 亿个细胞构成，重约 1400 g，大脑皮层厚度为 2~3 mm，总面积约为 2200 cm^2，据估计脑细胞每天要死亡 1000~10 万个（越不用脑，脑细胞死亡越多）。一个人的脑储存信息的容量相当于一万个藏书为量 1000 万册的图书馆，即便是最善于用脑的人，一生中也仅使用脑能力的 10%。人脑中的主要成分是水，占 80%。大脑虽然只占人体体重的 2%，但耗氧量达全身耗氧量的 25%，血流量占心脏输出血量的 15%，一天内流经大脑的血液为 2000 L。大脑消耗的能量若用电功率表示大约为 25 W。

图 2-13 所示为神经系统。

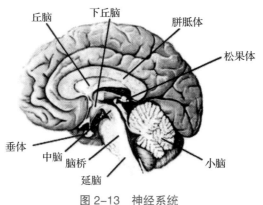

图 2-13　神经系统

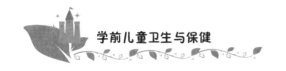

（二）学前儿童神经系统发育的特点

1. 神经系统发育迅速

（1）脑细胞数目的增长。儿童出生后半年至一年内是脑细胞数目增长的重要阶段。1岁以后虽然脑细胞的数目不再增长，但是细胞的突起却由短变长、由少到多，建立起复杂的联系，为儿童智力的发展提供了生理基础。

（2）神经髓鞘化。髓鞘包裹在神经突起的外边，好像电线的绝缘外皮。没有这层绝缘外皮，就会"跑电""串电"。刚出生时，许多神经突起的髓鞘还没有形成，所以新生儿的动作很不精确。随着年龄增长，髓鞘逐渐形成，儿童的动作就更加迅速、准确了。

2. 神经系统的发育不均衡

脊髓和脑干在出生时即已发育成熟，而小脑发育则相对较晚，到3~6岁逐渐发育成熟。所以，1岁左右学走路时步履蹒跚，3岁时已能稳稳地走和跑，但摆臂与迈步还不协调，到5~6岁时，就能准确协调地进行各种动作，如走、跑、跳、上下台阶，而且能很好地维持身体的平衡。到8岁左右，儿童大脑皮层发育基本接近成人。

3. 容易兴奋、容易疲劳

儿童大脑皮层发育尚未完善，兴奋占优势，抑制过程形成较慢，但兴奋持续时间较短，容易泛化，主要表现为对事物保持注意的时间不长，常随兴趣的改变而转移注意力，动作缺乏准确性，等等。所以，根据这一特点，在幼儿园年龄越小的孩子，教学活动时间越短、次数和内容越少，而且应该安排在幼儿精力最充沛、注意力最集中的时间。

4. 需要较长时间的睡眠

小儿神经系统的发育尚未成熟，需要较长时间的睡眠进行休息。

刚出生的新生儿，除了吃奶，几乎全处于睡眠之中；6个月，每日需要睡眠16~18个小时；7~12个月，每日需要睡眠14~15个小时；2~3岁，每日需要睡眠12个小时；5~7岁，每日需要睡眠11个小时。

（三）学前儿童神经系统的卫生保健

1. 保证合理的营养

婴幼儿正值脑细胞发育的高峰期，如果缺乏必需的营养物质，如优质蛋白、脂类、无机盐等，将影响神经细胞的数量及质量。

2. 保证空气新鲜

成人脑的耗氧量约占全身耗氧量的1/4；婴幼儿脑耗氧量几乎占全身耗氧量的1/2。因此，婴幼儿生活的环境应空气新鲜，新鲜空气含氧多，可以确保婴幼儿脑发育对氧气的需求。

3. 保证充足的睡眠

睡眠可使全身各器官、系统，特别是神经系统得到充分休息，消除疲劳，积蓄养料和能量。

4. 制定和执行合理的生活制度

托幼园所应根据学前儿童的年龄特点，合理地制定生活制度，安排好不同年龄班一日活动的时间和内容。生活有规律，形成良好习惯，可以更好地发挥神经系统的功能。

5. 创设良好的生活环境，使儿童保持愉快的情绪

托幼园所保教人员要热爱、关心学前儿童，创设良好的生活环境与社会环境；与学前儿童建立良好的师生关系，帮助和引导他们与同伴友好相处；坚持正面教育，不伤害儿童的自尊心；不歧视有缺陷的儿童；更不能体罚及变相体罚儿童，以保证孩子在托幼园所中生活愉快。

6. 安排丰富的活动及适当的体育锻炼

丰富的活动，特别是适合学前儿童年龄特点的体育锻炼，能促进脑的发育，能提高神经系统反应的灵敏性和准确性。日常活动中注意让幼儿多动手，尽早用筷子进餐，学会使用剪刀，玩串珠子游戏等。让幼儿在活动中"左右开弓"，能更好地促进大脑两个半球的发育。

十、内分泌系统

内分泌系统由内分泌腺组成。人体的主要内分泌腺有垂体、松果体、甲状腺、甲状旁腺、肾上腺、胰腺、胸腺及性腺等。对学前儿童生长发育影响较大的内分泌腺主要有垂体和甲状腺。

（一）垂体

垂体位于丘脑下部的腹侧，为一卵圆形小体（图2-14）。它是身体内最复杂的内分泌腺，被称为人体"内分泌腺之首"，所产生的激素不但与身体骨骼和软组织的生长有关，且可影响其他内分泌腺的活动。成人垂体大小约为 1 cm×1.5 cm×0.5 cm，重 0.5~0.6 g，妇女妊娠期可稍大。

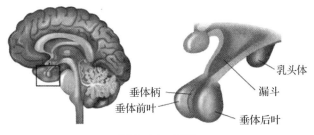

垂体柄　乳头体
垂体前叶　漏斗
垂体后叶

图 2-14　垂体

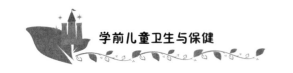

垂体分泌的多种激素中，生长激素有促进生长发育、促进蛋白质合成及骨骼生长的作用，如果它的分泌量出了问题，会引起侏儒症（幼年分泌生长激素过少）、巨人症（幼年分泌生长激素过多）、肢端肥大症（成年分泌生长激素过多）。

（二）甲状腺

甲状腺位于颈前部、喉与气管的两侧，上端达甲状软骨中部，下端至第 6 气管软骨环，后方平对的是第 5~7 颈椎的高度，呈 H 形，分为左右 2 个侧叶，重 20~40 g，是人体最大的内分泌腺（见图 2-15）。

甲状腺的主要功能是合成、储存和分泌甲状腺素，甲状腺素的主要作用如下。

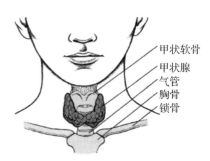

图 2-15　甲状腺

（1）增加全身组织细胞的氧消耗及热量的产生。

（2）促进蛋白质、糖和脂肪的分解。

（3）促进人体的生长发育以及组织分化。

年龄越小，甲状腺素缺乏对机体的影响越大。孕妇若缺碘，可致使甲状腺机能不足，使婴儿出生后易患克汀病，又称呆小症，表现为智力低下、身材矮小、耳聋。成人甲状腺素分泌过多可导致甲亢，分泌过少则可导致甲状腺功能减退症（甲减）。

十一、感觉器官

感觉是人们认识世界的途径。感觉包括视觉、嗅觉、听觉、味觉、触觉和本体感觉等。其中视觉是人们认识世界的最主要途径，人获得的信息至少有 70% 来自视觉。

（一）视觉器官——眼

人的眼睛近似球形，位于眼眶内，包括眼球和保护它的附属结构。正常成人眼球前后径平均为 24 mm，垂直径平均为 23 mm。最前端突出于眶外 12~14 mm，受眼睑保护。

1. 眼球概述

眼球主要包括眼球壁和内容物（图 2-16）。

眼球壁分三层，最外层为纤维膜，又分前 1/6 的角膜和后 5/6 的巩膜；中间层为色素膜，包括虹膜、睫状体和脉络膜（虹膜位于眼球正前方，为一圆盘状膜，中央有一圆孔称瞳孔）；最内层为视网膜，是一透明的薄膜，它是眼球的感光部位，黄斑位于视网膜的中心部，是视网膜上视觉最敏锐的特殊区域，接受和分辨光线信息最为准确。

内容物包括房水、晶状体和玻璃体。它们支撑着眼球的形状，其透明的状态保证光线

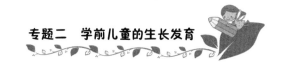

通过眼球。

人眼好似照相机，是凸透镜成像，物距与眼内像距成反比。

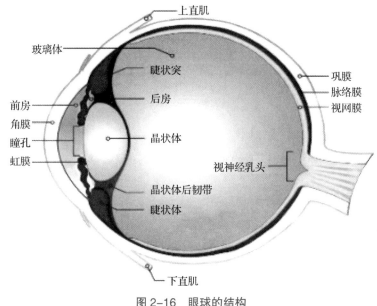

图2-16 眼球的结构

2. 学前儿童眼的特点

儿童期的眼球发育需要经历一个漫长的过程。刚出生时，眼睛的视力只有光感或者看见眼前手动，看不清周围的物体。这个时期的儿童一定要接受日常的光刺激，眼球才能慢慢发育。

0~3岁是儿童眼球发育的关键期，也是快速发展期，要定期带孩子到眼科做相应的检查，例如眼位发育、眼球运动发育、有没有斜视、屈光不正度数是不是在正常范围之内等。如果出现异常情况会导致斜视、弱视以及视力低下等，这些都是儿童时期常见的眼病，会对儿童眼球以后的发育成长造成很大影响，应该引起高度关注。

在3岁以内可以3~6个月进行一次眼科检查，3岁以后，如果儿童眼球发育没有异常，正常情况下半年检查一次。到6岁，儿童眼球发育基本上接近成年人眼球，才可以接受正常长时间注视，比如30分钟到1个小时，和成年人一样进行学习，或者进行近处目标注视。对于儿童时期，尤其是3岁以前的儿童，建议最好不要给孩子长期看手机、电脑或者电视这些电子产品。因为这个时期他们的眼球处于远视状态，如果过度关注近处目标，长时间容易形成视觉疲劳，会导致眼球过度发育，过早进入近视。

概括地说：学前儿童眼球前后径较短，呈生理性远视，一般到5~6岁转为正视；学前儿童眼球晶状体弹性大，调节能力强，因此能看清近处物体。

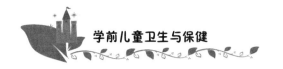
3.学前儿童眼的卫生保健

（1）教育儿童养成良好的用眼习惯。

（2）为儿童创设良好的采光条件。

（3）为儿童提供的书籍，文字、图案应清晰。

（4）定期给儿童测查视力。

（5）教育儿童尽量不要揉眼睛，毛巾、手绢要专用，以预防沙眼、结膜炎。

（6）预防眼外伤。

（7）照顾视力差的儿童，减轻他们的用眼负担，合理安排他们的座位，限制近距离用眼时间并让他们定时望远。

（二）听觉器官——耳

1.耳概述

人耳结构可分成三部分：外耳、中耳和内耳（图2-17）。

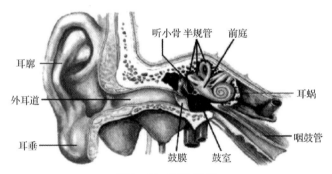

图2-17　耳的结构

外耳是指能从人体外部看见的耳朵部分，即耳廓和外耳道，它能对耳内部的结构起保护作用，并能收集声波；中耳由鼓膜、中耳腔和听骨链组成，它的基本功能是把声波传送到内耳；内耳包括半规管、前庭和耳蜗，它将中耳传来的机械能转换成神经冲动传送到大脑，我们就听到了"声音"。

人耳主要有两个功能：产生听觉和维持平衡。

（1）产生听觉。耳廓有收集声波的作用，声波通过中耳将声音传递到内耳，并产生神经冲动发送到听觉中枢，产生听觉。

（2）维持平衡。耳是一个重要的平衡器官，耳内有半规管、前庭，都是产生平衡感觉的重要结构，对于维持平衡功能发挥重要作用。若半规管、前庭等出现了疾病，就有可能会引起患者产生眩晕的症状，出现视物旋转感，不能站立或行走。

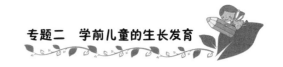

2.学前儿童耳的特点

（1）听力较成人强（主要是耳蜗感受力比成人强）。

（2）外耳道比较狭窄，外耳道壁尚未完全骨化。学前儿童的耳正在发育过程中，直到 10 岁，外耳道壁才骨化完成，12 岁听觉器官才发育完全。

（3）易患中耳炎。学前儿童的咽鼓管比成人的短、粗，位置水平，所以咽、喉和鼻腔有感染时，病菌易侵入中耳，引起中耳炎。

（4）中枢神经发育不完善，容易出现听觉疲劳。

（5）学前儿童皮肤柔嫩，耳廓容易冻伤。

3.学前儿童耳的卫生保健

3 月 3 日是国际爱耳日。我国是世界上听力残疾人数最多的国家，截止到 2021 年，有听力残疾人 2780 万人，其中 0~6 岁的听力残疾儿童约 13.7 万人，每年新生听障儿童 2~3 万人，占出生人口总数的 4%~6%。听力的障碍严重影响着这一群体的生活、学习和社会交往。

单元二　学前儿童生长发育的规律

一、各年龄段学前儿童生长发育概述

（一）新生儿期（0~1 个月）

新生儿皮肤呈淡粉色，表面有一层薄白色胎脂，足月儿胎毛不多（胎毛多、未脱落表示未成熟）；生后 2~3 天的新生儿会出现生理性黄疸（过量的红细胞被破坏，产生了过量的胆红素），轻重不一，大多于生后 8~10 天消退；新生儿头长占身长的 1/4，颅缝可能未闭或颅骨边缘重叠（为产道内受挤压所致）；在出生后 4~5 天内，会出现生理性的体重下降（排胎粪、皮肤开始排泄水分、吃奶又较少所导致），随后逐渐回升，在第 10 天左右又恢复到出生时的体重；新生儿体温调节功能尚未完善，体温不易稳定；呼吸比成人快，呼吸幅度较浅且不稳定，一般呼吸频率为 40~44 次；心率比成人跳得快，一般心率可达

120~150 次 / 分（成人平均每分钟约 60 次）；新生儿胃呈水平位，容易出现吐奶；睡眠时间长，平均每天睡 20 个小时左右；大部分时间处于睡眠状态，新生儿神经系统不完善，睡觉时易惊。

感知觉器官功能强弱不一：新生儿能看见物体、对光反应敏感，但视物模糊，仅能看见近处物体轮廓；能分辨不同的声音；味觉和嗅觉相对成熟——人一出生就具有辨别甜、酸、苦、咸等味觉的能力，能区别母乳与牛奶的差异。

总之，新生儿生理功能较弱，出生后第一个月需要精心呵护，需要清洁、温暖、空气新鲜的环境，最好母乳喂养。

（二）婴儿期（0~1 岁，一般把新生儿期也包括在内）

婴儿期通常也称乳儿期，是儿童出生后生长发育速度最快的一个时期，是人的第一个生长高峰期（第二个高峰期在青春期）。

1. 婴儿的身体发育

（1）身高和体重增长显著。婴儿一年内平均身高（这个时期也称身长）增长 25 cm（是出生时的 1.5 倍），体重增长 6~7 kg（是出生时的 3 倍），1 岁时身高达 75 cm，体重可达 10 kg 左右。

（2）头围和胸围变化明显。出生时，婴儿头围大于胸围，平均为 33~34 cm，1 岁时达 46 cm。婴儿第 1 年头围的增长约占整个一生头围增长数的一半（反映了大脑的快速增长）；婴儿出生时胸围平均为 32 cm，1 岁时胸围接近头围大小，达 46 cm。婴儿的身体比例仍是头大、腿短，身体重心比成人高，不容易保持平衡。

学海泛舟

世界卫生组织0-6岁儿童身高体重标准表

（3）免疫力低、发病率高。婴儿生长速度快、新陈代谢旺盛，需要的营养相对比成人高。但由于面临断奶及添加辅食，且胃肠功能不完善，如果喂养不当，易患消化功能紊乱、贫血等疾病。这个时期的孩子主动免疫不成熟（这个时期从母体获得的被动免疫逐渐消失，主动免疫逐渐形成，但尚未成熟），所以免疫力低，传染病发病率较高，要加强预防接种。

2. 婴儿期的心理发育

婴儿期是感知觉、动作、语言、情感、社会适应能力发展的关键期。逐渐建立以依恋为主较复杂的情感体验，也是个性品质形成的阶段。因而科学地进行早期教育有着重要的意义。

（三）幼儿期（1~3 岁）

幼儿早期仍保持较快的生长发育速度，2 岁后身体发育速度明显放慢，一般 3 岁以后，每年平均身高增长 5 cm、平均体重增长 2 kg，并一直持续到青春期前。乳牙在 2~2.5 岁出齐，随着乳牙的生长，幼儿的咀嚼能力不断提高，对食物的消化能力明显增强，可食用的食物范围也不断扩大，但生长发育对营养的需求仍然很高，要注意科学膳食。

幼儿大脑和神经系统高速发育。主要表现在：脑重快速增加——脑细胞数量增多，细胞体积增大，神经突触数量增多，3 岁时的脑重量约为成人脑重的 80%（成人脑重为 1400 g 左右）；脑功能增强——在注意力、记忆力、思维、想象等方面发展迅速。一般 2~3 岁，有意注意、有意记忆和有意想象都开始出现，大脑皮层的功能更加完善，智力活动非常活跃，是智力开发的有利时机。

（四）学龄前期（3~6 岁）

这个年龄阶段的孩子，一般都离开家庭，进入托幼机构，由家园共同保育成长。

1. 生长发育

学龄前期平均每年身高增长 5~6 cm，体重每年增加 1.5~2 kg。这个年龄段的孩子脑功能发育越来越完善，活动量越来越大，除了吃饭、睡觉，几乎没有多少安静的时候，体内的热量消耗相对增多，所以身体开始变瘦，皮下脂肪减少。要知道孩子的生长发育是否正常，可以从孩子的身高、体重、胸围、头围等几个方面来判断。

体重反映孩子的营养状况，体重可以用公式"体重（千克）＝年龄 ×2+8"来计算，孩子体重较这一标准在上下 10% 以内可视为正常，若低于标准体重 15% 以上，一般应视为低体重儿；若高于标准体重 20% 以上，可诊断为肥胖儿。

身高和出牙数可反映孩子骨骼生长发育情况。这个年龄段孩子的身高可用公式"身高（厘米）＝年龄 ×5+80"来计算，身高低于正常标准 30% 为异常。正常的孩子在 3 岁以前 20 颗乳牙全部出齐，6 岁时萌出第 1 颗恒牙，即"六龄齿"，并开始换牙。胸围可反映孩子胸部、胸背肌肉和肺的发育情况，这个年龄段孩子的胸围可用公式"胸围（厘米）＝头围 + 周岁数"来计算。孩子头围的大小一般与脑发育有关，3~6 岁的男孩头围一般为 49.1~50.8 cm，女孩为 48.1~50.0 cm。头围过小，可能为先天小头畸形；头围过大，有可能为脑积水。

6 岁时，儿童的免疫功能已接近成人水平，已具有较好的抵抗疾病的能力。随着年龄增长，儿童患病率逐年下降，通常大班儿童已较少生病。这个阶段的孩子，走、跑、跳、爬、投掷等大运动技能发展得比较快，灵活性和准确性都比较好；相比之下，用勺子（筷子）吃饭、使用剪刀、用笔涂鸦等手部精细动作发展稍显落后。

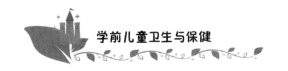

2.学龄前期的社会性发展

这个阶段儿童心理的各项指标继续快速发展。进入幼儿园就是孩子步入社会的第一步，随着接触教师、接触同龄伙伴，加上各种游戏和学习活动，学前儿童的社会交往技能、自我认知能力等方面有明显进步。

到了6岁，儿童能遵守基本的行为规范、能适应集体活动和学习、能生活自理，为进入小学学习做好了充分准备。

二、学前儿童生长发育的规律

所谓生长，是指身体和器官形态的增长，发育是指细胞、组织和器官、生理功能成熟的过程。生长和发育二者关系密切，不能截然分开。因而生长发育一词，包含着机体质和量两方面的动态变化。

生长发育，无论在总的速度上还是各器官、系统的发育顺序，都遵循一定的规律，认识这个规律有助于对学前儿童的成长给予正确评价和指导。

（一）生长发育是有阶段性和程序性的过程

生长发育有一定程序，各阶段按顺序衔接。例如，体重和身高在生后第一年，尤其是前三个月增加很快，第一年为出生后的第一个生长高峰；第二年以后生长速度逐渐减慢，到青春期生长速度又加快，出现第二个生长高峰。每个阶段的发育为后一阶段奠定必要基础；任何阶段的发育出现障碍，都将对后一阶段产生不良影响。

胎儿和婴幼儿期发育遵循"头尾律"。从生长速度看，胎儿期头颅生长最快，婴儿期躯干生长最快，2~6岁期间下肢生长幅度超过头颅和躯干。因此，学前儿童的身体比例不断在发生变化。

少儿期、青春期发育遵循"向心律"。身体各部的形态发育顺序是：下肢先于上肢，四肢早于躯干，呈现自下而上、自肢体远端向中心躯干的规律性变化。

（二）各器官、系统生长发育不均衡

例如，神经系统发育较早，大脑在生后两年内发育最快；淋巴系统在儿童期迅速生长，于青春期前达到高峰，以后逐渐下降；生殖系统发育较晚。其他系统如心、肝、肾、肌肉的发育基本与体格生长相平行。这种各系统发育速度的不同与其在不同年龄的生理功能有关。

整个生长期内个体的生长速度有时快、有时慢，也是不均衡的。因此，儿童的生长发育速度曲线呈波浪式。

（三）个体差异性

身体的生长发育受到先天性因素和后天性因素的共同影响，在学前儿童之间，存在着显著的个体差异，评估时要考虑到多方面原因，动态衡量。

综上所述，机体各系统的发育既不平衡，又相互协调、相互影响和适应。这是人类在长期生存和发展中对环境的一种适应性表现。任何一个系统的发育都不是孤立的，而任何一种作用于机体的因素都可能对多个系统产生影响。例如，适当的体育锻炼不仅促进肌肉和骨骼发育，也促进呼吸、心血管、神经系统功能水平的提高。我国《3~6岁儿童学习与发展指南》中的健康领域明确要求儿童要有健康的体态，详情如图2-18所示。

■ 目标1　具有健康的体态

3～4岁	4～5岁	5～6岁
1. 身高和体重适宜。参考标准： 男孩 身高：94.9~111.7 cm 体重：12.7~21.2 kg 女孩 身高：94.1~111.3 cm 体重：12.3~21.5 kg 2. 在提醒下能自然坐直、站直。	1. 身高和体重适宜。参考标准： 男孩 身高：100.7~119.2 cm 体重：14.1~24.2 kg 女孩 身高：99.9~118.9 cm 体重：13.7~24.9 kg 2. 在提醒下能保持正确的站、坐和行走姿势。	1. 身高和体重适宜。参考标准： 男孩 身高：106.1~125.8 cm 体重：15.9~27.1 kg 女孩 身高：104.9~125.4 cm 体重：15.3~27.8 kg 2. 经常保持正确的站、坐和行走姿势。

注：身高和体重数据来源：《2006年世界卫生组织儿童生长标准》4、5、6周岁儿童身高和体重的参考数据。

图2-18　学前儿童健康体态的指标（3~6岁）

三、影响生长发育的因素

影响学前儿童生长发育的环境因素包括内在因素（遗传、性别、内分泌、孕妇情况等）和外在因素（营养、体育锻炼、疾病、生活作息制度等）。

（一）内在因素

1. 遗传

儿童生长发育的特征、潜力、趋向、限度等都受父母双方遗传因素的影响。种族、家族的遗传信息影响深远，如皮肤、头发的颜色、面型特征、身材高矮、性成熟的迟早等。遗传性疾病无论是染色体畸变或代谢缺陷对生长发育均有显著影响。

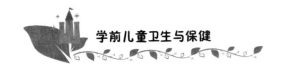

2. 性别

男女性别不同发育特点也不同。一般女孩平均身高（长）和体重较同年龄男孩矮和轻。女孩青春期开始比男孩早两年，此时体格生长剧增，其身高、体重均超过男孩，男孩青春期虽开始较迟，但延续时间比女孩长，其体格最后还是超过女孩。女孩骨化中心出现较早，骨骼较轻，骨盆较宽，肩距较窄，皮下脂肪较发达，而肌肉却没有男孩发达。因此在评价小儿生长发育时男女标准应分开。

3. 内分泌

内分泌主要由各种激素调控，其中以生长激素、甲状腺素和性激素尤为重要。缺乏生长激素导致身材矮小；甲状腺素缺乏时不仅造成矮小，还导致脑发育障碍；性激素可促使骨骺融合，影响长骨生长，故青春期开始较早，最终可能造成身高相对矮小。

4. 孕妇情况

胎儿在子宫内的发育受孕母生活环境、营养、情绪、疾病等各种因素的影响：妊娠早期如果被病毒感染可导致胎儿先天性畸形；孕母患严重营养不良可引起流产、早产和胎儿发育迟缓等。

（二）外在因素

1. 营养

营养是生长发育最重要的物质基础。学前儿童正处于旺盛的生长发育阶段，必须不断从外界摄取足够的热能和各种营养，以满足生长发育需要。热能和营养摄入不足，不仅会引起生长发育迟滞，而且影响智力发育。

2. 体育锻炼

科学指导下的长期体育锻炼是促进身体发育、增强体质的最重要因素之一。

3. 疾病

儿童在整个成长过程中，患病是不可避免的。任何疾病都可影响生长发育，但影响程度各不相同，主要取决于疾病的性质、严重程度、病程的长短、是否留下后遗症等。心理疾病同样会影响生长发育。

（1）发热是感染性和非感染性疾病最常见的症状之一。

（2）各种地方病（如碘缺乏病、大骨节病、地方性氟中毒等）都严重影响儿童生长发育，患儿生长发育落后、身材矮小、性发育迟缓、智力低下，严重者同时出现呆小症、聋哑、肢体瘫痪等症状。

（3）各种先天性、遗传性疾病使生长过程受阻。例如：唇裂、腭裂等严重影响小儿对食物的吞咽及消化吸收，导致营养缺乏；先天性心脏病可导致全身组织缺氧，身材矮小，严重者可影响智力，等等。

4. 生活作息制度

合理安排生活作息制度，做到有规律、有节奏，保证足够的户外活动和学习时间，定时进餐，充足睡眠，对生长发育有良好的促进作用。

5. 气候和季节

我国多次全国规模的儿童生长发育调查都证实：生长发育水平存在显著的南北差异。北方地区男、女青少年的身高、体重均值都大于南方。初步分析表明，地理气候因素在其中应该有重要影响。

季节对生长发育（尤其身高、体重）有明显影响：春季身高增长最快，秋季体重增长最快。体重增加的季节差异尤其显著，9—11月增加较快，而在炎热的夏季有些儿童体重不但不增加，甚至还有减轻趋势。

6. 环境污染

工业生产及日常生活中排出的废气、废水、废渣等，均可造成严重的环境污染，不仅给人类健康带来威胁，尤其严重阻碍儿童的身心发育。

（1）大气污染严重影响儿童生长的匀称度和身高。

（2）铅是环境污染物中毒性最大的重金属之一。

（3）被动吸烟对生长发育的影响近年来受到高度重视。

7. 社会、家庭氛围

人类的生存不能离开社会环境。社会因素对生长发育的影响具有多层次、多方面的综合作用，不仅影响儿童的体格发育，同时影响其心理、智力和行为发展。为儿童营造良好的社会、家庭氛围，对他们充分发挥自身的生长潜力、促进生长发育，有重要现实意义。

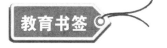

教育书签

"动人以言者，其感不深；动人以行者，其应必速。"

——陆贽

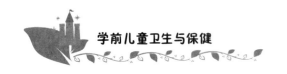

自我复盘

通过本专题的学习，请你结合对学前儿童生长发育特点的宏观印象，绘制出知识结构图：

|||||| **闯关自测** ||||||

一、单项选择题

1. 评价幼儿生长发育最重要的指标是（　　）。

A. 体重和头围　　　B. 头围和胸围　　　C. 身高和胸围　　　D. 身高和体重

2. 婴幼儿呼吸方式的特点是（　　）。

A. 以胸式呼吸为主　　　　　　　　　B. 以腹式呼吸为主

C. 胸式呼吸和腹式呼吸两种方式并重　　D. 既不属于胸式呼吸也不属于腹式呼吸

3. 儿童在出生后某一时期胸围会赶上头围，该现象发生的时间段是（　　）。

A. 6个月左右　　　B. 1岁左右　　　C. 1岁半左右　　　D. 2岁左右

4. 教师在幼儿书写准备的指导中，不恰当的做法是（　　）。

A. 指导幼儿用图画和符号表达自己的愿望和想法

B. 指导幼儿认识自己的名字

C. 培养幼儿正确的写画姿势

D. 让幼儿学习书写常见汉字

5. 下列哪一种活动的重点不是发展幼儿的精细动作能力（　　）。

A. 扣纽扣　　　B. 使用剪刀　　　C. 双手接球　　　D. 系鞋带

6. 下列属于器官的是（　　　　）。

A. 骨骼肌　　　　　　B. 胃　　　　　　　　C. 血液　　　　　　　D. 神经

7. 在整个童年期基本没有什么发展的器官系统是（　　　　）。

A. 神经系统　　　　　B. 淋巴系统　　　　　C. 生殖系统　　　　　D. 运动系统

8. 对幼儿如厕，教师最合理的做法是（　　　　）。

A. 允许幼儿按需自由如厕　　　　　　B. 要求排队如厕

C. 控制幼儿如厕的次数　　　　　　　D. 控制幼儿如厕的间隔时间

9. 教师在组织中班幼儿歌唱活动时，合理的做法是（　　　　）。

A. 要求幼儿用胸腹式联合呼吸法唱歌　　B. 鼓励幼儿用最响亮的声音唱歌

C. 鼓励幼儿唱八度以上音域的歌曲　　　D. 要求幼儿用自然声音演唱

10. 为保护幼儿脊柱，成人应该（　　　　）。

A. 推荐用单肩书包　　　　　　　　　B. 鼓励睡硬床

C. 组织从高处往水泥地跳　　　　　　D. 要求幼儿长时间抬头挺胸站立

二、多项选择题

1. 学前儿童运动系统的特点有（　　　　）。

A. 都有生长痛　　　　　　　　　　　B. 关节窝浅

C. 易发生脊柱侧弯　　　　　　　　　D. 足弓是逐渐形成的

2. 什么运动可以更好地锻炼呼吸系统（　　　　）。

A. 奔跑　　　　　　　B. 唱歌　　　　　　　C. 穿珠子　　　　　　D. 爬楼梯

3. 关于学前儿童生长发育的描述，正确的是（　　　　）。

A. 各器官系统速度不一致　　　　　　B. 优先发育神经系统（尤其是大脑）

C. 第一个生长发育的高峰在 1 岁左右　　D. 生长发育受遗传因素影响

4. 学前儿童神经系统的卫生保健，应该做到（　　　　）。

A. 高质量睡眠　　　　　　　　　　　B. 保持空气新鲜

C. 不让儿童过度兴奋　　　　　　　　D. 合理营养

5. 下列做法正确的是（　　　　）。

A. 学前儿童写字因人而异，做不到的孩子可以先不写

B. 为防止感冒，给孩子穿比成人厚的衣服

C. 让有心脏病的儿童减少运动量

D. 夏天比冬天多喝水

三、判断题

1. 婴幼儿的皮肤保护功能和调节体温的功能差，但渗透作用强。　　　（　　）

2. 适度的运动有助于足弓形成，但过量运动会造成"扁平足"。　　　（　　）

3. 儿童骨骼系统发育受遗传因素影响较大；体重却易受环境因素的影响。（　　）

4. 碰一下新生儿的手，会引发他的全身运动，这是神经纤维尚未髓鞘化，刺激传导引发的分化现象。　　　　　　　　　　　　　　　　　　　　　　　（　　）

5. 人类出生时，视觉要比嗅觉发育得好。　　　　　　　　　　　　　（　　）

四、简答题

1. 学前儿童皮肤的特点是什么？

2. 如何对学前儿童的呼吸系统进行卫生保健？

3. 如何对学前儿童的神经系统进行卫生保健？

4. 学前儿童生长发育的规律是什么？

五、案例分析题

"我的眼睛看不清了！"

丁丁现在四岁六个月大了，上幼儿园中班。他特别喜欢看动画片《喜羊羊和灰太狼》，周末在家可以看上一整天，平时放学回到家就要看电视，而且不愿意让其他人看。看到精彩的内容，他还会跑到电视屏幕前，自己一个人独占着电视目不转睛，真是令爸爸妈妈倍感头痛。一天，他边看动画片，边揉着眼睛喊道："妈妈，我的眼睛看不清了！"

——（选自《关爱与方法：幼儿行为观察与案例分析》沈雪梅主编）

问题：

1. 请运用学前儿童卫生保健相关知识，分析丁丁用眼的不当之处。

2. 从用眼卫生及营养的角度，提出保护并促进眼发育的指导建议。

专题三
学前儿童营养卫生

素质目标

理解科学喂养对学前儿童成长的重要意义。

知识目标

1. 掌握主要营养素的生理功能和食物来源。
2. 初步学习学前儿童膳食配制原则。

技能目标

1. 能够灵活使用激发学前儿童食欲的有效方法。
2. 学会在膳食保育过程中的家园沟通。

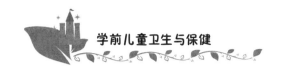

情景导学

　　萱萱是个乖巧伶俐的小女孩，年龄虽小，可做起事情来一点儿都不比其他幼儿慢，而且不管做什么都像模像样的，像个小大人。可有个问题她却一直解决不了，那就是每次喝水时都特别费劲，一杯水磨磨蹭蹭能喝上 10 多分钟。而且，她还会"不小心"地洒水，有时候洒在桌子上，有时候洒在地上，有时候趁老师不注意偷偷地把水倒进水池里。老师发现问题后，特别关注她的喝水情况。经过仔细询问，得知她喝水慢是因为不喜欢喝白开水。因为在家里她喝的都是奶奶煮的苹果水、梨水、牛奶或是饮料，根本就不喝白开水。老师问她为什么不喜欢喝白开水，她说因为白开水没有味道。

　　学前儿童不爱喝白开水是普遍现象，现在生活水平越来越高，很多家长都认为孩子喜欢喝什么就喝什么，开心就好。但是，从营养学的角度来讲，水是人体每天必需的重要营养素，对生长发育旺盛的学前儿童来说，更是非常重要。喝果汁、喝蔬菜汁、喝牛奶等，都不能代替喝白开水。本专题就学习"营养卫生"相关知识。

单元一　营养素

　　营养是指人体消化、吸收、利用食物或营养物质的过程，也是人类从外界获取食物满足自身生理需要的过程，包括摄取、消化、吸收和体内利用等。

　　营养素是指食物中可给人体提供能量、构成机体、修复组织以及具有生理调节功能的化学成分。目前，已知人体需要的营养素有 40 多种，其中蛋白质、脂肪、碳水化合物、无机盐、维生素、水六类最重要，被称为六大营养素。蛋白质、脂肪、碳水化合物是机体热能的主要来源，称为产能营养素；无机盐、维生素、水相对称为非产能营养素。

书山探宝

各种营养素含量
较多的食物

　　产能营养素是机体热能的来源。人体利用这些热能维持正常的生命活动、生长发育以及从事各种活动。由于学前儿童基础代谢较高，生长发育旺盛，活泼好动，因此对营养和热能的要求较高。一般来说，1~3 岁的幼儿每天需要 1100~1350 kcal 的热量；4~6 岁的幼儿每天需要 1350~1700 kcal 的热量。

学前儿童对热能的需要量大，这就需要成人为他们提供的食物中含有充足的热能。热能不足会消耗体内储存的蛋白质和脂肪，使儿童消瘦、抵抗力下降，影响生长发育。但如果热能过剩，会引起过度肥胖。目前肥胖的儿童越来越多，这与他们热能摄取过剩而活动量过少有直接关系。

学海泛舟

父母要注意了！中国儿童普遍存在三大营养问题

一、蛋白质

人类从发现蛋白质到清晰地认识它的属性经历了 200 多年的时间。蛋白质是构成生命物质的基础，是一切生命的源泉，没有蛋白质就没有生命。

（一）蛋白质的主要生理功能

1. 构成和修补组织

全身每个细胞都由蛋白质组成，蛋白质是构成人体细胞组织的材料。而且，人体每天都有一定的蛋白质被分解、排出体外，因而需要摄取相应的蛋白质，用以弥补这种消耗。

2. 调节生理功能

蛋白质是构成人体各种酶、激素和体内许多重要物质的基本原料，它们调节着人体的生理功能。

3. 提供能量

每克蛋白质可为人体提供 4 kcal 的热量。氨基酸是构成蛋白质的基本单位。从人体营养角度，可将构成人体蛋白质的 20 种氨基酸分为必需氨基酸、条件必需氨基酸和非必需氨基酸。

必需氨基酸是指人体需要，但自己不能合成或合成速度不能满足机体需要的氨基酸（共有 9 种），即赖氨酸、色氨酸、苯丙氨酸、甲硫氨酸、苏氨酸、异亮氨酸、亮氨酸、缬氨酸和组氨酸，其中组氨酸为婴幼儿所必需。此外，精氨酸、胱氨酸、酪氨酸、牛磺酸是早产儿所必需的氨基酸。

我们的主食是谷类食物，而谷类所含的必需氨基酸不够齐全，营养价值较低；而大豆及其制品，营养价值较高。因而，若把谷类和豆类混合食用，豆类中的氨基酸正好补充谷类中的不足，可使混合物蛋白质的营养价值提高，这在营养学上被称为蛋白质的互补作用。生活中类似的运用有很多，如豆饭、豆沙包等，这些都是将多种植物性食物混合食用提高营养价值的例子。因此，膳食应多样化，种类要丰富，做到粗细粮结合、荤素菜搭配，以便使食物的营养相互补充，提高它们的营养价值。

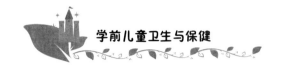

（二）蛋白质的主要来源

蛋白质的需要量因人而异，一般来讲，年龄越小，生长发育越快，对蛋白质的需要量越大。对学前儿童而言，每天不仅要保证蛋白质摄入量充足，还要保证所摄入蛋白质的质量。

含蛋白质较为丰富的食物有动物性食物，如乳类、鱼虾水产类、蛋类、瘦肉、动物内脏等，还有豆类及其制品等植物性食物。

如果学前儿童蛋白质摄入不足，将直接影响生长发育、代谢和免疫，出现生长发育减慢、易感染疾病等；如果蛋白质摄入过多，多余的氨基酸将在体内分解释放热能，或转化为脂肪贮存。因此，摄入过量会导致肥胖，同时会造成浪费，加重学前儿童胃肠道和肝肾等脏器的工作负担。

二、碳水化合物

碳水化合物是由碳、氢、氧三种元素组成的一类化合物。由于此类物质分子式中氢和氧的比例恰好是 $2:1$，与水相同，就像是碳和水的化合物，因而称为碳水化合物。低分子量的碳水化合物有甜味，所以碳水化合物又称作糖类。碳水化合物是自然界中最丰富的有机物，范围十分广泛，有甜的也有不甜的。严格地说，糖类包括三种：单糖、双糖和多糖。单糖可直接透过肠壁进入血液，如葡萄糖；双糖有乳糖、蔗糖、麦芽糖；多糖有淀粉、纤维素等。

（一）碳水化合物的主要生理功能

碳水化合物最重要的生理功能是供热。1 g 的碳水化合物可产生约 4 kcal 的热量（与蛋白质相同）。它是一切内脏器官、大脑神经组织、四肢肌肉等发育和活动的强大动力，并以其供热多、吸收利用快、方便经济，在三大供热营养素中最为重要。维持人体健康所需要的能量中，55%~65% 由碳水化合物提供。

1. 储存和提供能量

碳水化合物是人类获取能量的最经济和最主要的来源。碳水化合物在体内释放能量较快，供能也快，是神经系统和心肌的主要能源，也是肌肉活动时的主要燃料，对维持神经系统和心脏的正常供能、增强耐力、提高工作效率都有重要意义。

2. 构成组织及重要生命物质

碳水化合物是构成机体组织的重要物质，并参与细胞的组成和多种活动。每个细胞都有碳水化合物，其含量为 2%~10%，主要以糖脂、糖蛋白和蛋白多糖的形式存在。糖结合物还广泛存在于各组织中。例如:脑和神经组织中含大量糖脂,主要分布在髓鞘上;肾上腺、胃、脾、肝、肺、胸腺、视网膜、红细胞、白细胞等都含糖脂。一些具有重要生理功能的物质,如抗体、酶和激素的组成成分,也需碳水化合物参与。

3.节约蛋白质

机体需要的能量主要由碳水化合物提供,当膳食中碳水化合物供应充分时,机体为了满足自身对葡萄糖的需要,则通过糖原异生作用产生葡萄糖,也就是摄入足够量的碳水化合物能预防体内蛋白质或膳食蛋白质消耗,不需要动用蛋白质来供能——碳水化合物对蛋白质有节约保护作用。

4.解毒

经糖醛酸途径生成的葡萄糖醛酸,是体内一种重要的结合解毒剂,在肝脏中能与有害物质如细菌毒素、酒精、砷等结合,以消除或减轻这些物质的毒性或生物活性,从而起到解毒作用。

5.增强肠道功能

非淀粉多糖类如纤维素和果胶、抗性淀粉、功能性低聚糖等抗消化的碳水化合物,虽不能在小肠消化吸收,但刺激肠道蠕动,增加了结肠内的发酵,有助于正常消化和增加排便量。

（二）碳水化合物的主要来源

碳水化合物主要来源于谷类（如大米、白面、玉米、高粱）、干豆类、根茎类（如红薯、马铃薯、芋头）以及蔗糖、蜂蜜等。

学前儿童碳水化合物的摄取量应适当,若摄取过多,则大量的葡萄糖会转化为脂肪堆积在体内,导致肥胖症;若摄取不足,则体内蛋白质消耗增加,体重减轻,易导致营养不良。

三、脂类

脂类是脂肪酸所组成的物质,除了通常所说的脂肪,还包括磷脂、糖脂、固醇、类固醇等。

（一）脂类的主要生理功能

1.供给和储存能量

1 g脂肪能提供 9 kcal 的热量,是蛋白质和碳水化合物供热的 2 倍。脂肪是人体储存热能的仓库,人体从食物中摄取的大部分葡萄糖及脂

书山探宝

《中国居民膳食指南（2022）》倡导的科学饮食

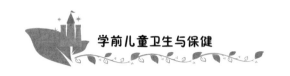

肪，除消耗外，大多以体脂的方式储存于体内，当人体需要热能时，便会动用储存的体脂，以保护体内的蛋白质。

2. 构成人体细胞和组织的重要成分

脂类是构成细胞膜的重要成分；胆固醇还是合成类固醇激素的原料。

3. 保护脏器

脏器周围的脂肪能减少运动造成的摩擦，起着固定、保护内脏的作用。皮下脂肪还能减少体热散失，保持体温。

4. 供给必需脂肪酸

脂肪酸是构成脂肪、磷脂和糖脂的重要组成部分。多不饱和脂肪酸中的亚油酸、亚麻酸是人体不能合成的，必须从食物脂肪获得。必需脂肪酸是促进婴幼儿生长发育和合成前列腺素不可缺少的物质，与人体健康密切相关。

5. 促进脂溶性维生素吸收

脂肪可促进脂溶性维生素 A、D、E、K 的吸收，从这个意义上讲，膳食脂肪是脂溶性维生素的重要来源。

（二）脂类的主要来源

食物脂类主要来源于食用油和食物本身含有的油脂。食用油包括食用动物性脂肪，如猪油、牛油、羊油等，主要以饱和脂肪酸为主；植物油主要来自油料作物种子，如大豆油、花生油、芝麻油、棉籽油等，是必需脂肪酸的最好来源。

胆固醇只存在于动物性食物，如肉类、动物内脏、蛋黄、奶油中含量较高，特别是蛋黄、蟹黄、动物脑含量最高，另外人体肝脏、小肠及产生固醇类激素的内分泌腺都具有合成胆固醇的能力。

含磷脂丰富的食物主要有蛋黄、瘦肉、动物的脑、肝及肾等；植物性食物中以大豆含磷脂最为丰富，其他植物如芝麻、亚麻、葵花籽中也含有一定量磷脂。

学前儿童摄取脂肪应适量，若脂肪摄取不足，可使学前儿童体重下降，易发生脂溶性维生素缺乏症。若脂肪的摄入过多，超过机体的消耗，会在体内堆积，造成肥胖。因此，摄入适量的脂肪对学前儿童是十分重要的。

人体每天需要摄入的热量与年龄、身高、体重以及劳动强度有关：正常成人完全卧床时，每日每千克体重需热量为 15~20 kcal，休息状态下为 25~30 kcal，轻体力劳动为 30~35 kcal，中度体力劳动为 35~40 kcal，重体力劳动为 40 kcal 以上。

膳食中碳水化合物供给量应占总热量的 50%~60%，蛋白质摄入量应占 15%~20%，脂肪的摄入量应占 25%~30%（其中饱和脂肪酸摄入量小于总热量的 10%，胆固醇摄入量小于每天 300mg）。此外，每天摄取的盐不应超过 6 g，膳食纤维每天的摄取量应不少于 16 g。

四、无机盐

无机盐又称矿物质，是构成人体的重要成分之一。无机盐的种类很多，在人体内含量较多的有钙、磷、钾、硫、钠、氯、镁等；还有人体含量较少的微量元素，如铁、锌、锰、铜、碘等。

无机盐的主要生理功能是构成人体组织，调节生理功能。

下面分别介绍几种重要无机盐的生理功能及其来源。

（一）钙

钙是构成人体骨骼和牙齿的重要物质。若学前儿童钙的摄取不足，则会引起牙齿发育不良，易患龋齿，同时会影响骨骼的正常发育，严重可患佝偻病。含钙较丰富的食物有奶类及其制品、豆类及其制品、小虾皮等海产品、坚果类等。

社会和家庭都应重视学前儿童补钙的问题，因为其生长发育旺盛，对钙的需要量较大，当供不应求时，就会引起缺钙，同时日常膳食中含钙丰富的食物较少，吸收率低，而且在烹饪过程中，还受到其他食物的干扰。例如：食物中的某些物质与钙混合，易形成不溶性的钙盐，阻碍钙的吸收；谷物中的植酸与钙形成植酸钙；菠菜、苋菜中的草酸与钙形成草酸钙；过量摄入脂肪，脂肪会将钙包裹起来，形成不被吸收的皂状物，影响钙的吸收。另外，钙被人体吸收必须有维生素 D 的帮助，单纯补充钙是无济于事的。

因此，为学前儿童提供膳食时，应尽量避开影响钙吸收的物质，多吃含钙丰富的食物，同时应多晒太阳，适量补充维生素 D，以便提高钙的吸收率，增进骨骼和牙齿的健康。

婴幼儿严重缺钙，易患佝偻病，也会造成 X 形腿、O 形腿、鸡胸，而且生长缓慢，成年人如果缺钙，会造成骨质疏松，关节疼痛等。

（二）铁

铁是合成血红蛋白的重要原料，参与体内氧的运输和利用。如果饮食中缺乏铁，可使小儿患缺铁性贫血。含铁较丰富的食物主要有动物肝脏、瘦肉、蛋黄等动物性食物，以及豆类、绿叶蔬菜、有色水果（如山楂、草莓、大枣、葡萄、樱桃）、菌藻类等植物性食物。

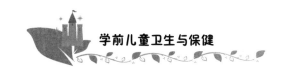

婴儿出生后 3~4 个月时，其肝脏内储存的铁已消耗殆尽，此时应及时添加含铁丰富的食物，如蛋黄、鱼泥、肉泥等，供其储备和利用，如果此时未及时补铁，就会出现缺铁性贫血。较大幼儿的贫血主要是因为膳食中缺铁或不良的饮食习惯所致，如吃零食、偏食等。托幼园所和家庭应积极帮助幼儿改变不良的饮食习惯，尽量提高膳食的质量，多为幼儿提供含铁丰富的食物，同时应多提供含维生素 C 丰富的蔬菜和水果，以促进铁的吸收。

（三）锌

锌是人体内一种极重要的微量元素，它可以组成人体许多种酶，并对酶的激活起重要作用；它能促进人体生长发育，维持上皮和黏膜组织的正常功能。当学前儿童体内锌缺乏时，可导致性腺发育不良、创伤愈合慢、食欲不振、味觉与嗅觉减退，甚至导致身材矮小或智力发育不良等严重后果。

动物性食物中含锌较为丰富，利用率较高，如肉类、动物肝脏、奶类及海产品等。植物性食物中的豆类含锌也较为丰富。

（四）碘

碘是合成甲状腺素的原料，可促进人体正常的新陈代谢，促进学前儿童生长发育。当孕妇缺碘或小儿体内碘严重不足时，会导致小儿碘缺乏症，致使身体发育迟缓或停滞，智力低下（呆小症）；成人缺碘会引起甲状腺激素合成不足而导致甲状腺出现肿大，病情严重的如果压迫到气管和食管就会引起呼吸困难、吞咽障碍等。

海产品中的海藻类含碘最为丰富，是碘的最佳来源，如海带、紫菜等。在日常生活中食用含碘的盐，也是补碘的一种重要途径。但不应擅自服用碘剂或碘片，以防碘中毒。

五、维生素

维生素又名维他命（维持生命的物质），是人体所需要的微量营养成分，而一般无法由自己产生，需要通过饮食等手段获得。维生素不能像糖类、蛋白质及脂肪那样可以产生能量、组成细胞，但是它们对新陈代谢起调节作用。人体对维生素的需要量很小，日需要量常以毫克或微克计算，但一旦缺乏就会引发相应的维生素缺乏症，对人体健康造成损害。

根据维生素的溶解性，可将其分为脂溶性维生素和水溶性维生素两大类。前者主要包括维生素 A、维生素 D、维生素 E、维生素 K，其特点是溶解于脂肪及脂肪溶剂而不溶解于水，吸收后可储存于体内，排泄率较低，缺乏后症状出现较迟，但摄入过量时会在体内积存，并产生有害影响，引起中毒；后者主要包括 B 族维生素和维生素 C 等，溶解于水，排泄率较高，体内仅有少量储存，若大量使用时也会出现不良反应，如果摄入过少，可较快出现缺乏症状。

拓展阅读

四种常见维生素

六、水

在地球上，哪里有水，哪里就有生命。一切生命活动都起源于水。人体内的水分大约占到体重的 65%。其中，脑髓含水 75%，血液含水 83%，肌肉含水 76%，连坚硬的骨骼里也含水 22%。儿童体内水的比重更大，可达近 80%。如果一个人不吃饭，仅依靠自己体内储存的营养物质或消耗自体组织，可以活上一个月。但是如果不喝水，连一周时间都很难度过。

（一）水的生理功能

（1）溶解消化功能。溶解或分散于水中的物质有利于体内化学反应的有效进行。

（2）参与代谢功能。在新陈代谢过程中，人体内物质交换和化学反应都是在水中进行的。

（3）载体运输功能。在营养物质的运输和吸收、气体的运输和交换、代谢产物的运输与排泄中，水都起着极其重要的作用。

（4）调节抑制功能。水的比热高，有调节体温的作用。

（5）润滑滋润功能。水的黏度小，可使体内摩擦部位润滑，减少体内脏器的摩擦，防止损伤，并可使器官运动灵活。

（6）稀释和排毒功能。没有足够的水，毒素就难以有效排出，淤积在体内，就容易引发青春痘等问题。

（二）学前儿童对水的需要量

学前儿童对水的需要量主要取决于其活动量的大小、外界的气温、食物的质与量等。通常气温越高，活动量越大，孩子出汗就会越多，对水的需要量就会增加；而摄入的蛋白质、无机盐越多，在排泄这些物质时需水越多，导致孩子对水的需要量也会增大。

此外，不同年龄的儿童对水的需要量也有所不同：1 岁以内的婴儿每天每千克体重应摄入 120~160 mL 的水；2~3 岁的幼儿每天每千克体重应摄入 100~140 mL 的水；4~6 岁的学前儿童每天每千克体重应摄入 90~110 mL 的水。

学前儿童的饮水量应充足，尤其是大量出汗、腹泻、呕吐以后，可使机体丢失大量的水分，这时应及时补充水，以防脱水。

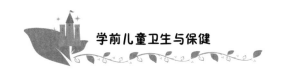

单元二　胎儿期营养

自受精卵形成到胎儿娩出这一时期称为胎儿期，共40周时间，大约280天。这段时间是即将成为母亲的女性非常特殊的一段时期，同样，对于胎儿来说，他（她）此时在子宫内发育成长，每一个阶段的健康发育都需要各种营养素，如果缺乏任何一种营养素，都可能对宝宝造成不可挽回的影响。因此，充足、均衡的营养是确保胎儿健康成长的关键。

一、胎儿期营养

（一）胎儿器官发育时期——孕早期的营养

怀孕前3个月是胎儿主要器官发育形成的时期，特别是神经管及主要内脏器官的发育。胎儿神经管发育的关键时期在怀孕初期第17~30天。此时，如果叶酸摄入不足，可能引起胎儿神经系统发育异常。如果从计划怀孕开始补充叶酸，就可有效地预防胎儿神经管畸形。

孕妇应尽早补充铁，以预防缺铁性贫血及它所带来的不良后果。因为怀孕后，孕妇的血容量扩充，铁的需要量就会增加一倍。如果不注意铁质的摄入，就很容易患上缺铁性贫血，并可能使胎儿也患上缺铁性贫血。另外，充足的锌对胎儿器官的早期发育也很重要，且有助于防止流产及早产。

在孕早期，胎儿的器官发育除了特别需要叶酸、铁、锌，其他的维生素和矿物质也有助于胎儿的健康发育。但是，孕妇通常很难确定自己什么时候怀孕，所以必须从准备怀孕开始，就要注意补充额外的维生素及矿物质。

孕早期胎儿发育缓慢，孕妇由于妊娠反应，应少食多餐，尽量选择清淡、易消化、适合反应期口味的膳食，可减少恶心、呕吐；水果蔬菜可刺激食欲，防止便秘；多吃富含维生素B1的食物以增强消化功能。此阶段每日应尽量摄取150g以上的碳水化合物以防止饥饿引起的血酮体蓄积；摄取蛋白质40g以上，以维持正常代谢平衡。

（二）胎儿迅速发育时期——孕中、晚期的营养

到孕期第4个月时，胎儿所有器官都已形成，以后将会继续增加体重，因此对热量和

蛋白质的需求大大增加。充足的蛋白质及热量摄入才能促进胎儿的生长发育并可以减少生下低体重儿的机会。

在妊娠的中期（4~7个月），母体也开始储备蛋白质、脂肪、铁、锌等营养素，每天应吃下350~400g两粮食（包括五谷杂粮）；100g豆类及其制品；100g肉（禽、畜、蛋、鱼），经常吃动物肝脏和血；500g菜（一半应是绿色菜，可常吃些蘑菇、海带、紫菜）；100g水果；200~250g牛奶或豆浆。

妊娠的后期（7~9个月）胎儿生长最快，孕妇可在上述膳食的基础上再加些营养价值高的蛋白质（50g禽或鱼、250g牛奶、200g豆腐或豆浆），适量减少粮食，食盐和酱油也应适当减少，以防浮肿。

这段时期要保证胎儿的骨骼正常发育，钙的需求会增加40%，每天约需要1200mg钙才能确保母体与胎儿的需求。钙摄入不足，会给胎儿带来严重的后果，可能导致先天性佝偻病。因此，孕妇必须摄取充足的钙，并补充维生素D帮助钙的吸收，才能确保出生的宝宝拥有一个健壮的体格。

在孕中、晚期，铁和叶酸以及各种维生素、矿物质的补充依然很重要。充足的铁除了可预防胎儿贫血，还可进一步预防早产、流产，保证出生时的体重达到应有的标准。

二、孕妇的卫生保健

怀孕是特别重要的时期，孕妇与胎儿是一体的，所以无论从饮食上还是生活习惯上都应该注意以下几点。

（1）尽可能多了解怀孕给身体带来的变化和关于胎儿的发育过程。可以跟有经验的朋友讨论有关怀孕、生育的话题。可以参加准妈妈培训班，读有关的书籍。

（2）考虑出生地点，选择可以信赖的医生、专家作为自己的健康顾问。

（3）合理营养。每天注意合理营养、喝充足的水。

（4）注意服饰。衣服要保暖、宽松适度，尽量不要用松紧带，防止阻碍血液循环；鞋子要柔软，鞋跟不能超过2.5cm。

（5）活动起来。准妈妈不能因怀孕就拒绝所有运动，这样做是不科学的，怀孕以后仍然要继续保持适当的运动，这对自己和胎儿的健康是非常有好处的。

（6）充足的睡眠。根据自己的身体状况，来决定白天是否需要午休，晚上需要多长时间的睡眠。

（7）与腹中的胎儿交流，与其分享自己的感受。研究表明，早在怀孕10周胎儿就有了对触觉的反应，稍后，他（她）就能对光线、母亲的声音、音乐和其他声响作出反应。

（8）避免可能对自己和胎儿产生不良影响的习惯，如吸烟、饮酒。不要服用任何药品，除非是在医生的指导下。

书山探宝

为宝宝拥有健康牙齿打好基础

目前宝宝患龋齿的比例相当高，追其原因发现，先天不足是孩子患龋齿的一个原因。母体是胎儿生长发育的特殊环境和物质基础。婴幼儿牙齿发育得好坏，主要取决于胎儿期和出生后第一年的营养。

虽然胎儿没有牙齿，但在母体中只有3个月的胎儿，其乳牙已开始钙化，到出生前，20个乳牙都已基本成形，只是到出生6个月时，乳牙才逐个从齿槽里萌出，恒牙也早在胎儿4个月时就已产生，胎儿离开母体时，第一对恒牙已经钙化。

因此，怀孕时的饮食和营养，对于胎儿的牙齿有很大的影响。釉质钙化期要保证钙、磷的充分供应，以免影响牙齿的正常发育。怀孕妇女应保持正常、充足、平衡的饮食，米饭、水果、蔬菜、牛奶、鱼类、肉类皆要均衡摄取，才能供应胎儿牙齿所需的钙、磷、维生素等。

有些药物对胎儿的牙齿也有影响，如孕妇怀孕期间服用四环素，胎儿的牙齿就会在钙化时受四环素的影响，出现颜色改变。因此，孕期服药要遵医嘱。

另外，有龋齿的妇女准备怀孕前，要治疗好龋齿后再怀孕，因为龋齿是细菌感染造成的，龋齿越严重，说明口腔中的细菌也就越多。当妈妈给孩子喂饭或是亲吻孩子的时候，妈妈口腔内的细菌就会传染给孩子。所以，妈妈患龋齿，孩子也易患龋齿。

俗话说："生一个孩子掉一颗牙"。的确，怀孕期是女性一个特殊的生理时期，由于女性内分泌和饮食习惯发生变化，体内消耗增加等原因，往往容易引起牙龈肿胀、牙龈出血、蛀牙等口腔疾病。因此孕妇更要注意口腔卫生，每天早晚认真刷牙，饭后漱口。建立良好的生活习惯，避免有害因素侵袭，不嗜烟酒，最好不用或少用药物，少吃甜的和含淀粉多的零食，有条件的要定期找牙医检查，发现口腔有疾患，要及时治疗，重点要做好妊娠期牙龈炎的防治。

单元三　婴儿喂养

出生后29天至1周岁为婴儿期（这个时期的孩子以吃奶为主，故也称为乳儿期）。

孩子出生后一年的时间内，如果护养不当会罹患各类疾病，所以喂养要根据孩子的实际情况来科学把握，这样才能保证孩子快乐、健康的成长。

一、喂奶时期的宝宝

（一）母乳喂养的宝宝

喂奶期间母亲要注意营养，以便让乳汁充足。母亲可以多吃些新鲜蔬菜、豆类、蛋类、肉类等食物，不可偏食。母亲要保持自身卫生，勤擦洗，勤换衣。一般间隔3~4小时喂奶一次，夜间最好不喂。每次喂奶20分钟，体弱的新生儿喂奶时间可稍长一些，但不要超过30分钟。每次喂奶后，将婴儿放在肩头，轻轻拍打后背，让吞进去的空气从胃里排出来，以免吐奶。白天每喂两次奶的中间喂一次水，但不要过多。每天给婴儿喂水时，可加少量食盐。

一般认为婴儿断奶在1岁到1岁半为宜。婴儿1岁以后就可以逐渐断奶，以辅食为主，不再经常吃母乳。1岁以后，母乳营养会减少，所以1岁到1岁半是最好的断奶时间，有依赖性的幼儿可以延迟到2岁。断奶太迟会影响消化功能、免疫功能，还会导致幼儿养成不良的进食习惯。

1. 添加辅食

要根据婴儿的体重、唾液的分泌以及婴儿奶量达到正常标准之后依然有饿的表现，还有宝宝的月龄等诸多因素来判定是否需要添加辅食：

（1）婴儿的体重已经达到出生时候的2倍。

（2）婴儿开始流口水，提示孩子要出牙或唾液中的淀粉酶已经发育完善，之前的纯液体食物喂养已经不能满足孩子的需求。

（3）婴儿是奶粉喂养，奶量已经达到1000 mL或母乳喂养，每天24小时哺喂的次数已经达8~10次，但是仍然感觉孩子因为饥饿而哭闹。

（4）婴儿到4~6个月龄时，是味觉发育的关键期，添加辅食应注意：每次最好加吃一种食物，待吃习惯了再加第二种，每次喂量由少渐多，但不要过量。喂辅食，最好在喂奶以前，这时宝宝胃里是空的，容易接受食物，也易于消化。注意婴儿的消化情况，如果消

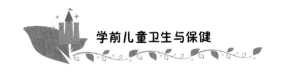

化不良，辅食应减量或暂停。

2.母乳喂养对宝宝的好处

（1）母乳含有婴儿所需的全部营养，有助于婴儿发育。

（2）母乳非常容易消化、吸收，可被婴儿机体有效利用。

（3）母乳中还含有丰富的氨基酸与乳糖等物质，对婴儿脑发育有促进作用。

（4）母乳不但能提高婴儿的免疫能力，保护其免于感染，预防腹泻和呼吸道感染，还能降低婴儿的过敏体质。

（5）哺喂母乳对于婴儿的人格发展与亲子关系的培养更有极重要的意义。哺乳的过程中，婴儿和母亲有皮肤对皮肤，眼对眼的接触，满足了婴儿对温暖、安全及爱的需求。

3.母乳喂养对妈妈的好处

（1）母乳喂养有利于培养良好的亲子关系。母亲享受到为人母的满足，孩子感受到母亲的关心，有安全感，利于母子间感情交流。

（2）哺乳期间，排卵会暂停，也可以达到自然避孕的效果，有助于推迟再一次妊娠。

（3）研究指出，哺育母乳可以减少患卵巢癌、乳腺癌的危险，保护母亲健康。

（4）母乳喂养可以促进子宫的收缩，减少阴道出血，预防贫血。

（5）不会影响母亲身材。母乳喂养可有效地消耗怀孕时累积的脂肪，可促进身材的恢复，避免产后肥胖。

（6）母乳喂养的母亲富有成就感，更自信，尤其对子女的教育等事务更有信心。

4.母乳喂养对家庭、社会的好处

（1）经济。假如采用人工喂养，每月奶粉要花费数百元甚至上千元，还需购买奶瓶、奶嘴、清洁剂等。母乳不用花钱购买奶粉奶瓶，减少了家庭负担，提升了生活品质。

（2）方便。母乳卫生、温度适合，携带方便，可以随时、随地哺乳。免去配奶、温奶、洗刷奶瓶等麻烦。

（3）人工喂养的宝宝需较早补充维生素、矿物质，而母乳喂养的宝宝不需要或添加较晚。

（4）母乳喂养的孩子不易患病，身体素质好。

（5）母乳喂养的母亲对孩子比较慈爱，有助于孩子的智能发育，有助于家庭和睦、社会安定。

（二）奶粉喂养的宝宝

1.选择"婴儿配方奶粉"喂养的原因

9个月以前的婴儿，最好选用"婴儿配方奶粉"，这是一种经过加工的婴儿专用食品，成分最接近母乳。"婴儿配方奶粉"在制作过程中有意减少了酪蛋白的含量，添加了乳清蛋白，使酪蛋白与乳清蛋白的比例与母乳相当。"婴儿配方奶粉"以植物油代替脂肪，增加必需脂肪酸的含量，还增加了维生素、微量元素的含量，使钙磷比例更接近于母乳，所以更适合小儿喂养。

婴儿的消化功能比较弱，肾功能也没有发育完善，不建议选用鲜牛奶喂养。这是因为鲜牛奶的蛋白质以酪蛋白、饱和脂肪酸为主，不利于婴儿消化吸收；鲜牛奶成分中乳糖少、无机盐高，容易加重婴儿肾脏的负担；鲜牛奶中的锌、铜等微量元素含量较少，钙磷比例也不合适。

2. 喂养用具的清洁

乳汁是细菌的最好培养基，特别在炎热的夏天，乳汁一旦被污染就会诱发婴儿的急性胃肠炎，这不仅会影响婴儿的生长发育，甚至会威胁生命。用奶粉喂养宝宝时，必须时刻遵守这个原则：凡是用于喂养婴儿的所有物品，在使用前一定要彻底清洁、消毒。一般做法是：先用温水把用过的奶瓶、奶具冲洗干净，然后浸泡在热水中用洗涤剂和刷子彻底刷洗干净。注意，仔细洗刷奶瓶的颈部和螺纹处，可用食盐轻轻地揉擦奶嘴的里面，清除残剩在里面的奶汁，然后在水龙头下用流动的水把瓶具彻底冲洗干净。

更严谨的消毒方法还有煮沸法和消毒液浸泡法。

综上所述，无论采用何种喂养方式，对婴儿来说最重要的还是妈妈的拥抱、呵护和爱。不要以为用奶粉喂养婴儿，可以省去许多麻烦。其实，这种人工喂养方式带来的是另一种琐碎、另一种担忧。一旦选择了用奶粉喂养婴儿，不仅要保持足够的耐心，还要付出加倍的爱心和细心。

妈妈每次喂奶时，先给婴儿喂母乳，有多少吃多少，再喂配方奶粉，补充宝宝的不足部分。同时，可以采取母乳与配方奶粉交替喂养的方法，也就是这一次完全用母乳喂婴儿，下一次完全用配方奶粉来代替。

二、断奶时期的宝宝

婴儿断奶后，就开始独立面对各种食物了，这个时期，宝宝能否顺利过渡，为今后的成长打下良好的基础，至关重要。此时，宝宝的喂养应该注意以下几方面。

1. 主食与零食合理搭配

婴儿一般在1周岁左右断奶，此时主食固然很重要，但零食是孩子所需热量与养分的重要补充，所以也不可忽视。要注意零食的品种选择以及量的合理掌握与安排。例如，上午给少许高热量食品，如小块蛋糕、少量饼干，下午吃少量水果，晚餐后不给零食，但可

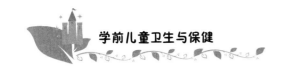

在睡前 1 小时喝一杯牛奶。

2. 食物的营养与价格没有关联

有的家长习惯用价格的高低来衡量食品，以为食物越贵对宝宝越有益。其实，价格普通的奶、蛋、肉、豆类、果蔬才是儿童生长发育所必需的，应遵循是否为小儿所必需和能否被充分吸收利用的原则。奶、蛋所含蛋白质的氨基酸组成与人类细胞组织的氨基酸很接近，消化吸收利用率较高。肉食则含有丰富的铁、锌等微量元素，其营养价值远远超过价格昂贵的奶油蛋糕。

3. 水果与蔬菜相互配合

有些家长认为水果营养优于蔬菜，加之水果口感好，孩子更乐于接受，因而轻视蔬菜，甚至用水果代替蔬菜。其实，水果与蔬菜各有所长，营养差异甚大。总的来说，蔬菜比起水果而言对婴儿的发育更为重要。拿苹果与青菜来比较，前者的含钙量是后者的 1/8，铁质是后者的 1/10，胡萝卜素仅是后者的 1/25，而这些养分均是婴幼儿生长发育不可缺少的"黄金物质"。当然，水果也有蔬菜所没有的保健优势，故两者应兼顾，互相补充，不可偏颇，更不能互相取代。

4. 软食与硬食都要兼顾

家长有时会担心幼儿乳牙的承受能力，总是限制或避开硬食。婴儿出生后几个月，其颌骨与牙龈就已发育到一定程度，足以咀嚼半固体甚至固体食物。乳牙萌出后，更应吃些富含纤维且有一定硬度的食物，如水果、饼干等，以增加宝宝的咀嚼频率，通过咀嚼动作牵动面肌及眼肌的运动，加速血液循环，促进牙弓、颌骨与面骨的发育，既健脑又美容。

5. 荤食与素食双管齐下

通常人们把动物性食物称为荤食，荤食虽然营养丰富，口感也好，但脂肪含量高，故应予以限制，不能多吃。家长在给幼儿配餐时，可做到肉菜各半，荤素搭配，如做成肉末菠菜、冬瓜肉丸等。

6. 进食与饮水并驾齐驱

重视进食、忽视饮水是不少家长存在的又一喂养误区。水是构成人体组织细胞和体液的重要成分，一切生理与代谢活动，包括食物的消化、养分的运送、吸收到废物的排泄，无一能离开水。年龄越小，对水的需求相对越多。因此在两餐之间，应给孩子喝一定量的水。给水时注意不要给孩子茶水、咖啡、可乐等，而以白开水、矿泉水为宜。

7. 食物与情绪适时调整

儿童心理学家研究表明，食物也影响着儿童的精神发育。不健康情绪和行为的产生与食物结构的不合理性有着相当密切的关系，如甜食摄入过多者易动、爱哭、好发脾气；盐

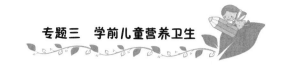

分摄入过多者反应迟钝、贪睡；缺乏某种维生素者易孤僻、抑郁、表情淡漠等。家长应注意观察，及时根据儿童的情绪调整食物结构，可使上述不良情绪减轻。

这样，在宝宝断奶以后，按照科学的方式给予喂养，就能让宝宝营养均衡地成长。

单元四　幼儿营养

1~3 岁的孩子处于幼儿期。这时期幼儿生长发育速度虽较婴儿期减慢，但仍比年长儿和成人快。此时期幼儿能独立行走，活动范围增大，运动量增加，要保证多种营养及热量的合理供给。

一、幼儿膳食的特点

幼儿期膳食的主要特点是从婴儿期以乳类为主，食物为辅，转变为以食物为主，乳类为辅。膳食的烹调方法及采用的食物也越来越接近家庭一般膳食。但这种改变应与幼儿消化代谢功能的逐步完善相适应，不能操之过急，以免造成消化吸收紊乱。

（一）膳食构成

（1）热能。正常幼儿每日总热量的需求为每千克体重 420 kJ，而且各种供能营养之间应保持平衡，蛋白质、脂肪、碳水化合物三者的合理比值十分重要，其中蛋白质供给的热量应占总热量的 12%~15%，脂肪占 25%~35%，碳水化合物占 50%~60%，接近成人水平。

（2）蛋白质。幼儿需要的蛋白质相对比成人多，而且要求有较多的优质蛋白质，因为幼儿不但需要用蛋白质进行正常代谢，而且需要用它来构成新的组织，所以蛋白质是幼儿生长发育的重要营养素，幼儿每日每千克体重需要供给蛋白质 3~3.5 g。

（3）脂肪。脂肪是体内重要的供能物质，有利于脂溶性维生素的吸收。幼儿脂肪代谢不稳定，储存的脂肪易于消耗，若长期供给不足，则易发生营养不良、生长发育迟缓和各种脂溶性维生素缺乏症。

如果断母乳后只给幼儿喂食白粥，或白饭泡菜汤，那么蛋白质、脂肪供应不足，生长发育迟缓，抗病力也低；如果只注意多供给蛋、乳、肉类等高蛋白食物，那么碳水化合物供应不足，往往不能保证能量需要。有些幼儿很少吃蔬菜、水果，则会引起钙、铁等矿物

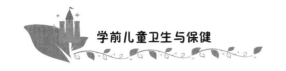

质和维生素缺乏。

总之，断母乳后的幼儿，在照顾消化能力的前提下，膳食构成应做到数量足、质量高、品种多、营养全。

（二）烹调要合理

所谓合理烹调，就是要照顾到幼儿的进食和消化能力，在食物烹调上下功夫。

首先，要做到细、软、烂。面条要软烂，面食以发面为好，肉要斩末切碎，鸡、鱼要去骨刺，花生、核桃要制成泥、酱，瓜果去皮核，含粗纤维多及油炸食物要少用，刺激性食品应少给孩子吃。

其次，给孩子制作的膳食一定要小巧，巧，就是让孩子好奇喜爱。小儿天性好奇爱美，外形美观、花样翻新、气味诱人的食品通过视觉、嗅觉等感官，传导至小儿大脑食物神经中枢，引起反射，就能刺激食欲，促进消化液的分泌，增进消化吸收功能。

最后，保持食物营养素。例如：蒸和焖米饭要比捞饭少损失蛋白质和维生素；蔬菜要注意新鲜，先洗后切，急火快炒，蔬菜切了烫洗，可使维生素 C 损失 99% 以上；炒菜熬粥都不要放碱，以免水溶性维生素被破坏；吃肉时要喝汤，这样可获得大量脂溶性维生素；高温油炸可使食物中的维生素 B1 破坏殆尽，维生素 B2 损失将近一半，且不易消化。

此外，陈旧发霉的谷、豆、花生，熏烤的肉类食品及腐败变质的鱼、虾、肉类，应禁食。

二、幼儿膳食配制的原则

1. 幼儿的膳食应多样化

为了保证孩子的健康，促进其生长发育，应让幼儿摄取多种食物，以获得丰富的营养和充足的热能。幼儿膳食应贯彻食物多样性的原则，主食与副食搭配，粗粮与细粮结合，荤食与素食结合，尽可能保证每天均衡摄取营养素，以获得充足的营养。

2. 烹制方法应适合幼儿的年龄特点与喜好

烹调时在尽可能地保存各种食物营养素的同时，应做到细烂软嫩，便于消化。要培养孩子吃多样化食物的习惯，避免偏食及只吃几种食物。每当给一种新的食物时，要说明为什么吃这种食物，或者改变花样和烹调方法，以引起孩子的食用兴趣。如果孩子不爱吃青菜，可做成包子、饺子、菜饼等。

3. 每餐时间间隔要根据小儿年龄特点来安排

1~1.5 岁的幼儿，每日可进餐 5 次（三餐两点）；1.5~3 岁的幼儿，每日可进餐 4 次（三餐一点）。不要额外加餐或给点心，不要随意给吃糖果和零食。

4.让孩子养成吃正餐的好习惯

有的孩子吃正餐时，如果过了时间还没有吃完（一般应控制在30分钟左右），经过多次耐心劝导，还故意拖延时间，可将饭菜拿走，不再让他继续拨弄。孩子1~2顿不吃不要紧，这顿没吃，下顿自然会好好吃。不要因为这顿没吃好，就在正餐之外给吃零食，这样就会养成正餐不好好吃，专吃零食的坏习惯。

5.讲究饮食卫生

应保证提供给孩子的食物、膳食制作过程、餐具等均合乎卫生标准。例如，膳食原料应选择新鲜的、厨房及其设备应保持清洁卫生、餐具应及时清洗消毒等。

单元五 幼儿园的膳食管理

一般把3~6岁的儿童称为学龄前期。这个时期是孩子身心发育非常迅速的时期，每天必须从膳食中摄取足够的营养物质，才能满足机体生长发育和活动的需要。如果获取的营养物质缺乏，会阻碍其身体的发展，出现体重过低、抵抗力下降、生长发育停滞等现象，甚至会影响其智力的发展。

这个时期的孩子乳牙已全部出齐，咀嚼能力和消化吸收能力较3岁前有所增强。他们的膳食种类已与成人基本接近，食物的烹制也无须像以前那样过于细致，属于向成人膳食的过渡阶段。如饭不用做得很软，肉和菜不必切得太碎，可以在成人的协助下吃少刺的带鱼、黄花鱼和带骨的鸡、鸭块和猪排骨等食物。但膳食仍注意要易于消化吸收，色香味美，避免辛辣味。

这个时期的孩子已经进入幼儿园，因此，幼儿园必须了解孩子的营养需要，提供科学、合理的膳食，以促进其正常生长发育和健康。一般情况下，幼儿园小托班的孩子2~3岁，小班的孩子3~4岁，中班的孩子4~5岁，大班的孩子5~6岁。

这里以此年龄划分为例，来看幼儿园一周的膳食配制情况。

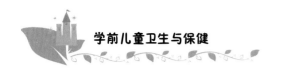

一、幼儿园食谱

（一）小托班食谱

	星期一	星期二	星期三	星期四	星期五
早餐	西红柿疙瘩汤 麻酱甜饼	白米粥 花卷 炒三丝	面片汤 豆沙包 拌黄瓜丁	香米粥 奶馒头 三色海带	鲜豆浆 五彩蛋糕
加餐	牛奶	牛奶	牛奶	牛奶	牛奶
午餐	米饭 西红柿炒鸡蛋 蒸肉丸子 虾皮紫菜汤	鸳鸯米饭 平菇红烧肉 青椒土豆片 白菜豆腐汤	自助餐	米饭 肉末蛋羹 圆白菜炒豆皮 鲜蔬汤	香米饭 地三鲜 肉末炒油菜 鱼丸蛋花汤
水果	苹果	圣女果	西瓜	葡萄	橘子
晚餐	南瓜馒头 缤纷烩青菜豆腐汤	猪肉白菜水饺 紫菜汤	玉米发糕 素炒西葫芦 二米粥	如意卷 肉沫番茄冬瓜汤	肉丁馒头 番茄菜花 紫米粥

（二）小班食谱

	星期一	星期二	星期三	星期四	星期五
早餐	西红柿面条汤 香甜玉米饼 葱花炒蛋	二米粥 果料发糕 炒双丝	青菜柳叶汤 切片馒头 甜酸黄瓜条	香米粥 果酱蛋糕 莴笋炒鸡蛋	鲜豆浆 中式汉堡 炝炒土豆丝
加餐	牛奶	牛奶	牛奶	牛奶	牛奶
午餐	白米饭 红烧鸡翅 素炒圆白菜 绿豆百合汤	白米饭 四喜小丸子 素烧菠菜 青菜蛋花汤	米饭 缤纷虾仁 香菇油菜 丝瓜木耳蛋汤	香米饭 鱼香肉丝 小白菜粉丝 紫菜豆腐汤	紫米饭 肉末菜花 西红柿炒鸡蛋 菠菜粉丝汤
水果	水晶梨	甜桃	黄金瓜	香蕉	苹果
晚餐	枣荷叶 肉末冬瓜 小白菜豆腐 五彩豆粥	三鲜包子 蒜香海带丝 玉米面粥	兔头小馒头 肉片西葫芦 五彩豆腐 红豆米粥	猪肉芹菜水饺 紫菜汤	彩虹卷 豆干黄瓜丁 萝卜丸子汤

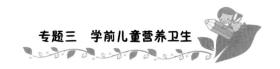

（三）中班食谱

	星期一	星期二	星期三	星期四	星期五
早餐	西红柿疙瘩汤 麻酱甜饼	白米粥 小花卷 炒三丝	西红柿鸡蛋面片汤 火腿馒头 炒土豆丝	香米粥 奶馒头 三色海带	鲜豆浆 五彩蛋糕 炒圆白菜
加餐	牛奶	牛奶	牛奶	牛奶	牛奶
午餐	米饭 西红柿炒鸡蛋 肉末小白菜粉丝 虾皮紫菜汤	自助餐	米饭 翡翠虾仁 圆白菜炒豆皮 棒骨鲜蔬汤	米饭 红烧鸡翅 菠菜粉丝 乌鸡蔬菜汤	鸳鸯米饭 木须肉 香菇炒油菜 鱼丸蛋花汤
水果	水晶梨	圣女果	苹果	香蕉	哈密瓜
晚餐	南瓜馒头 缤纷烩豆腐 炒粉丝豆芽 红豆粥	油盐花卷 素炒西葫芦 二米粥	果料发糕 西芹花生米 小白菜汤	如意卷 西红柿冬瓜 玉米面粥	肉丁馒头 西红柿菜花 薏米紫米粥

（四）大班食谱

	星期一	星期二	星期三	星期四	星期五
早餐	西红柿疙瘩汤 麻酱甜饼 炸虾皮	白米粥 马拉糕 炒三丝	西红柿鸡蛋面片汤 火腿馒头 炒土豆丝	香米粥 奶馒头 三色海带	鲜豆浆 五彩蛋糕 炒圆白菜
加餐	牛奶	牛奶	牛奶	牛奶	牛奶
午餐	米饭 西红柿炒鸡蛋 肉末小白菜粉丝 虾皮紫菜汤	米饭 红烧鸡翅 菠菜粉丝 乌鸡蔬菜汤	米饭 翡翠虾仁 圆白菜炒豆腐皮 棒骨鲜蔬汤	自助餐	鸳鸯米饭 木须肉 香菇炒油菜 鱼丸蛋花汤
水果	水晶梨	香蕉	苹果	圣女果	橘子
晚餐	南瓜馒头 缤纷烩豆腐 炒粉丝豆芽 红豆粥	油盐花卷 素炒西葫芦 二米粥	果料发糕 西芹花生米 小白菜汤	如意卷 西红柿冬瓜 玉米面粥	肉丁馒头 西红柿菜花 薏米紫米粥

（以上均选自北京市空军蓝天幼儿园秋季营养食谱）

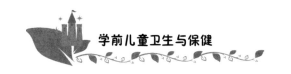

从以上食谱我们不难看出，根据儿童年龄特点、气候特点、地区饮食习惯等情况，主食应常用米粥、麦糊、软饭、面条、面包、馒头、包子、水饺、馄饨等，所用原料如大米、小米、玉米粉、麦片、面粉、薯类等轮流交替为宜。副食应以菜、肉搭配为佳，所用原料如豆制品、蛋类、畜禽肉、鱼肉和虾皮、紫菜、海带等海产品，也进行轮流搭配食用。点心则以藕粉、枣泥、赤豆粥、蛋糕、饼干、绿豆汤或牛奶、豆浆为首选食品。饭后30分钟左右可进食一种新鲜水果。总的原则是应做到荤素平衡，干稀交替，米面和粗粮搭配。

一般情况下，每日进主餐 3 次，主餐间宜进点心 2 次，晚餐后除水果以外不再进食，睡前尤忌甜食，以保证最佳睡眠状态，并可预防龋齿的发生。

二、学前儿童进餐的卫生

进餐包括早餐、午餐、晚餐和午睡后的点心。根据幼儿身体发育的特点，幼儿园要制定正确的饮食制度，幼儿进餐必须定时定量，进餐间隔时间应为 3~4 小时，组织进餐要做到以下几个方面。

（一）激发儿童良好的食欲

食欲是由食物引起的兴奋。食欲一方面由生理刺激引起，即依靠食物进入消化道，引起消化道的蠕动和消化液的分泌；另一方面依靠心理的刺激，即食物的色香味唤起的愉快的经验，两方面吻合时才能产生旺盛的食欲。

在托儿园所中，如何激发儿童良好的食欲呢？

首先，饮食应多样化，注意色香味形，以吸引儿童进食。

其次，不要在进餐过程中批评儿童。

再次，尽早教会儿童自己动手吃东西，这样能提高进餐兴趣。

最后，适当地参加体育活动，可使儿童保持较好的食欲。

（二）培养儿童良好的进餐习惯和文明的进餐行为

养成良好的习惯是幼儿园生活教育的重要目标。在现代生活一般都比较优越的情况下，许多孩子形成了吃饭挑剔、边吃边玩等不良饮食习惯，如果没有形成与之相应的良好的饮食卫生习惯和规则，光有丰富可口的食物也是徒然的。

就餐时间过少或过多，都会影响到孩子营养素的合理摄取，儿童每次就餐所用时间在30~40 分钟为宜。另外，进餐是健康的需要，也是文明的表现。教师应逐渐培养儿童饭前洗手、饭后擦嘴漱口、不挑食、不偏食、细嚼慢咽、咀嚼不出声等文明的进餐行为。

（三）进餐时教师应仔细观察，精心照顾儿童

进餐时，教师应仔细观察每一个儿童的进餐行为，观察他们的进餐情绪、进餐速度、进餐量以及对食物的偏好，发现问题及时处理。例如：当发现儿童进餐时情绪低落、食欲较差，应检查和询问幼儿是否发烧、有无牙疼、嗓子疼、肚子疼等。对于挑食的儿童应进行耐心的引导，可让其少量尝试各种食物。当幼儿吃带骨、带刺的食物时，更应密切观察，进行必要的指导，若发现骨、刺卡入喉咙，应迅速做出处理。儿童进餐时还容易出现不小心咬破舌头、咬破嘴唇、掉了门牙、打翻饭碗等现象，教师应耐心细致地帮助解决。

（四）饭前或饭后不宜做剧烈的活动

为了保证儿童消化道的正常蠕动、消化液的正常分泌以及良好的食欲，在进餐前的半小时内不宜做剧烈的活动，应进行一些安静的活动，如手指游戏、念儿歌、听故事等，这些活动可使孩子的交感神经、呼吸系统、循环系统等平静下来，为进餐做好生理上的准备。

三、托幼园所的膳食管理

托幼园所应建立并严格执行膳食管理制度，保证提供给儿童的膳食符合营养要求和卫生要求。应该做到以下几点。

（一）科学制定食谱，保证儿童营养平衡

制定食谱是为了保证供给儿童所需的各种营养素，同时便于管理人员对儿童膳食的管理。编制食谱必须以儿童年龄、健康状况和活动强度为依据，参考每日膳食中供给量标准，确定儿童每日所需的热量和营养素。由保健员在园长的指导下制定出均衡的一周食谱，制定食谱应注意以下几个原则。

1.营养充足的原则

营养来源于食物，应按儿童对各种营养素的需要量选择食物。依照食物的性质和所含营养素的类别，可以将食物大致分为五大类：谷类、肉蛋鱼类、豆类及其制品、蔬菜与水果类、热能性食品。为了保证儿童的健康，促进儿童的生长发育，应尽可能保证每天摄取五大类食物，以获得充足的营养。

2.搭配合理的原则

在摄取多种食物的同时，要注意食物之间的搭配，做到平衡膳食，形成互补。三餐之间的搭配应遵循以下原则：早餐高质量；中餐高质量、高热量；晚餐清淡易消化。从数量上看，各餐热量的分配以早餐占 25%~30%、午餐占 30%~40%、午点占 5%~10%、晚餐占

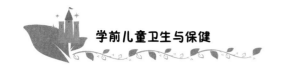
25%~30% 为宜。

3. 考虑儿童身心特点的原则

为了满足儿童身体所需要的各种营养素，不仅要供给营养丰富的食物，还应考虑儿童的心理、生理特点。在定好两餐之间的间隔时间（3~3.5 小时）的同时，制作膳食时要注意食物的色、香、味、美，并根据当地的饮食习惯，经常换花色品种，做到粗粮细作，细粮巧作，以促进儿童良好的食欲。

4. 结合当时当地食物供应的原则

制定食谱时要了解当地市场，选择物美价廉的食品，多吃应季的水果和蔬菜，注意食物品种丰富，制作手法多样，注意科学地烹饪加工，减少制作过程中食物营养素的损失。

（二）定期开展营养分析，不断提高膳食质量

幼儿园定期对儿童膳食进行分析评价，便于了解儿童从膳食中摄取的营养是否充分，结合儿童的营养状况和发育水平，做到发现问题及时改正和调整，不断改善膳食质量。

（1）定期进行儿童身体检查，通过测量身高、体重、头围、胸围等项目验证儿童膳食的合理性。

（2）实地观察儿童进食情况，了解儿童对膳食的喜欢程度、进食量如何以及对膳食的可接受性。

（3）实地检查烹调方法和膳食质量。

（4）定期进行幼儿园食谱的营养分析，准确掌握儿童的营养状况：包括对各类食品摄入总量的分析、各类营养素的一日摄入量的分析以及热量、各营养素比例的分析等。

（三）积极探索激励机制，建立完善管理条例

扎实的作风靠机制约束和制度保证。在后厨人员中引入竞争激励机制也是实施幼儿园营养膳食科学管理的关键。幼儿园应从完善制度入手，坚持以制度管事，以制度管人。真正做到工作任务具体、责任明确、制度先行、奖惩分明。调动膳食人员工作的积极性、主动性和创造性。

（四）加强膳食技能培训，努力提升业务素质

为了提高炊事人员的专业知识水平和烹饪技术，幼儿园应定期组织他们学习儿童营养膳食的基本知识，了解儿童每人每餐所需蛋白质、脂肪、糖类三大营养素供给比例，以及如何根据儿童身体和心理发育的需要来安排膳食。同时可以定期组织业务考核，开展岗位技能技巧比赛，不断提高炊事人员的烹调技术，促进儿童膳食工作质量的提高。

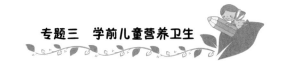

（五）建立健全管理机构，形成民主监督机制

要保证儿童的科学膳食，膳食管理工作必须抓紧抓细。要建立由主管园长、保健医生、后勤组长、炊事班长、食品保管员、采购员、财务管理员、班级保教人员及家长代表组成的膳食管理委员会。膳食管理委员会要充分发挥作用，形成幼儿园膳食管理的民主监督机制。

首先，要做到经常深入了解儿童进餐情况及炊事员烹调操作情况，虚心听取保教人员及家长的意见，不断改善儿童膳食质量。

其次，定期召开膳食管理委员会会议，对每次营养测算的分析情况进行审议，讨论存在的问题，寻求解决问题的办法。

再次，定期检查伙食费的收支情况，做到专款专用，计划开支，合理使用，精打细算，日清月结，收支平衡。

最后，通过各种手段向家长宣传科学的育儿知识，如利用家长会、宣传橱窗、家园期刊、专题讲座、幼儿园网站等形式，指导家长配合幼儿园共同管理好儿童膳食。

总之，合理的营养与膳食是儿童健康成长的重要条件。幼儿园应提供符合儿童需要的、适合儿童口味与爱好、营养丰富和平衡的膳食。

教育书签

"四时欲得小儿安，常要三分饥与寒；
但愿人皆依此法，自然诸疾不相干。"

——曾世荣《活幼心书》

自我复盘

通过本专题的学习，请你结合对学前儿童营养需求的理解，绘制出知识结构图。

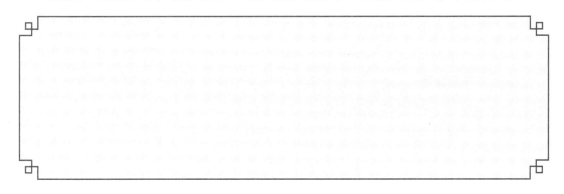

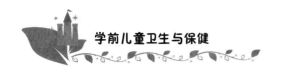

┃┃┃┃┃┃┃┃┃┃┃┃┃┃┃┃┃┃┃┃┃┃┃ 闯关自测 ┃┃┃┃┃┃┃┃┃┃┃┃┃┃┃┃┃┃┃┃┃┃┃

一、单项选择题

1. 以下营养素中，（　　）是人体最重要的热能来源。

A. 蛋白质　　　　　B. 脂类　　　　　　C. 碳水化合物　　　D. 矿物质

2. 缺乏维生素 A 易患（　　）。

A. 夜盲症　　　　　B. 脚气病　　　　　C. 牙龈出血　　　　D. 佝偻病

3. 儿童的膳食中，蛋白质占的比例最好控制在（　　）比较科学。

A. 12%~15%　　　B. 20%~30%　　　C. 25%~35%　　　D. 50%~60%

4. 下面哪种不是缺锌时的主要症状（　　）。

A. 生长发育迟缓　　B. 贫血　　　　　　C. 体格矮小　　　　D. 创伤愈合慢

5. 具有保护和固定内脏器官功能的营养素是（　　）。

A. 脂类　　　　　　B. 蛋白质　　　　　C. 碳水化合物　　　D. 微量元素

6. 含钙丰富的食物是（　　）。

A. 虾皮　　　　　　B. 猪肝　　　　　　C. 胡萝卜　　　　　D. 西红柿

7. 儿童所特有的热能消耗是指其（　　）。

A. 基础代谢所需　　　　　　　　　　B. 生长发育所需

C. 活动所需　　　　　　　　　　　　D. 食物的特殊动力作用所需

8. 因母乳不足或母亲不能按时给婴儿喂奶需加喂牛奶或其他乳品，这属于（　　）。

A. 混合喂养　　　　B. 人工喂养　　　　C. 母乳喂养　　　　D. 辅助喂养

9. 人体对血糖含量十分敏感，这是因为中枢神经系统利用的能量只能来自（　　）。

A. 碳水化合物　　　B. 脂类　　　　　　C. 蛋白质　　　　　D. 维生素

10. 下列表述错误的一项是（　　）。

A. 蔬菜类宜用急炒的方法

B. 炒菜时加醋可更好地保存维生素 C

C. 婴儿断奶最迟不得超过 3 岁

D. 面食以蒸的形式营养素的保存率较高

二、多项选择题

1. 脂类的生理功能包括（　　）。

A. 供给和储存能量　　　　　　　　　B. 构成细胞膜

C. 增强肠道功能　　　　　　　　　　D. 促进脂溶性维生素的吸收

2. 脂溶性维生素包括（　　　）。

A. 维生素 A　　　　　B. 维生素 D　　　　　C. 维生素 E　　　　　D. 维生素 C

3. 幼儿膳食的配制原则是（　　　）。

A. 能吸引幼儿食欲　　　　　　　　B. 营养均衡

C. 保证卫生　　　　　　　　　　　D. 少盐少油

4. 学前儿童进餐时的卫生保健要做到（　　　）。

A. 愉快安静　　　　　　　　　　　B. 尽量纠正偏食

C. 哭泣的孩子可以先不吃饭　　　　D. 不催促吃饭慢的孩子

5. 产能营养素包括（　　　）。

A. 蛋白质　　　　　　B. 脂类　　　　　　C. 碳水化合物　　　　D. 水

三、判断题

1. 断奶后就应该添加各类辅助食品，以保证婴幼儿正常发育。　　　（　　　）

2. 给儿童制定食谱时要注意季节变化，冬季多用高热量食物。　　　（　　　）

3. 食物蛋白质中必需氨基酸含量及比例越接近人体所需的"模式"，营养价值越高。

（　　　）

4. 理论上，母乳喂养的宝宝和奶粉喂养的宝宝相比，后者更容易得病。（　　　）

5. 缺铁的儿童手脚易抽动、夜间磨牙。　　　　　　　　　　　　　（　　　）

四、简答题

1. 脂肪的主要生理功能是什么？

2. 断奶时期的宝宝，在喂养方面有哪些注意事项？

3. 在幼儿园中，如何保持儿童良好的食欲？

4. 关于儿童的膳食管理，幼儿园应做好哪些方面的工作？

五、案例分析题

学龄前期是视力发育的重要时期，胡萝卜中富含丰富的胡萝卜素，进入机体内转化为维生素 A，这是维持视力正常发育的一类营养素。因此，幼儿园常常为孩子们提供带有胡萝卜的餐点。

今天的午餐，王老师给每个孩子盛了一碗"青菜胡萝卜肝末煨饭"，"胡萝卜！怎么又是胡萝卜？我不吃饭了。"瞧，大班的花花双手托着下巴，一副愁眉苦脸的样子，原来这是花花在幼儿园进餐中经常出现的一个场景。"花花什么都好，就是经常挑食，不吃这，不吃那……"提起花花，王老师无奈地说："小嘴巴嚼上一口饭得费半天的神，

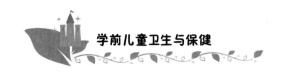

让她不挑食真是比登天还难。"由于长期挑食，花花经常生病，长得特别瘦小，小朋友们不约而同地叫她"豆芽儿菜"。

——（选自《关爱与方法：幼儿行为观察与案例分析》沈雪梅主编）

问题：

1.请用有关幼儿园进餐的知识，说说王老师应如何引导花花改掉挑食的不良习惯。

2.从幼儿卫生学的角度，提出激发幼儿食欲的建议与策略。

专题四
学前儿童心理卫生问题及其防治

素质目标

树立"心理育人"的科学教育观念。

知识目标

1. 了解学前儿童心理健康的内涵与标准。
2. 掌握学前儿童常见心理问题的特点以及影响因素。

技能目标

1. 能够对学前儿童常见心理问题产生的原因及表现进行分析。
2. 能够对学前儿童常见的心理问题提出有针对性的矫治措施。

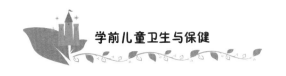

情景导学

然然小朋友在刚进幼儿园的一段时间里几乎不说话，虽然她在家里话很多。一整天，她只是在向老师提要求时才说最简单的话，如："我想尿尿。"但她似乎非常注意观察老师和别的小朋友，她看人的眼神非常专注，几乎是紧盯着对方，尤其注意观察老师的言行。她会记住幼儿园一日活动的许多细节，回家后详细地复述给父母听。她告诉妈妈她害怕幼儿园，不想上幼儿园，她说自己不知道为什么，不想说话。

然然小朋友就是一个因为分离焦虑而产生"选择性缄默"的孩子。她的语言发展很好，但是她担心交流会给自己带来意外的麻烦。这种对新环境的不良适应如果没有得到矫正，严重的话将可能发展成为"社交恐惧症"。

分离焦虑是幼儿入园适应中最常见的心理问题，希望通过本专题的学习，我们能了解到更多学前儿童常见的心理卫生问题，并学会各类问题的鉴别与矫治策略，有效地帮助幼儿成功地迈出人生的第一步。

单元一 学前儿童心理健康概述

对于学前儿童来讲，健康是第一重要的。联合国《世界卫生组织宪章》中指出："健康是指身体、心理和社会适应的健全状态"，而不只是没有疾病。简言之，一个健康的人，既要有健康的身体，又要有健康的心理。

学前儿童的身心正处于一个迅速发展的阶段，他们心理健康的特征是与他们的身心发展紧密联系在一起的。

学海泛舟

党的二十大：办好人民满意的教育——学前教育

学前儿童心理卫生是指通过多种手段，维护与增进学前儿童心理健康，预防心理疾病的发生。其目的是保护和增进学前儿童心理健康。众所周知，0~6岁是儿童心理迅速发展的重要阶段。儿童受内驱力和外部环境的刺激和影响，其认知、语言、情绪、个性、社会性等方面突飞猛进。与此同时，这一阶段儿童受各种因素干扰容易发生行为偏差，甚至出现心理障碍和疾病，妨碍学前儿童的身心健康。

一、学前儿童心理健康的内涵

心理健康指一个人的生理、心理与社会处于相互协调的和谐状态，详见表 4-1 所示。

表 4-1　心理健康的内涵

心理健康	生理层面	心理健康的人，其中枢神经系统无疾病，其功能正常，无不健康的体质遗传。健康的身体给予健康的心理。有了健康的身体，个人的情感、意识、认知和行为才能正常运作
	心理层面	心理健康的人对自我持积极肯定的态度，能正确认识自我、悦纳自我与发展自我，人格发展健全，积极面对现实。自我与环境也能保持协调统一
	社会层面	心理健康的人，能适应社会环境，并能妥善处理人际关系，角色的扮演符合社会要求，能与环境保持良好的接触，且能为社会做出贡献

总之，心理健康是一个包含多种特征的概念，要判别一个人的心理是否健康，仅从某一方面去看是不够的，必须从多方面进行综合判断。

关于学前儿童的心理健康，我们可以理解为：对自己感到满意，能适应周围环境，在合理的需要得到满足之后，情绪和社会性等方面所表现出来的良好状态。

二、学前儿童心理健康的标志

心理学常采用量表检测和衡量学前儿童心理发展水平，学者们普遍认同，学前儿童心理健康主要包括以下几方面。

（一）智力发展正常

正常的智力水平是儿童与周围环境取得平衡和协调的基本心理条件。为大家所公认的是，把智力看作是以思维力为核心，包括观察力、注意力、记忆力、想象力等各种认识能力的总和。智力的高低是先天遗传和后天环境共同作用的结果。

（二）情绪稳定，情绪反应适度

情绪是一个人对客观事物的内心体验。它既是一种心理过程，又是心理活动赖以进行的背景。良好的情绪，反映了中枢神经系统功能活动的协调性，表示人的身心处于积极的平衡状态。

注意发现学前儿童的优点，接纳他们的个体差异性，不与同伴做横向比较。帮助学前儿童学会恰当表达和调控情绪，允许他们表达自己的情绪，并予以适当的引导。如发现学前儿童不高兴时，主动询问情况，帮助他们化解消极情绪，尽量以积极、愉快的情绪影响学前儿童，这样才能让其保持良好的情绪状态。

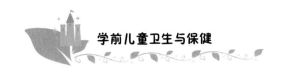
在《3~6岁儿童学习与发展指南》中，更加明确地描绘出了学前儿童情绪安定愉快的表现，如表4-2所示。

表4-2　3~6岁学前儿童情绪发展

3~4岁	4~5岁	5~6岁
1.情绪比较稳定，很少因一点小事哭闹不止。 2.有比较强烈的情绪反应时，能在成人的安抚下逐渐平静下来	1.经常保持愉快的情绪，不高兴时能较快缓解。 2.有比较强烈的情绪反应时，能在成人的提醒下逐渐平静下来。 3.愿意把自己的情绪告诉亲近的人，一起分享快乐或求得安慰	1.经常保持愉快的情绪。知道引起自己某种情绪的原因，并努力缓解。 2.表达情绪的方式比较适度，不乱发脾气。 3.能随着活动的需要转换情绪和注意力

（三）乐于与人交往，人际关系融洽

学前儿童阶段是社会性发展的关键期，良好的人际关系和社会适应能力对学前儿童身心健康发展以及知识、能力作用的发挥具有重要影响。学前儿童的人际关系虽然比较简单，人际交往的技能也比较差，但是心理健康的儿童乐于与人交往，也希望通过交往而获得别人的了解、信任和尊重。

在《3~6岁儿童学习与发展指南》中提到，在学前儿童人际交往方面应实现两个目标，如表4-3和表4-4所示。

表4-3　愿意与人交往

3~4岁	4~5岁	5~6岁
1.愿意和小朋友一起游戏。 2.愿意与熟悉的长辈一起活动	1.喜欢和小朋友一起游戏，有经常一起玩的小伙伴。 2.喜欢和长辈交谈，有事愿意告诉长辈	1.有自己的好朋友，也喜欢结交新朋友。 2.有问题愿意向别人请教。 3.有高兴的或有趣的事愿意与大家分享

表4-4　能与同伴友好相处

3~4岁	4~5岁	5~6岁
1.想加入同伴的游戏时，能友好地提出请求。 2.在成人的指导下，不争抢、不独霸玩具。 3.与同伴发生冲突时，能听从成人的劝解	1.会运用介绍自己、交换玩具等简单技巧加入同伴的游戏。 2.对大家都喜欢的东西能交流、分享。 3.与同伴发生冲突时，能在他人的帮助下和平解决。 4.活动时愿意接受同伴的意见和建议。 5.不欺负弱小	1.能想办法吸引同伴和自己一起游戏。 2.活动时能与同伴分工合作，遇到困难能一起克服。 3.与同伴发生冲突时能自己协商解决。 4.知道别人的想法有时和自己不一样，能倾听和接受别人的意见，不能接受时会说明理由。 5.不欺负别人，也不允许别人欺负自己

（四）行为统一协调

随着年龄的增长，儿童的思维变得有条理，主动注意时间逐渐延长，能较好地控制自己的行为，表达情感的方式日趋合理和成熟。

（五）性格特征良好

性格是个性最核心、最本质的表现，它反映在对客观现实的稳定态度和习惯化了的行为方式之中。在日常生活中，一个心理健康的儿童应该表现出：有充沛的精力；开朗、愉快，乐观；态度积极主动；能与小朋友和睦相处，在集体中受到欢迎和信任；能较好地适应环境的变化；没有不良行为、不良习惯；注意力能集中；睡眠好。

三、影响学前儿童心理健康的主要因素

了解促进和制约学前儿童心理和行为发展的因素是幼儿教师做好学前儿童心理卫生保健工作的前提。根据国内外专家和学者的众多研究，大致可将影响因素归为三类，即生理因素（遗传、发育成熟度、性别等）、心理因素（气质、个性、情绪、自我意识等）和社会因素（家庭、托幼机构、社会环境等）。

（一）生理因素

1.遗传因素

大量研究表明，遗传是学前儿童心理和行为发展的生物前提和自然条件，也是影响学前儿童心理健康的重要因素。在学前儿童生长发育过程中，父母的遗传代码和遗传物质会传递给子孙后代。

原因在于，首先，遗传赋予了人们感知觉器官、大脑和中枢神经系统等，它们是个体心理发生、发展的物质基础。一个生理有缺陷的儿童（如先天愚型儿童）很难发展成具有健全心智的个体。其次，遗传带给人们的肤色、体型、相貌等生理特征也间接影响儿童性格和行为的发展。如长相漂亮的孩子受大家关注，往往表现得较自信。同时，个体拥有的个性心理特征、行为差异、能力差异等也均与遗传因素有关。

儿童期发育障碍和精神疾病，包括儿童孤独症、儿童精神分裂症和儿童多动综合征等的发生和发展均与遗传有关，而且患有遗传性疾病的儿童常伴有行为异常。如近亲结婚所生子女的遗传性疾病发病率、早期死亡、智力低下的比例远比非近亲结婚的高。

此外，孕妇的健康状况及其环境直接或间接影响胎儿的心理健康，包括孕妇患病，用药、营养、情绪、烟酒、放射线等因素。例如，妊娠早期患风疹，可引起胎儿畸形、智力低下；孕妇营养不良可导致胎儿为低体重儿、先天畸形等；孕妇情绪不好可使体内分泌的

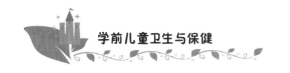
激素种类和数量发生改变，影响胎儿的正常发育等。

2. 发育成熟度

成熟度是指机体发育所达到的某种水平。个体发育成熟的快慢，特别是脑和神经系统等重要器官的成熟水平直接影响儿童心理与行为的发展。如幼儿常常走路时碰撞东西、打翻液体、吃饭时弄得一团糟、不会整理玩具、经常跌倒等，这些往往是幼儿小脑和大脑发育不成熟、身体协调性差、对精细动作缺乏控制力的表现。

（二）心理因素

影响学前儿童心理健康的主要心理因素有动机和需要、自我概念、情绪和气质。

1. 动机和需求

动机是为满足个体的需要并促使其活动的诱因。需求是个体对生存、发展的要求和欲望。需求不能得到满足甚至缺乏，容易造成学前儿童的动机冲突和需求受挫，从而产生消极、紧张的情绪。学前儿童在活动中不断产生需求和满足需要，但也有受挫折的时候。儿童要有一定的心理承受能力和处理动机冲突的简单技巧，以协调动机需求与现实的反差，保持平衡的心态。

马斯洛需求层次理论将人的需求由低到高依次排序（图4-1），并将其分为基本需求和衍生需求。其中，生理需求、安全需求、归属需求、尊重需求属基本需求；自我实现需要属衍生需求。马斯洛认为，在儿童心理发展过程中上述需求不可缺失，否则会出现心理问题。从生理需求来看，学前儿童需要有充足的睡眠和休息、科学合理的饮食与营养、适当的游戏与活动等。从心理需求来看，学前儿童需要被接纳、被信任、被尊重，需要友情、亲情。

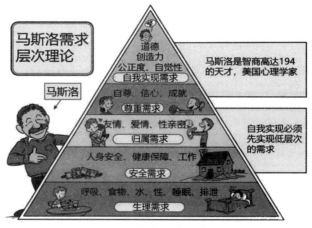

图4-1　马斯洛需求层次理论

另外，T.贝里·布拉泽尔顿博士和斯坦利·格林斯潘博士认为，婴幼儿有6种不可或缺的需求：

（1）不间断地养育关系。每个婴幼儿需要和主要抚养人建立一种温暖亲密、持续多年的关系。这对婴幼儿情感和智力发展的影响大于早期认知训练或教学游戏。

（2）身体保护、安全和调节。婴幼儿需要一个能够保证身体和心理不受伤害、不受化学毒素侵害、不受暴力影响的环境。

（3）适合个体差异的经验。每个婴幼儿都是独特、不同于他人的个体。适合个体的早期经验获得有利于婴幼儿个性培养，从而使每个婴幼儿的潜力得到充分开发。

（4）适宜发展的经验。不同年龄段的婴幼儿需要适合其发展阶段的关爱和经验，不符合实际的期望会妨碍婴幼儿的发展。

（5）纪律和约束。纪律可以使他们学会自我约束、以和平方式解决问题。

（6）稳定的、支持性的社区和文化。婴幼儿需要在一个稳定的社区里成长，使家庭、同龄群体的文化和价值观念得到延续，获得完整感和融合感。

如果学前儿童这些需求得不到满足，将产生挫折感，从而影响到儿童的情绪和行为，出现心理障碍或心理问题。

2. 自我意识

自我意识包括自我认识和自尊，是对自身的看法和理解。如知晓自己的性别，认为自己是一个受欢迎、有能力的好孩子等。自尊是自我评价中的一部分，是一个关于自身价值的主观的和个人的判断。

学前儿童的自我意识虽然不成熟、不稳定，但是对其人格发展和行为适应影响很大。他们通常通过成人的评价和态度，通过与同伴的比较，通过在游戏与交往中的成败来认识自我、评价自我、调节行为与情绪。自我意识不强的学前儿童，对挫折、冲突缺乏预测性和处理技巧，往往造成任性执拗、攻击性行为、退缩行为等情绪和行为障碍。所以，应该加强自我意识的培养，保护学前儿童的心理健康。

3. 情绪

焦虑、恐惧的情绪对学前儿童心理健康起消极作用，使他们怀疑自己的能力，夸大自己的失败，常处于紧张与不安之中。恐惧常与焦虑联系在一起，许多学前儿童怕黑、怕老鼠、怕水、怕被丢失。恐惧会使学前儿童产生剧烈的生理和心理变化，如心跳加速或断续、呼吸短促或停顿，脸色苍白，记忆、思维、知觉发生障碍，行为失调，情绪失控等。

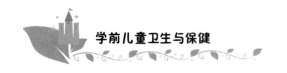

4.气质

气质主要是生物因素（遗传天赋）决定的相对稳定而持久的心理特征，是行为的表现方式，体现为行为的速度、强度、灵活性等动力特点。心理学认为，婴儿一出生就表现出不同的气质类型。如有一些婴幼儿见人就笑，表现得友好、活泼；也有些婴幼儿特别爱哭、易怒，似乎总处于不愉快状态。

气质对儿童的社会行为有重要影响。活动水平高的儿童与同伴交往的积极性、主动性往往很高，但其攻击性行为、与同伴的冲突一般也比较多；羞涩、退缩的儿童经常静静地站在同伴旁边观看同伴游戏，很少主动与同伴交谈，常对同伴的行为做出消极退缩的反应。

（三）社会因素

儿童是从环境和经验中学习的。儿童知识的建构是儿童自身与环境相互作用的结果。经验是儿童建构知识的基础。在儿童发展过程中，教师和家长的责任是为其提供不同环境，从而增加和丰富儿童的经验，促进儿童的认知发展。弗洛伊德认为，儿童早期生活经验对其人格发展至关重要，早期经验和经历是建立一个人行为模式的基础。社会因素主要指家庭、幼儿园（托儿所）以及社会等方面对学前儿童心理健康所产生的影响。

1.家庭

家庭是学前儿童的生活和初级社会化场所，能满足儿童的多种需要。一般来说，父母的文化水平和基本素质较高，儿童的学习成绩较好，心理问题的发生率低；父母经常吵架及悲观失望等不健康的家庭气氛，使儿童容易形成冷漠、焦虑等不良情绪，影响儿童的心理健康。总之，父母的性格、文化、心理素质良好，家庭和睦、行为规范、教养方式得当，对学前儿童心理健康起有效的促进作用；反之，父母的性情暴烈、文化和心理素质差、父母离异、虐待孩子等，对学前儿童心理健康起破坏作用。

2.幼儿园

幼儿园是对学前儿童进行保育、教育和次级社会化的场所。幼儿园的园风、物质环境、人际关系、保育、教育的方法和特点对提高学前儿童心理健康和社会适应有重要的影响。教师的性格、情绪、行为方式直接影响学前儿童的心理健康。托幼机构主要通过教育环境和教育过程发挥影响作用。教育环境通常指幼儿园园舍、家具、图书、玩教具、环境布置等硬件物质环境，以及教师教育理念、教育行为、人际关系、师幼关系、同伴关系和情感氛围等精神环境。其中，教师的教育行为、观念、态度、师幼关系对幼儿心理健康的影响尤为重要。学前儿童心理发展的依从性和模仿性等特点决定了幼儿教师、同伴对学前儿童心理及行为发展的强大影响作用。

3. 社会环境

社会环境因素主要是指家庭、幼儿园以外的社会文化和心理环境。社会经济、福利状况、风俗民情、伦理道德等各种因素对于学前儿童内在的心理品质和行为方式的形成都有影响。其中，大众传媒、社会风气和环境污染是影响学前儿童心理健康的重要因素。此外，物质环境中不适当的温度、湿度、照明、空间、噪声等，都会影响儿童的情绪和行为。

四、维护和促进学前儿童心理健康的措施

3~6 岁学前儿童正处于心理发展、人格形成的关键时期，可塑性大，心理上极不成熟，自我调节能力比较差，极易受环境等不利因素的影响。幼儿园应争取家庭、社会的通力协作，家园共育，采取措施维护和促进学前儿童心理健康。

（一）改善环境

这里的环境不仅指物理环境，还包括心理环境。要为学前儿童创造良好的家庭氛围和健康的社会文化环境，家长、教师以身作则，尤其在面对困难、挫折时更要保持一份健康、积极、乐观向上的心态，做好学前儿童心理健康的表率。并努力改善空气、饮水、居住、活动场所的环境条件，改善学前儿童膳食的质量，使学前儿童智力发展正常，学前儿童的基本权益得到保障，人格得到尊重。

（二）开展专业的心理服务

有条件的幼儿园可配备专业的从业人员并建立专门的心灵成长室，接待学前儿童及家长。为学前儿童设立心理档案，并可通过筛查等方式，及早发现有心理障碍的学前儿童，给予矫治。

（三）加强保健措施

开展健康监测，并坚持做好晨检及全日健康观察，积极预防常见疾病、多发病，对传染病做到早发现、早隔离、早治疗。对体弱及心理行为异常的学前儿童，建立观察记录档案，并与家长密切配合，共同探讨教育方法。普及科学喂养知识、实施计划免疫等保健措施，促进学前儿童的健康。

（四）对学前儿童进行心理健康教育

人的生理健康和心理健康是互相制约的，在我国目前的学前儿童教育中，对学前儿童机体的健康已有了相当的重视，但对学前儿童心理健康较为忽视。教师应注意对学前儿童

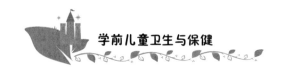

进行心理健康教育，保教结合，促进学前儿童健康成长。

1. 培养学前儿童良好的生活习惯

良好的生活习惯有益于学前儿童情绪饱满、情绪稳定。如果生活杂乱无章，就会破坏正常的生理活动和心理平衡，学前儿童烦躁易怒，记忆力下降，身心俱伤。使学前儿童养成良好的卫生习惯，对于学前儿童保持良好的精神状态和健康的身体也具有积极的作用。

2. 帮助学前儿童学会调节自己的情绪

学前儿童是在主动积极的活动中发展的，要满足对学前儿童玩具、游戏活动的需求，如出现发脾气、暴怒，在很大程度上是因为需求未得到满足。要让学前儿童知道哪些需求是合理的，哪些需求是不能得到满足的。对于学前儿童不该满足的需求，成人切莫妥协，一次妥协就是对不良行为的一次强化。

当学前儿童受到挫折、受到委屈，心里有脾气时，要让学前儿童通过合理的方式把自己的脾气发泄出来，以减轻心理上的压力。但要注意不应该采用打人、骂人、毁坏东西等方法。要让学前儿童懂得正确表达、抒发自己的情绪。

3. 帮助学前儿童学会社会交往技能

活泼开朗的性格和乐于交往都是健康心理的一个重要方面，性格过于内向的学前儿童表现为胆小孤独、不敢交往，这些学前儿童在集体中往往自信心不强，退缩。像这类社会退缩性行为问题，只是学前儿童发展过程中的障碍或行为上的偏差，虽不一定是疾病，但阻碍学前儿童正常的心理发育，影响他们的生活和学习。

因此，在日常生活中要帮助学前儿童学习社会交往技能，对学前儿童进行移情教育，引导学前儿童多设身处地为别人着想。比如，打了别的小朋友，要让他知道被打的小朋友在伤心；主动把玩具给别人玩儿，要让他体会别的小朋友多么开心。多为学前儿童创造一些合作的机会，让学前儿童懂得分享。学会恰当地自我评价，既不要产生自卑感，也不能认为自己什么都好，处处争第一。

4. 及时、正确的性教育

总有一些父母误解了性健康教育，他们认为自己没有接受过性健康教育，不也一样生养孩子。其实，性不等于生殖，它涉及生理、心理、审美、价值观、婚姻、社会等多个层面。孩子在不同时期有其适应的性发展任务。

1）6岁前儿童的性发展任务

（1）胎儿期的性发展任务是性系统（性器官、性腺体）的健康发育。出生后，婴幼儿早期的性体验从口唇开始，经历肛门的性体验，然后发展到生殖器。

（2）性别意识的发展。婴儿出生后就开始了对性别的认识。从父母的特质认知男人与女人的不同，孩子在3岁左右确认并理解自己的性别。

（3）情感的发展。小男孩要经历从恋母到放弃恋母的情感过程，转而与父母同化；小女孩的性心理也会大致经过一个从恋父到放弃恋父，与母亲同化的过程。在这一阶段，儿童人格、性别同一性、道德良心都开始形成，这是人生发展的最重要阶段。

（4）性价值观雏形形成。这个时期父母向孩子传递的性价值观是孩子将来形成健康开朗的性价值观的基础。6岁前孩子应建立的性价值观是自然和健康的。

（5）建立起这一时期的性道德。6岁前孩子应该建立的性道德是不可以随意暴露自己的身体隐私，尊重他人身体隐私，有些活动不可在公共场所进行，要回避他人。

2）学前儿童性教育的目标

性是人类的一种本能，对它的认识和态度将会影响个体一生的健康。幼儿期是个体接受性教育的关键时期。幼儿的可塑性强，对性不存在偏见，早期健康的性教育可以使幼儿形成正确的性认识，对其成人后的性心理有极其重要的影响。

幼儿园性教育的目的是帮助幼儿建立性别意识、初步进入性别角色、了解粗浅的性生理知识、学会自我保护。《3~6岁儿童学习与发展指南》提出的"告诉幼儿不允许别人触摸自己的隐私部位"，对幼儿来说是最重要的性教育内容，也是最符合其年龄特点和实际需要的内容。

3）幼儿园性教育的内容

（1）性别角色认同。在幼儿已经具有接受性别认同和性别角色教育的心理基础上，幼儿性别认同和性别角色教育的主要内容如下。

①悦纳自己的性别，能够知道不同性别的衣着装扮等外貌特征。

②建立正确的性别审美。如男孩和女孩的发型、穿着不同等。

③性别恒常性。知道人的性别不会随着长大、变老而改变。

④扮演适合自己性别的角色和做出适当的行为。

（2）简单的性知识教育。当幼儿提出有关出生、性的问题时，家长或教师不必感到尴尬，不要刻意回避，也不要主动提问或解释，要用自然的表情和语气回答，可利用自然界的现象和日常生活情景让他们了解不同性别的社会作用和关系，了解一些简单的动植物繁衍后代的粗浅知识；也可以利用绘本、故事等让幼儿懂得人是怎么出生的。鉴于幼儿的认知水平和情感接受程度，有时要求教师对身体知识以借喻的方式加以说明。

幼儿园教师进行性知识教育时，要使用正规的科学用语，不要用方言、俚语或昵称。此外，幼儿可能有玩弄生殖器的现象，这是性萌芽的一种表现，不必过分担心或紧张，父

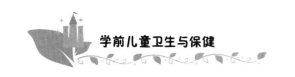

母或教师不要采取恐吓或威胁的方式对其进行压制，过分反应或责骂会使幼儿认为这个部位是羞于启齿的，受到这样的压制，有的孩子会产生逆反心理，会更频繁地去触摸，严重的甚至会变成"露阴癖"。

家庭教育和幼儿园对于学前儿童身心健康发展起着决定性作用。只有把正确的家庭教育和良好的早期教育结合起来，学前儿童才能成为一个人格和谐发展、身心健康的人。

> **📖 书山探宝**
>
> 育儿小口诀
>
> 儿童心理要分析，宝宝聪明又淘气；
>
> 智力发展数第一，情绪愉快很顽皮；
>
> 行为协调又统一，与人交往有意义；
>
> 性格开朗笑眯眯，全面发展最有利。

单元二　学前儿童常见的心理卫生问题及其矫治

学前期是个体社会化的初始阶段，是个性实际形成的奠基时期。这一阶段所造成的心理上的落后和偏差，都会给学前儿童今后的发展和教育带来很大的困难。可见，预防和矫治学前儿童心理问题十分重要。

书山探宝

关于儿童心理疾病的发病率

由于学前儿童本身缺乏确切的表达能力，因此面对自己的问题他们常会透过一些怪异行为表达，例如，想博取关心而佯装头疼、以反抗父母掩饰内心的焦虑。诸如此类问题，我们绝不可用成人的标准来衡量。

学前儿童常见的心理卫生问题主要包含情绪障碍、行为障碍、睡眠障碍、品行障碍、言语障碍、缺乏正确性教育引起的心理 - 行为问题及其他障碍（抽动症、自闭症）。

一、情绪障碍

学前儿童的情绪问题并不少见，有的症状典型，而多数情绪问题可随年龄的增长而自然缓解，常见的情绪问题主要包括幼儿期恐惧、幼儿强迫症和分离焦虑。

书山探宝

系统脱敏法

（一）幼儿期恐惧

1. 表现

学前儿童对特定的动物、人、物品或情境所产生的过分的或不合理的恐惧和回避反应。学前儿童期主要的恐惧对象有陌生的动物和情境、陌生人、闪光、阴影、噪声、黑暗、孤独、梦境等。

2. 原因

学前儿童的恐惧多数产生于父母和成人的恐吓以及学前儿童自身的直接感受。随着年龄的增长可以自行消退，如果恐惧感长期不消退，就有可能导致学前儿童的退缩或回避行为。

3. 矫治

家长和教师不可采取恐吓、威胁的方法教育学前儿童，应积极鼓励学前儿童投入所恐惧的情景中，学会如何应付而不是消极回避。必要时采取系统脱敏法，使学前儿童分阶段逐步接近所恐惧的事物，从而减轻对特定事物的恐惧。

（二）幼儿强迫症

1. 表现

学前儿童强迫症表现为强迫观念或强迫行为，或二者兼有。强迫观念是指反复出现多种毫无意义的观念、思想、印象和冲动。如学前儿童强迫自己反复计数窗栏杆的数目或反复考虑一些毫无意义、错误的概念，明知不对，也无法克服。强迫行为是指一些刻板的、仪式性的行为，反复地去做。如学前儿童反反复复清理书包、反复洗手等。患有强迫症的学前儿童，不能正常生活，也妨碍他们正常地与人交往，使学前儿童感到痛苦。

2. 原因

研究表明，学前儿童的个性特征，家长对学前儿童的教养方式不当，教师惩罚，父母不和，孩子突然遭遇精神创伤，患严重的躯体疾病都可能是诱因。

3. 矫治

鼓励学前儿童多参加集体活动，帮助学前儿童建立信心，要求家长积极参与合作。不能采取强制手段制止症状或体罚学前儿童。要注意对学前儿童进行良好的培养，为他们创设宽松、融洽的生活氛围。

（三）分离焦虑

1. 原因及表现

基本上每个学前儿童开始上幼儿园的时候都会出现明显的焦虑情绪。在与亲人（特别

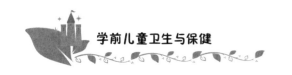

是父母）分离时，会产生烦躁不安、哭泣、害怕等现象，甚至有的还伴有食欲不振、恶心呕吐、多汗、做噩梦说梦话等症状。可见，分离焦虑对于学前儿童的身心发展有着很大的影响。

2. 矫治

首先，家园联手做好入园前的准备工作。开学第一周，家长可随学前儿童进班级共同适应，在家长的陪伴下学前儿童能够自由地玩玩具，熟悉班级环境和其他小朋友。家长的短暂陪伴能够更好地帮助学前儿童为离开父母进入集体生活做好准备。

其次，创建宽松的环境，帮助学前儿童更好地融入集体。教师可以在教室里播放一些有趣的动画片、播放一些能够舒缓情绪的音乐、讲一个生动有趣的故事，或者开展一个有趣的游戏来转移学前儿童想家的注意力，对个别适应环境能力较差的学前儿童进行单独的交流沟通，以便学前儿童更好地适应环境。

最后，树立榜样并及时给予肯定和表扬。班级里总会有那么几个适应能力很强的孩子，他们能够高高兴兴地来幼儿园，并且积极参与教师组织的活动。教师在给予他们肯定的同时可以将这些孩子树立为榜样来鼓励其他学前儿童。而对于那些适应能力较弱的学前儿童，教师要像母亲一样体贴耐心地陪伴他们，鼓励他们，建立良好的依恋关系。

二、行为障碍

行为障碍主要指学前儿童发育迟缓所引起的几种常见行为问题，主要包括遗尿症、多动症、习惯性口腔动作等。

（一）遗尿症

1. 表现

5岁以上学前儿童，仍不能控制自己排尿，经常夜间尿床，白天尿裤。由于遗尿多发生于夜间，因此也称夜尿症。遗尿分原发性遗尿和继发性遗尿两种。前者指从小到大一直遗尿，如长期为孩子穿纸尿裤导致从未建立起膀胱控制；后者指曾一度建立起膀胱控制，后又丧失控制。两者均以夜间遗尿最为常见。

2. 原因

由生理因素导致的遗尿约占10%，大部分遗尿症都与心理因素有关。如家庭教育不当，没有养成良好的排尿习惯是其主要原因。另外，学前儿童白天疲劳过度，引起夜间睡眠过深或精神紧张，如初次入学、环境骤然改变、家庭破裂，均有可能导致遗尿。家长对学前儿童不适当的惩罚，有可能使遗尿延续。

3. 矫治

建立合理的作息制度，养成良好的生活习惯，加强对学前儿童自觉排尿的训练，是基本的矫正方法。例如，按时睡觉，夜间定时唤醒学前儿童排尿，白天避免过度紧张和疲劳，睡觉之前适当控制学前儿童的饮水量。一旦发生尿床，家长和教师要以温和、亲切、耐心的态度对待学前儿童，帮助学前儿童逐渐树立起克服遗尿的信心。切忌对学前儿童施加压力，以免造成新的心理压力。对于患有躯体疾病的学前儿童，应及早进行治疗。

（二）多动症

1. 表现

（1）注意缺陷。该障碍患儿注意集中时间短暂，注意力易分散，他们常常不能把无关刺激过滤掉，对各种刺激都会产生反应。因此，患儿在听课、做作业或做其他事情时，注意力常常难以保持持久；经常因周围环境中的动静而分心，并东张西望或接话茬；常常丢三落四，遗失自己的物品或好忘事等。

拓展阅读

多动症的诊断、鉴别与预防

（2）活动过度。活动过度是指与同年龄、同性别大多数儿童比，儿童的活动水平超出了与其发育相适应的应有的水平。活动过度多起始于幼儿早期，但也有部分患儿起始于婴儿期。

（3）好冲动。该障碍患儿做事较冲动，不考虑后果。因此，患儿常常会不分场合地插话或打断别人的谈话；会常常登高爬低而不考虑危险；会鲁莽中给他人或自己造成伤害等。

（4）认知障碍和学习困难。部分该障碍患儿存在空间知觉障碍、视听转换障碍等。虽然患儿智力正常或接近正常，但由于注意障碍、活动过度和认知障碍，患儿常常出现学习困难，学业成绩明显落后于智力应有的水平。

（5）情绪行为障碍。部分患儿因经常受到老师和家长的批评及同伴的排斥而出现焦虑和抑郁，20%~30% 的患儿伴有焦虑障碍，该障碍与品行障碍的同病率达 30%~58%。

2. 原因

（1）遗传因素。目前研究表明，该障碍与遗传因素有关，遗传度为 0.75–0.91，遗传方式尚不清楚，可能为多基因遗传。分子遗传学研究表明，该障碍和多巴胺受体基因的多态性有关。

（2）神经生理学因素。表现为脑电图异常率高，慢波活动增加。脑电图功率谱分析发现慢波功率增加、α 波功率减小、平均频率下降。提示该障碍患儿存在中枢神经系统成

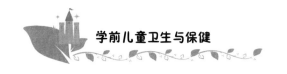

熟延迟或大脑皮质的觉醒不足。

（3）轻微脑损伤。母孕期、围生期及出生后各种原因所致的轻微脑损伤可能是部分患儿发生该障碍的原因，但没有一种脑损伤存在于所有该障碍患儿，也不是所有有此损伤的儿童都患该障碍，而且许多患儿并没有脑损伤的证据。

（4）神经生化因素。有研究表明，该障碍可能与中枢神经递质代谢障碍和功能异常有关，包括多巴胺和肾上腺素更新率降低、多巴胺和去甲肾上腺素功能低下等。

（5）神经解剖学因素。磁共振研究报道，该障碍患儿存在胼胝体和尾状核体积的减小，功能核磁研究尚报道该障碍患儿尾状核、额区、前扣带回代谢减少。

（6）心理社会因素。不良的社会环境、家庭环境，如经济过于困难、父母感情破裂、教育方式不当等均可增加儿童患该障碍的危险性。

3. 矫治

目前 ADHD（注意缺陷多动障碍）的治疗方法主要有药物治疗、心理行为治疗、家庭治疗、脑电生物反馈治疗等，其中药物治疗是首选。研究认为，药物治疗为主，同时合并心理行为治疗、家庭治疗或脑电生物反馈治疗是最好的策略。

（1）药物治疗。包括中枢兴奋剂、抗抑郁药、抗高血压药和去甲肾上腺素再摄取抑制剂。从中医的角度来看，儿童肾阴不足，虚火上升，烦躁不安，故有发育期的阴常不足，阳常有余，可引发儿童多动症。因此，滋阴、补肾、健脑才是治疗儿童多动症的关键，治疗儿童多动症的中药药物也很多，但是缺乏科学的方法验证其疗效。

（2）心理社会性干预性治疗。包括行为治疗、学习辅导、家庭治疗和医护配合等方法。多数治疗方法都需要专业人员完成，以家庭治疗为例：

孩子作为家庭系统中的一员，孩子出了问题，反映出家庭中的问题，如亲子关系不正常、家庭教育不科学等。因此，在采取积极的防治措施时，必要时其他的家庭成员也要接受咨询。家庭治疗的目的在于：协调和改善家庭成员间关系，尤其是亲子关系；给父母必要的指导，使他们了解该障碍，正确地看待患儿的症状，和谐地与孩子相处和交流，并用适当的方法对患儿进行行为方面的矫正。

（3）父母培训。通过培训，教给父母如何管理子女行为的方法。给家长解释 ADHD 儿童产生对抗行为的原因，指导如何关注、表扬儿童，如何纠正儿童的不良行为。使父母能更加理解患儿的需要，更好地对其行为做出适当反馈。

（4）社会能力训练。包括社会技能、认知技能和躯体技能训练。帮助 ADHD 儿童学会实际社会技巧、正确对待他人、解决好人际关系、相互学习、接受奖励或批评、处理挫折和愤怒等方法。该方法对 ADHD 的远期疗效较好。

（三）习惯性口腔动作

1. 表现

吸吮手指头、咬指甲或咬衣物、舔嘴唇等习惯性口腔动作。

2. 原因

婴儿吮吸手指极为常见，但这种行为会逐渐消退。学前儿童若保留这种幼稚动作，应及时纠正。这种不良习惯易引起肠道寄生虫病、肠炎等疾病，且引起手指肿胀、发炎。

吸吮指头的学前儿童多因婴幼儿期喂养不当，以及缺乏环境刺激和爱抚，导致婴幼儿以吸吮手指来抑制情绪或自我娱乐。养成顽固习惯后，有时终生难改。咬指甲或咬衣物通常也是儿童内心焦虑、反抗的一种表现，学前儿童一般在寂寞、不安、思考时，这类行为特别突出，以此来缓解心理紧张。舔嘴唇本属生理性缺水反应，如不及时纠正，也可能形成不良习惯。

3. 矫治

消除引起学前儿童过度紧张的因素，如家长和教师不要过于严厉、作业难度不宜过大等。丰富学前儿童物质和精神生活，消除寂寞感和厌倦情绪。对吸吮手指和咬指甲的学前儿童可用玩具、图片等学前儿童喜爱之物，或感兴趣的活动去吸引其注意力，冲淡吮吸手指的欲望。另外养成按时修剪指甲的卫生习惯。

三、睡眠障碍

学前儿童的睡眠障碍以夜惊、梦游和梦魇为其典型代表。

（一）夜惊

1. 表现

夜惊是一种睡眠障碍，它的发生与白天情绪紧张有密切关系。男孩发生夜惊多于女孩。主要表现为：在睡眠中惊醒，突然哭喊出声，两眼直视，并从床上坐起，表情恐惧，且伴有心跳加快、呼吸急促、全身出汗等症状。这时，如果叫他，通常难以唤醒，对于他人的安抚，他一般不予理会。夜惊的发作可持续数分钟，过后可再度入睡，醒后对此事基本上没有记忆。

2. 原因

学前儿童夜惊，多由心理因素引起，如离开亲人进入陌生环境、受到成人的严厉责备、睡前看了惊险电影或卧室空气污浊、手压迫前胸、晚餐过饱等。鼻咽部疾病致睡眠时呼吸不畅，肠寄生虫病和癫痫发作也可导致夜惊。

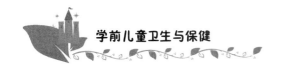

3. 矫治

对于夜惊的学前儿童，一般不需要药物治疗，主要从解除产生夜惊的心理诱因和改变不良环境因素入手，还应注意培养学前儿童良好的睡眠习惯。儿童夜惊多数情况下是神经系统发育不完全所致，随着学前儿童年龄的增长，父母的陪伴和关爱，大多数学前儿童的夜惊会自行消失。

（二）梦游

1. 表现

在睡眠状态中起床行走，做一些穿衣、开门、来回走动、搬动杂物等简单或复杂动作，可持续几分钟至半小时左右，然后上床入睡或睡于他处。梦游发作时面部表情呆滞，神态迷惘，难以唤醒。醒后对夜间行为多不能回忆。

2. 原因

常与学前儿童大脑皮质抑制过程不完善有关。身体疲劳、精神紧张或过度兴奋是其主要诱因。与机体疾病也有关系。

3. 矫治

首先查明原因，排除机体因素和药物诱发因素。属功能性的，多数会随着年龄的增长而自愈，不需要特殊处理。对非功能性患者的矫治，应消除引起学前儿童紧张、恐惧的各种因素，避免过度疲劳，不要在学前儿童面前谈论梦游情况，发作时应予以保护，要认真消除房间内的危险物品，防止学前儿童从窗户等处跌落。

（三）梦魇

梦魇俗称"鬼压床"，指在睡眠时，因梦中受惊吓而喊叫；或觉得有什么东西压在身上，不能动弹，多见于3~7岁的儿童。

梦魇发生在有梦的快速眼动睡眠阶段。因为快速眼动睡眠在后半夜的睡眠中占的比例较高，所以梦魇在后半夜发生的机会更多。

1. 表现

典型症状：多表现为儿童睡眠时在梦中见到可怕的景象或遇到可怕的事情，梦境的内容常常威胁生命安全和伤害身体。

醒后症状：多表现为常能与外界清晰对答、对梦境中的内容尚有部分印象、伴有短暂的情绪紧张、心悸、面色苍白和出冷汗等症状。

其他症状：主要包括嗜睡、入睡焦虑、影响认知能力和记忆力、怕黑、易于疲惫及影响平日的学习等症状。

2. 原因

（1）心理因素。睡前听一些紧张兴奋的故事，或者是看一些恐怖惊险的电影，或者是教育不当，用一些威胁的方法来哄孩子入睡。

（2）环境因素。卧室的空气比较污浊，比较热，被褥也比较厚，胸前或者四肢受到了压迫。

（3）躯体因素。有些患儿鼻腔有疾病，引起呼吸道的通气不通畅，晚餐吃得比较饱，引起胃部的膨胀感，或者阵发性的血糖过低，等等。

（4）药物因素。有一些能够抑制快速眼动睡眠的安眠药，我们在临床上会发现在突然停用的时候，因为快速眼动睡眠的反弹，导致做梦增多和梦魇的发生。

拓展阅读

梦魇与夜惊的区别

3. 矫治

避免儿童白天过度兴奋、劳累等。注意安排合理的生活作息，消除影响睡眠不安的各种因素。家长要尽量提供温馨、宽松、舒适的家庭环境，积极排除诱发因素。部分是由于入睡前一两个小时玩耍过于兴奋，或是观看过惊险刺激的动画片，导致孩子入睡后大脑皮层仍然处于比较亢奋的状态。儿童梦魇或夜惊一般不需要药物治疗，但反复发作次数较多者，可在医生指导下用药。

四、品行障碍

品行障碍是指学前儿童违反与其年龄相适应的社会道德准则和纪律、侵犯他人或公共利益，出现说谎、攻击性行为、私自拿物等。学前儿童的品行问题虽不严重，但6~8岁是出现品行问题的高峰时期，应注意及时矫治。

（一）攻击性行为

1. 表现

攻击行为是一种以伤害他人或他物为目的的行为。学前儿童通常表现为发作性暴怒、冲撞、打人、咬人、踢人等攻击性行为。有的学前儿童还表现出"人来疯"，以引起他人的注意。学前儿童攻击性行为多见于男性学前儿童。

幼儿攻击行为的特点主要有：攻击行为频繁，主要是为了得到玩具和其他物品，更多是直接抢夺或者破坏玩具和物品；常依靠身体攻击，而不是言语攻击；具有从工具性攻击向敌意性攻击的发展趋势；存在性别差异，男孩比女孩更有攻击性。

拓展阅读

攻击性行为分类

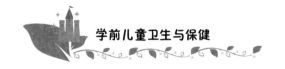

2. 原因

（1）家庭的影响

①父母的教养方式。这指的是父母对待孩子比较稳定的教养观念和已经习惯了的教育行为，教养方式大致来说分为三种：民主型、放任型、强制型。不同的教养方式培养出不同的子女，在民主型的教养方式下长大的孩子具有健全的个性和良好的行为方式，很少有行为问题。

②家庭氛围。一个经常争吵的家庭环境对儿童会产生不利的影响。父母之间的冲突关系到孩子的攻击性和犯罪行为，如果子女经常目睹父亲打母亲，这个孩子有可能模仿这一行为，转而去攻击别人。离异家庭的儿童容易表现出自卑、怯懦、冷漠等性格缺陷，并且具有不良的社会行为，如与同伴打架、攻击欲望特别强烈等，这部分孩子之所以具有攻击性，一方面与模仿父母之间的攻击行为有关，另一方面也是幼儿宣泄自己的不良情绪。

（2）幼儿园的影响

①教师的影响。在幼儿园里，每个孩子在教师心目中的地位应该是平等的，当一个教师把幼儿评为"差孩子"时，这样便挫伤了"差孩子"的自尊心、自信心，使"差孩子"处于失败和困境中，不断地遭受挫折有可能引起幼儿的攻击行为。有的教师对具有攻击性的幼儿较多地采取惩罚措施，过多的惩罚会引起幼儿的逆反心理，从而进一步加强他们的攻击性。

②同伴的影响。同伴之间的相互作用促进了幼儿社会行为的发展，在同伴之间，幼儿通过模仿同伴来学会一种行为模式，当一个幼儿通过攻击别人达到了某种目的时，其他的幼儿看到这种行为带来的"好处"，也会去模仿这种行为，同伴榜样的作用是引发幼儿攻击行为的一个重要因素。另外，如果一个幼儿在同伴群体中的地位较低，经常遭受其他幼儿的嘲弄和奚落，他就有可能进行报复性的攻击，但如果一个幼儿位于同伴之首，他有可能自恃自身的强大去攻击别人。

③幼儿园的物质条件方面。争夺物品和空间是幼儿攻击行为最主要的起因，所以当幼儿园玩具数量不充足、活动场地狭小时，幼儿就会为拥有某个玩具、某块场地而进行争夺，必然也就会发生攻击行为。

（3）幼儿自身因素

研究表明，认知在幼儿的攻击行为中起着重要的中介和调节作用，幼儿对伤害情境中他人意图的知觉和归因决定着幼儿是否发动实施攻击行为。在面对一个意图不明的消极结果时，攻击性幼儿容易把它归因为同伴出于敌意造成的，于是便对同伴实施攻击，攻击性幼儿往往存在着认知上的偏见。

幼儿的攻击行为与幼儿所处的年龄阶段有关，幼儿的自我意识增强，有强烈的表现欲望，为了显示自己的力量，他们容易发动侵犯行为。另外，在心理发展水平上，幼儿正处于"自我中心阶段"，他们不能站在别人的立场上去考虑问题，为了得到某种东西去攻击别人，但不能考虑到别人为此遭受到的痛苦。

（4）大众传媒的影响

随着电视、手机的普及，各类节目质量令人担忧，暴力镜头屡见不鲜。研究已经证实，观察电视上的攻击性榜样能增加儿童的攻击行为，过多的电视暴力影响到儿童的态度，他们将暴力行为看作是解决问题的有效途径，于是幼儿便会模仿电视中的暴力行为而在现实生活中加以运用，儿童的分辨能力低，也使他们把暴力行为当成勇敢行为，在日常生活中去模仿，就引发了儿童的攻击行为。

（5）生物因素

婴儿的气质是各不相同的，托马斯等在对婴儿进行大量追踪的基础上，将婴儿的气质划分为三种：容易型、困难型、迟缓型。困难型婴儿时常大哭大闹，发脾气，适应性差，父母难以安抚他们，这种气质类型的婴儿在后期更易发展成攻击性行为。

攻击行为的儿童与正常儿童相比，有某些脑功能的差异，他们大脑左右半球一些功能的发育存在着某些非均衡现象，这种半球功能失衡的发展，影响大脑协同信息、做出正确决策的整合能力，导致认知的偏差，认知的偏差会产生某些不良行为，如攻击行为。

3. 矫治

1）为幼儿提供一个良好的家庭环境

一个和谐、稳定的家庭对孩子的成长至关重要，这种家庭的创设关键在于父母。首先，父母之间要互敬互爱，不要为一点小事而发生激烈的冲突，尤其是面对孩子时，不要互相攻击、指责。其次，父母要采取合理的教养方式，对孩子既不能实行高压控制，也不能过度纵容溺爱，父母一定要先爱和尊重孩子，再去严格要求他们，尤其当孩子受到别的孩子欺负时，家长不要向孩子灌输"以牙还牙"的报复思想。

2）教师要关心每一个幼儿，为幼儿创设温暖的集体

幼儿教师要真诚地去爱每一个孩子，不能因为有些幼儿调皮或长相难看而成为老师眼中的"差孩子"，就批评、呵斥，这些孩子会因得不到老师的爱而孤独、自卑，于是便对周围不满，随之也就产生一些不良行为，如攻击行为。教师要创设一个温暖的集体，教育幼儿关心、爱护别人，当幼儿出现攻击行为时，合理地制止、教育，减少攻击行为的诱因。

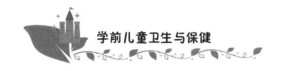

3）对幼儿的攻击行为要恰当地进行惩罚

当孩子出现攻击行为时，如果成人不制止和批评，就会强化孩子的攻击行为，所以有必要对孩子的攻击行为实施惩罚。这种惩罚必须在说理的基础上进行，要让孩子明白为什么要惩罚他，惩罚不能使用暴力手段，如打、骂，教师和家长可以采用"冷处理"的惩罚方式，也就是给幼儿一个自我反省的机会。还可以采取另外一些方式，如不让孩子玩喜欢的玩具，这种惩罚对孩子较有效。但惩罚不能使用得过于频繁，每次持续的时间要适可而止，当孩子有悔意时，成人要及时停止对孩子的惩罚。

4）培养幼儿的亲社会行为

在日常生活中，当幼儿做出合作、分享等亲社会行为时，成人要及时表扬和鼓励，培养幼儿的利他行为。研究证明，培养幼儿的亲社会行为，可以有效减少他们攻击行为的发生。

5）培养幼儿的移情能力

移情是对他人状态的一种替代性的情感体验和反应，是一种重复的社会性情感能力。幼儿因为缺乏移情能力，在攻击别的幼儿时，不能体会到他人所遭受的痛苦，很难停止他们的攻击行为。所以，成人可以通过培养幼儿的移情能力来减少攻击行为，启发孩子：如果你被别人打了，你疼不疼，幼儿了解了他所造成的后果后，会产生内疚感，这种内疚感会使幼儿在以后的场合中，减少攻击行为的发生。

6）为幼儿提供解决冲突的榜样

当幼儿面临冲突时，因缺乏解决冲突的恰当策略而很难自己缓解，成人可以训练幼儿利用亲社会行为如分享、合作，让幼儿自己解决冲突，也可由成人的劝解来消除幼儿之间的冲突。当幼儿在冲突情境中自觉地利用亲社会行为解决了冲突时，教师和父母一定要及时地加以表扬，强化这一行为。

7）提高幼儿的社交技能和自我控制力

具有攻击性的幼儿在同伴间的社交地位较低，不易为同伴所接纳，因同伴的拒绝会引发其攻击行为来达到他的目的，所以家长和教师要教给幼儿一些社交方法并鼓励幼儿与同伴交往，通过提高幼儿的社交技能来减少攻击行为。

教师要善于发现攻击性幼儿身上的闪光点，当他们有好的举动时，要及时在全班幼儿面前表扬他们，从而提高攻击性幼儿在同伴中的地位。攻击性幼儿社交地位的提高使幼儿不易遭到同伴的拒绝，能有效减少攻击行为的发生。

许多攻击行为的发生是由于幼儿在伤害情境中自我控制能力较低，一受委屈便去攻击别人，所以家长有必要在日常生活中训练幼儿的自我控制力和承受挫折的能力，当幼儿受到委屈和挫折时家长不要过度同情他们，可以采用漠视的态度，让孩子自己去消除委屈，增进他们的抗挫能力。

8）避免幼儿观看暴力的电视节目等

近年来，各类校园霸凌事件引起了社会公众的广泛关注，其低龄化的发展趋势着实令人担忧，这背后的教育问题也越来越引人深思。因此，很多研究者总结了容易成为欺凌者和容易成为欺凌对象的两类儿童的特征，如表4-5所示：

表4-5　欺凌者与被欺凌儿童一般特征

易成为欺凌者的儿童特征	易被欺负的儿童特征
1.精力充沛，可能较同龄孩子高大、强壮，或年龄大。 2.具有许多显著的心理特征，如具有攻击性、高冲动、高沮丧、低焦虑和不快乐。 3.比较自我中心，对受害同伴缺少同情心。 4.想要获得注意和寻求权力。 5.具有品行障碍和适应障碍者。 6.冲动，做事不考虑后果。 7.曾是被欺凌的受害者	1.性格内向、害羞、怕事。 2.在同伴间不受重视，只有很少的朋友，十分孤单。 3.缺乏与同伴相处的社交技巧，容易引起同伴不满和反感。 4.有身体障碍者、有智力障碍者。 5.沉默、表达能力不佳者。 6.性格或行为上有异于他人

（二）说谎

1.表现

说假话。包括无意说谎和有意说谎。

2.原因

无意说谎。三四岁的学前儿童由于认知水平低，在思维、记忆、想象、判断等方面，往往会出现与事实不相符合的情况，如常把想象的东西当作现实存在的东西，把渴望得到的东西说成已经得到了，把希望发生的事情当成已经发生的事情来描述。

有意说谎。有的学前儿童是为了得到表扬、奖励或逃避责备、惩罚等，故意编造谎言。

3.矫治

对于无意说谎，学前儿童"睁着眼睛说瞎话"，是受他们的心理发展水平的限制，成人不该指责他们，只需要让学前儿童讲清事实即可。对于学前儿童故意编造谎话，有意说谎，首先，成人要及时揭穿其谎言，不使其得逞。其次，成人必须以身作则，克服自身的说谎行为，决不对孩子说谎。最后，要耐心、亲切地和孩子讲道理，可以运用生活中的实例和文艺作品中的形象去揭露说谎行为的丑恶，赞美诚实行为的美好，帮助学前儿童分清是非。

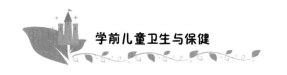

（三）随意拿物

1. 表现

学前儿童在1~2岁时，自我意识尚未形成。2~3岁后，学前儿童能逐步形成控制能力，但有的儿童还总是乱拿别人的东西。在上小学前后，这些儿童就可能出现偷窃行为。偷窃对象常是父母、兄弟姐妹、同学或小伙伴的物品。学前儿童各方面均在发展中，往往不对其此类行为赋予道德色彩，此时的教育引导很重要。

2. 原因

（1）不能抗拒诱惑（强烈的占有欲）。比如有的学前儿童看到其他儿童经常拿着好东西在小朋友面前炫耀时，往往觉得自尊心似乎受到伤害。于是他趁父母不注意，偷钱买东西在小朋友面前炫耀，以获得所谓的心理平衡与自尊心。

（2）为了自我吹嘘。

（3）换取感情或引起别人注意。部分学前儿童由于平时缺乏别人的关注和感情，为了吸引别人的注意，便拿了不属于自己的东西，以此向其他人炫耀、吹嘘，或送给别人，以换取感情或引起注意。

（4）感觉不公平（发泄心中的不满）。例如，有时两个孩子因抢一件玩具而发生了争吵，老师却袒护地把玩具给了她所喜欢的孩子，而批评另一个孩子，这就会使受批评的孩子产生不公平的感觉，为了反抗，把这个玩具拿回家去占为己有。

（5）成人教育不当。一是放任自流。有些父母把孩子拿别人的东西看作是小孩还不懂事，等将来长大了自然会好的。二是管教过严。有些家长一旦发现孩子发生了偷拿东西的行为，就大动肝火，责骂、体罚。成人不恰当的教育方法会更加强化孩子的偷窃行为。

（6）不良伙伴的引诱。

（7）病态人格或脑损伤、智力发育不全所致。

3. 矫治

儿童的道德认识和道德判断是随着年龄的增长和心理的发展而逐渐形成的，因此对孩子随意拿物行为的教育应着重于让他明白自己的行为为什么是错误的。

（1）了解儿童随意拿物的原因，针对问题进行教育。

（2）要清晰、明确地为儿童讲解道德准则，必须具体、现实，不要笼统、含糊。

（3）结合摆事实、讲道理。发现儿童有此类行为时，家长必须使孩子认识到随意拿别人的物品是一种不良行为，应努力克服纠正。应特别强调此行为将产生的严重后果，使用确切的措辞，使孩子对此有深刻的理解。并针对孩子的心理特点，给孩子提出一些具体的道德要求，并促使他照着去做。还可以诱发孩子的内疚情绪，从而主动改正错误。

（4）不要对孩子的不良行为恼怒不堪，或做出过分反应。

（5）榜样示范。

五、言语障碍

言语障碍包括言语发育迟缓、口吃等。

（一）言语发育迟缓

1. 表现

言语发育迟缓是最常见的一种言语障碍形式。表现为学前儿童口头语言的发育明显落后于同龄学前儿童的正常发育水平。例如：3岁后大部分语音仍含混不清，很少使用声母发音；5岁时，句子结构仍明显错误；5岁后，仍不能流利地说话，有不正确的节律、速度和语调。

2. 原因

由生物、心理、社会多种因素引起。主要病因有精神发育迟滞、脑性瘫痪、听力障碍、幼儿孤独症、心理及社会不良环境的影响、缺少言语刺激以及存在特殊性的语言障碍等。

3. 矫治

对言语发育迟缓的学前儿童要强调早期训练，家长参与训练过程，家庭和幼儿园同步训练效果更好。可先让学前儿童倾听各种声音，并告知名称；再要求学前儿童模仿教师口型，发音从简单到复杂；然后让学前儿童听语音指物，再指物说名称；接着学习简单的口语对话；最后念儿歌。这样做遵循了正常语言的发展历程，可为矫正学前儿童行为提供系统化的语言训练。

（二）口吃

1. 表现

口吃为常见的语言节奏障碍。表现为说话多停顿，重复发音而造成语言不流畅，伴随着跺脚、摇头、挤眼、嘴歪等动作才能费力地将字说出，多发生于3岁左右的学前儿童，男童多于女童。

2. 原因

口吃的发生并非因发音器官或神经系统的缺陷，而是与心理状态有关。学前儿童由于肌肉控制能力的发展落后于情绪和智力活动表达的需要，常表现为说话踌躇和重复。少数

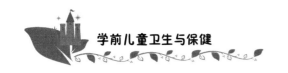

学前儿童可能因家长对其语言的表达做过多矫正，或采用威吓、强制等方法来训练语言，致使学前儿童因精神过度紧张造成口吃。学前儿童在突然受到惊吓，或模仿别人口吃，个性急躁，或患有某种疾病如百日咳、流感、麻疹或脑部受到创伤，大脑皮质的功能减弱等情况下，均有可能形成口吃。

3. 矫治

因发育迟缓而发生的口吃约占口吃学前儿童的 9/10，这类学前儿童的口吃多随年龄的增长而自行消失。对少数口吃学前儿童的矫正，应从解除学前儿童心理紧张入手，避免对学前儿童嘲笑、指责或过分矫正。要求成人与学前儿童讲话要心平气和，不慌不忙，使学前儿童受到感化，养成从容不迫的讲话习惯，使他们说话时全身放松，特别是不去注意自己是否又口吃了。也可以对口吃学前儿童进行口型示范和发音矫正的训练，可以多练习朗诵、唱歌，运用鼓励和表扬的方式培养其信心和勇气。

六、缺乏正确性教育引起的心理 – 行为问题

（一）习惯性摩擦综合征

1. 表现

儿童反复用手或其他物体摩擦自己的外生殖器引起兴奋的一种行为障碍。幼儿常两腿内收交叉摩擦双腿或两腿骑跨于床沿、凳角或其他有角的硬物体上，或趴在床上借助这些物体摩擦外生殖器，也有将被子、枕头或衣物夹在两腿之间，双下肢伸直交叉夹紧，双手握拳或者抓住东西使劲。这时通常脸色泛红、表情紧张、两眼凝视、轻微出汗，甚至气喘，如果强行制止，会引起不满，过后常表现为困倦、思睡。多在入睡前、醒后或玩耍时发作，可因被分散注意力而终止。

2. 原因

目前的病因不明，有人认为是外阴局部受刺激引起反复发作的习惯，也有人认为是因为存在性激素水平的紊乱。

3. 矫治

首先，发现这种行为不要恐慌和焦虑。平时使儿童生活轻松愉快，解除心理压力，鼓励其参与各种游戏活动。对于偶然的发作，应采取忽视的态度，以有趣的事物分散其注意力，尽量让儿童避免能引起此种行为发作的地点、物品等，如晚上尽量等儿童很疲倦了才让其上床睡觉，早上醒后立即起床，减少儿童醒后独自在床上的时间。

其次，注意儿童的外阴清洁，每日清洗，对于年龄较大的、频繁发作的儿童，可至儿

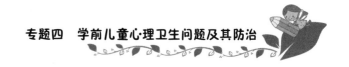

童发育行为科室咨询医生。

（二）性别认同障碍

性别认同障碍指对自己生物学意义的性别不满意，并且渴望变成相反的性别。

1. 表现

具有性别认同障碍的儿童，在2~3岁时就可以发现，儿童表现为长期坚持自己是异性，为自己的性别感到痛苦，长期喜欢穿异性的服装，厌恶自己性别的服装，长期喜欢玩异性的游戏、玩具，长期喜欢和异性在一起玩，不喜欢和同性一起玩。

2. 原因

（1）先天遗传因素。如男性胚胎睾丸的发育不正常或者睾丸分泌的雄性激素不足、雄性激素对下丘脑的刺激不足都容易导致男性出现性别认同障碍。

（2）后天教养环境影响。在我国传统的育儿模式和文化影响下，男孩更容易发生女性化倾向。原因有以下几个。

第一，父亲在教养孩子中缺位。如长期不在家或者没有全心陪伴、孩子整天见不到父亲、很少带男孩子去做一些男孩的游戏。如果男孩成长缺乏男性的榜样，男孩就会转向对母亲的认同，导致男孩女性化。

第二，母亲在教养男孩中大包大揽，不让父亲有插手的机会。

第三，男孩缺少获得认可的方式。

第四，男孩受教育的环境缺乏男教师等。

3. 矫治

首先要分清是先天因素还是后天因素造成的。如果是先天因素造成的，父母要接纳孩子当下的状态；如果是后天教养环境引起的，父母要改变教养方式，才能使孩子有所改变。对于离异家庭，应让孩子有足够机会接触同性成人；对于已经出现性别认同障碍倾向的孩子，父母和家人要耐心帮助孩子接纳自己的性别，这是一个漫长的过程，需要父母坚持。

总之，对待学前儿童在性发展中易出现的问题，应遵循的教育原则如下。

1）帮助学前儿童性健康发展的总体原则

成年人对孩子性发展的帮助是让孩子顺利度过性发展的萌芽阶段，让孩子懂得并遵守人类社会的性道德规范，建立健康开朗的性价值观。

原则一：父母需要学习性发展规律的基本知识。

原则二：面对孩子的性活动，成年人只可针对孩子的行为进行引导，不可以羞辱和贬

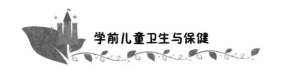

低孩子。

2）对学前儿童身体探索的教育原则

儿童对自己和他人身体的探索，都是儿童自我认知发展的行为，需要得到成人的理解和支持。儿童很小就开始了对自己身体的探索，他们会用各种方式来探索自己的身体，包括自己的生殖器，这是儿童对自己进行认知的重要发展过程。一个人的自我认知发展就是从探索自己的身体开始的。父母应对孩子此类探索行为的原则是满足孩子的好奇心，同时教会他们保护生殖器。要注意，4岁前不宜过度强调隐私教育，这时候教育的原则是满足孩子心理发展需求在先，隐私教育在后。4岁以后，儿童脱离以自我为中心，人格明显发展。就是儿童开始接纳社会规则并学习融入群体的发展阶段，在此阶段，让儿童学习尊重他人的身体，保护自己的隐私，帮助儿童建立身体界限，这样就顺应了孩子心理的发展。还应注意，要先满足儿童自我认知发展的需要，之后再加强建构身体界限的教育。

3）应对学前儿童性游戏的教育原则

性游戏可以帮助儿童认识自己和他人的身体，学习与他人建立亲密关系，学习与他人身体接触的方式，是儿童成长过程中不可缺失的环节，是孩子性心理发展的产物。

儿童性别角色的行为发展是从模仿中开始的，他们在游戏中模仿爸爸或妈妈的行为方式，然后结合自己的性别在游戏中学习并实践男人与女人的行为与责任，体验做男人和做女人的心理过程，这是儿童性别社会化的开始，父母需要为孩子准备适合其性别的游戏材料。

此外，儿童对同伴的身体有极大的好奇心，他们可能会互相观看或触摸同伴的身体中与自己不一样的地方，不论在家里还是幼儿园。而在我们的文化中，由于不理解孩子这样的行为，成年人往往对其进行负面评价，甚至打骂、羞辱孩子，也不知道该如何帮助儿童。

因此，父母和教师应让孩子明白性活动的界限，用正面方式处理儿童的性游戏。父母要积极与幼儿园老师沟通，把握教育孩子的契机。不用道德评判孩子的性游戏行为。老师正确的做法是当孩子出现这个行为时，每次都要温和地制止，坚持这种温和制止的方式，儿童就会慢慢懂得这种行为的界限，要给儿童一段时间来建构身体和行为的界限，不可以将儿童的性游戏升级为性侵害事件，教育儿童性游戏不可回避成年人并阻止儿童超越底线的性游戏。

4）应对学前儿童性别认知问题的原则

儿童对男性和女性的生理特点、行为以及人格特质的心理表现，构建了儿童对性别的完整理解，这种理解就是儿童的性别图示，儿童将按照自己构建的性别图示来建构自己的心理性别以及性别角色。4岁左右女孩开始爱美，这个阶段爱美需求不应被破坏；男孩这时也会关注自己的服饰上是否显得有雄性气息，如穿超人、蜘蛛侠的服装等，甚至爱说"妈妈我来保护你"之类的话，这都是儿童在这个年龄阶段性别发展的重要行为。我们帮助孩子度过性别塑造阶段时，应注意不要跨性别教养孩子，真心接纳孩子的性别，帮助儿童建构性别图示。

5）回答学前儿童问题的原则

（1）有问必答，有问才答。对于6岁前的儿童，父母不要主动给孩子讲更多的性知识，在孩子提出问题后，我们针对问题进行回答。

（2）不可以欺骗儿童。善意的谎言也不建议，如果要将答案美丽化，可以在真实的答案上进行美化。

（3）答案要符合儿童的年龄认知，让儿童能够听得明白。父母回答完儿童的提问后，是否继续讲解，要取决于孩子是否继续发问。如果儿童对父母的答案已经感到满意，这说明孩子对这个问题的理解到此为止，父母没有必要继续深入地讲解。

（4）父母的回答，以解决儿童当下的问题为原则，不要在答案中引入更多儿童不能理解的新概念，这会让儿童的问题没有解决，而又面临新的问题。

（5）父母不可以主动提供两性生活细节的答案给儿童。如果儿童已经问到了精子、卵子结合的细节，说明孩子已经探索到这个问题，父母可以坦然而简单地回答"是"或"不是"，不要过多地给儿童提供有关性活动细节的答案，否则会唤醒儿童进行更多超过年龄的性探索，不利于孩子心理发展。

（6）父母回答儿童问题的态度比对孩子讲了什么更重要。诚实而坦然的态度，至少可以获得儿童的尊重和信赖。父母越坦然，孩子就会认为这个问题与其他问题一样，没什么特别，不会再特别关注。

（7）不可以用成人的性语言回答儿童的问题。因为儿童不明白这类语言，还会继续追问，会让父母陷入困境。

（8）尽量减少和避免与传统文化的冲突。我们是一个谈性色变的国度，特别是对孩子谈性。当父母回答儿童提出的问题后，要告诉儿童这个话题是隐私的、秘密的，可以在家里和爸爸妈妈讨论，不要与小朋友或其他人讨论，尽量减少儿童因为此类话题被他人误解和攻击的可能性。如果孩子与小朋友谈论这个话题时，因说出了自己的看法而被他人误解，这时父母要保护孩子，同时再次告诉孩子话题的隐私性。

（9）耐心等待孩子的成长。让孩子完全理解自己生命的来源是一场马拉松式的问与答，父母要做好准备。

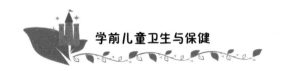

（10）不可以提前唤醒。当孩子没有提出某个性问题，孩子还没有对这个问题开始探索，处于“未醒”状态，父母主动给孩子讲解，就唤醒了孩子对这个问题的好奇与探索，这就是提前唤醒。

七、其他障碍

（一）抽动症

小儿抽动秽语综合征是一种慢性神经精神障碍的疾病，又称多发性抽动症，是指以不自主的突然的多发性抽动及在抽动的同时伴有爆发性发声和秽语为主要表现的抽动障碍。男性多见，大部分患者于4~12岁起病。患者常存在多种共病情况，如注意缺陷多动障碍（ADHD）、强迫障碍（OCD）、行为问题等。

1. 表现

抽动秽语综合征的特征是不自主的、突发的、快速重复的肌肉抽动，在抽动的同时常伴有爆发性的、不自主的发声和秽语。抽动症状先从面、颈部开始，逐渐向下蔓延。抽动的部位和形式多种多样，比如眨眼、斜视、噘嘴、摇头、耸肩、缩颈、伸臂、甩臂、挺胸、弯腰、旋转躯体等。发声性抽动则表现为喉鸣音、吼叫声，可逐渐转变为刻板式咒骂、陈述污秽词语等。有些患儿在不自主抽动后，逐渐产生语言运动障碍，部分患儿还可产生模仿语言、模仿动作、模仿表情等行为。患儿不自主喉鸣出现较晚，少部分在早期出现，多数在起病后的6~7年出现。患儿的病情常有波动性，时轻时重，有时可自行缓解一段时间。抽动部位、频度及强度均可发生变化。患儿在紧张、焦虑、疲劳、睡眠不足时可加重；精神放松时减轻，睡眠后可消失。患儿智力一般正常，部分患儿可伴有注意力不集中、学习困难、情绪障碍等心理问题。

2. 原因

抽动症的病因尚未阐明，近年的研究报道提示可能是遗传因素、神经生理、生化代谢及环境因素在发育过程中相互作用的结果。

3. 矫治

（1）药物治疗。

（2）心理治疗。应强调对因对症治疗的同时，注意心理的治疗。心理治疗包括行为治疗、支持性心理咨询、家庭治疗等。帮助患儿家长和老师理解疾病的性质和特征，减缓或消除父母的担心和焦虑。合理安排患儿日常的作息时间和活动内容，避免过度紧张和疲劳。对于发生抽动的患儿可进行闭口、有节奏缓慢地做腹式深呼吸，从而减少抽动症状。

用行为疗法的习惯颠倒训练法对控制抽动是有效的。习惯颠倒训练是利用对抗反应来阻止抽动。例如，对于抽动累及前臂伸肌的患者，每次当他意识到要发作抽动时，训练他收缩相应肌肉，这种操作是通过有意识地训练来防止和阻断抽动，从 10 例一组的研究看，结果抽动的频度减少 93%。由于病例较少，其结果仅供参考。行为疗法对抽动秽语综合征既是有效的治疗方法，又无药物的副作用，可作为辅助治疗方法配合应用。

（3）按摩法治疗抽动症。治疗方法：用双手拇指指腹按揉双侧内关穴、神门穴、灵道穴、风池穴、太阳穴、率谷穴各 1 分钟。

（二）自闭症

自闭症，又称孤独症，是广泛性发育障碍的代表性疾病。《精神疾病的诊断和统计手册》（DSM–IV–TR）将 PDD（广泛性发育障碍）分为 5 种：孤独性障碍、Rett 综合征、童年瓦解性障碍、阿斯伯格综合征和未特定的 PDD。其中，孤独性障碍与阿斯伯格综合征较为常见。孤独症的患病率报道不一，一般为儿童人口的 2 万 ~5 人 / 万人，男女比例为 3~4 : 1，男孩是女孩的 3~4 倍。

2022 年 9 月，国家卫生健康委印发《0~6 岁儿童孤独症筛查干预服务规范（试行）》。

1. 表现

孤独症一般起病于 36 个月以内，主要表现为三大类核心症状，即社会交往障碍、交流障碍、兴趣狭窄和刻板重复的行为方式。

2. 原因

虽然孤独症的病因还不完全清楚，但是研究表明，某些危险因素可能与孤独症的发病相关。引起孤独症的危险因素可以归纳为遗传、感染与免疫和孕期理化因子刺激。

3. 矫治

（1）以促进人际关系为基础的疗法：包括"地板时光"疗法、人际关系发展干预疗法。

（2）以技巧发展为基础的干预疗法：包括图片沟通交流系统（PECS）、分解式操作教学法（DTT）。

（3）基于生理学的干预疗法：包括感觉统合训练、听觉统合训练、排毒治疗与膳食疗法。

（4）综合疗法：孤独症以及相关障碍儿童治疗教育课程、应用行为分析法（ABA）等。

（5）药物治疗。

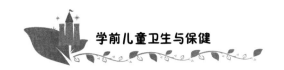

教育书签

"蒙以养正，圣功也。"

——《周易·蒙卦》

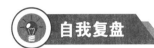

通过本专题的学习，请你结合对学前儿童心理卫生知识的宏观印象，绘制出头脑中的知识结构图。

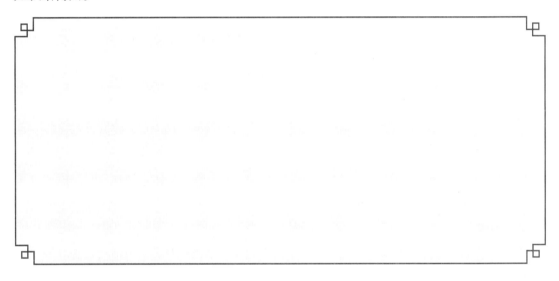

||||||||||||||||||||||||||||||| **闯关自测** |||||||||||||||||||||||||||||||

一、单项选择题

1. 对待学前儿童常见的行为和心理问题时不应（ ）。

A. 耐心倾听 　　　　　　　　　B. 家园合作

C. 寻求专业的心理帮助 　　　　　D. 打骂责罚

2. 幼儿出现品行问题的高峰时期是（ ）。

A. 1~3 岁 　　　B. 2 岁 　　　C. 3~6 岁 　　　D. 6~8 岁

3. 幼儿对特定的动物、人、物品或情境产生过分的、不合理的恐惧和回避反应，这属于（ ）。

A. 幼儿期恐惧 　　B. 情绪障碍 　　C. 强迫症 　　D. 分离焦虑

4. 引起大多数幼儿遗尿症的主要因素是（   ）。

A. 生理因素　　　　B. 药物因素　　　　C. 心理因素　　　　D. 家庭因素

5. 幼儿有吮吸手指的不良习惯，教师应（   ）。

A. 转移幼儿的注意力，冲淡幼儿吮吸手指的欲望

B. 批评幼儿，告诉他这是不良习惯要改正

C. 悄悄地涂些辣的物体在幼儿的手指上

D. 把幼儿的手指包裹起来

6. 矫治焦虑症和恐惧症，一般可用（   ）。

A. 系统脱敏法　　　B. 阳性强化法　　　C. 负强化法　　　　D. 消退法

7. 儿童梦魇现象属于（   ）。

A. 睡眠障碍　　　　　　　　　　　　　B. 情绪障碍

C. 品行障碍　　　　　　　　　　　　　D. 心理机能发育迟缓

8. 儿童做噩梦并伴有呼吸急促、心跳加剧、自觉全身不能动弹，以至于从梦中惊醒、哭闹，醒后仍有短暂的情绪失常、紧张、害怕、出冷汗、面色苍白等，这是（   ）。

A. 癫痫发作　　　　B. 夜惊　　　　　　C. 梦游症　　　　　D. 梦魇

9. 儿童恐怖症、焦虑症等属于（   ）。

A. 情绪障碍　　　　　　　　　　　　　B. 精神障碍

C. 一般行为偏异　　　　　　　　　　　D. 心理疾病

10. 攻击性行为是儿童品行障碍之一，属于（   ）。

A. 情绪障碍　　　　　　　　　　　　　B. 神经症性障碍

C. 一般行为偏异　　　　　　　　　　　D. 心理疾病

二、多项选择题

1. 幼儿心理健康的标准有（   ）。

A. 智力正常　　　　　　　　　　　　　B. 情绪稳定

C. 乐于交往　　　　　　　　　　　　　D. 行为协调

2. 下列属于多动症的特点的是（   ）。

A. 冲动多动　　　　　　　　　　　　　B. 注意力不集中

C. 学习困难　　　　　　　　　　　　　D. 遗尿

3. 学前儿童的性教育内容包括（   ）。

A. 性别角色认同　　　　　　　　　　　B. 建立正确的性别审美

C. 性别恒常性　　　　　　　　　　　　D. 简单的性知识教育

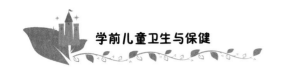

4. 以下属于孤独症的临床表现的是（　　　　）。

A. 社会交往障碍　　　　　　　　　B. 交流障碍

C. 兴趣狭窄　　　　　　　　　　　D. 行为刻板

5. 多动症儿童与正常活泼调皮儿童的区别主要体现在以下哪些方面（　　　　）。

A. 注意力　　　　　　　　　　　　B. 自控力

C. 行动及目的性　　　　　　　　　D. 饮食偏好

三、简答题

1. 学前儿童心理健康的标志是什么？影响学前儿童心理健康的因素有哪些？

2. 请简要谈谈幼师如何为幼儿营造良好的心理氛围。

3. 请从幼儿教师的角度简要谈谈如何帮助新入园幼儿度过分离焦虑期。

四、实践题

小组研究性学习：5~8人为1组，通过收集资料，每人提供一个行为障碍或心理问题的案例，以小组讨论、展示汇报等形式，学习常见心理问题的预防和矫治。

专题五
学前儿童常见疾病及其防治

素质目标

领悟保育工作中科学防病治病的重要性。

知识目标

1. 了解有关疾病的基础知识。
2. 熟悉学前儿童常见疾病的种类及病因。

技能目标

1. 能够正确进行学前儿童常见疾病的预防。
2. 掌握患病儿童的科学护理流程。

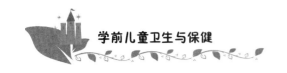

情景导学

　　2021年10月，星星幼儿园中班一名幼儿在进餐过程中突发高热惊厥，因事发时正值午餐时间，幼儿刚吃了一口米饭，就突然无意识地向旁边倒下。主班教师李老师发现这一情况后，第一时间将幼儿抱起，并将手指塞进发病幼儿口中，防止幼儿咬伤舌头，配班教师王老师迅速跑向保健室通知保健医，同时保育师张老师迅速拨打120急救电话，通知救护车幼儿园所在的位置。

　　保健医到位后先利用压舌板将幼儿口内米饭取出。然后让幼儿平躺保持呼吸道顺畅，随时监测幼儿脉搏及体温状态。因救护车需要20分钟左右才能抵达，由于幼儿情况十分紧急，经商讨后由星星幼儿园教师驾车送发病幼儿前往最近的医院进行急救，李老师立即通知发病幼儿的家长，告知幼儿当前情况并要求家长迅速前往医院。护送教师及保健医一路奔跑将幼儿送至急诊室交至医生手中。经监控查看，从幼儿发病到保健医赶到幼儿身边仅用时1分钟，因处置迅速，将危险控制到最低，成功保护了幼儿的生命健康。

　　父母是学前儿童的第一任老师，是儿童的监护人，对儿童的卫生保健工作有不可推卸的义务和责任。家长可以参与到幼儿园卫生保健工作中，提出自己的建议，促进幼儿园保教质量提升。幼儿园一方面可通过家长会、微信等多种形式向家长普及卫生保健知识，让家长明白卫生保健的重要意义，另一方面可以请相关专家向家长讲授有关幼儿卫生保健方面的知识，指导家长卫生保健的技能。父母和幼儿园对促进学前儿童健康有着重要的作用，家园合作十分必要。

单元一　疾病基础知识

　　学前儿童处于快速生长发育及体内各脏器逐渐成熟的阶段，各系统功能尚未完善，因此抵抗疾病的能力较弱，是最易患各类疾病的年龄阶段。由于我国大力改善自然环境、积极开展爱国卫生运动、加快疫苗的研发，近年来在控制疾病方面取得了卓越的成就。但仍有一些疾病威胁着学前儿童的健康，学前儿童疾病的防治仍是21世纪全球卫生工作的重点。

一、疾病的概念

疾病（disease）是在一定病因作用下自稳调节紊乱而发生的异常生命活动过程，可引发一系列代谢、功能、结构的变化，表现为症状、体征和行为的异常。

患病时患者感受到的异常感觉（如头痛）和体征（如皮疹、黄疸等客观表现）称为症状。每种疾病都有其特异的症状，如细菌性痢疾的里急后重、百日咳患者的痉挛性咳嗽等。

对创伤或疾病可能造成的后果的预测称预后。有的疾病可以自愈，或经过治疗后痊愈（如感冒）；有的疾病迁延不愈，转为慢性（如慢性肝炎）；有的疾病会留下后遗症（如小儿麻痹后肢体残疾）；有的疾病会导致死亡。预后与疾病的种类、患者自身的免疫状况、治疗是否及时、治疗措施是否恰当有关。

二、疾病的种类

国际疾病分类（international classification of diseases，ICD）是 WHO 制定的国际统一的疾病分类方法，它根据疾病的病因、病理、临床表现和解剖位置等特性，将疾病分门别类，使其成为一个有序的组合，并用编码的方法来表示的系统。现今被人们所发现的疾病种类十分多样，世界卫生组织 2022 年 2 月发布的《国际疾病分类》第十一次修订本（ICD-11）中所记载的疾病数量已达上万种，与此同时新的疾病也在不断被发现中。总体而言，根据疾病是否具有传染性，可将其分为传染性疾病和非传染性疾病两大类。

对于学前儿童而言，无论患哪一种类疾病，都会引起机体出现一系列的异常症状，都会影响其健康成长。因此，了解学前儿童常见疾病及其预防，对于疾病早发现、早治疗，促进儿童健康具有重要意义。

（一）传染性疾病

传染性疾病，简称传染病，是指由病原体感染引起的，能在人与人、人与动物或动物与动物之间相互传播的疾病。如麻疹、狂犬病等。传染病在人群中大量传播时称为瘟疫。

（二）非传染性疾病

非传染性疾病是指由多种原因引起的不具有传染性的疾病。按疾病的成因，非传染性疾病可分为以下几类。

（1）遗传病。受精卵形成前或形成过程中遗传物质改变所造成的疾病，如血友病、先天愚型等。

（2）各种感染，如阑尾炎、胃炎等。

（3）物理和化学损伤，如药物中毒、放射线损伤、冻伤等。

（4）自体免疫病，如湿疹、风湿病等。

（5）异常的细胞增长，如各种肿瘤等。

（6）代谢和内分泌疾病，如糖尿病、性早熟等。

（7）营养性疾病，如佝偻病、肥胖症等。

（8）心理性疾病，如多动症、精神分裂症等。

学海泛舟

用优秀传统文化
涵养学前儿童
家国情怀

三、学前儿童疾病的常见症状

学前儿童因其年龄小，身心处于发展过程中，更易受到多种病原体的侵扰，并且患病后，通常很难准确表达自己的感受，准确描述病情。因此，掌握学前儿童疾病的常见症状，对学前儿童健康进行观察，准确辨别学前儿童身体状况，是做到疾病早发现、早治疗的关键。

（一）发热

发热是指机体体温高于正常值的现象，发热本身并不是一种疾病，而是一种症状，也是人体自然的防御机制，因此当学前儿童出现发热症状时，要分情况进行处理。最常用的是测腋下体温，正常体温一般为36.5℃~37℃，如果体温超过37.5℃可视为发热，体温达37.5℃~38℃为低热，体温达38℃~39℃为中热，体温达39℃~41℃为高热。当学

书山探宝

测体温

前儿童发热症状轻微时，应着重观察其有无其他症状，当体温持续升高并伴随口干、食欲不振、烦躁不安等症状时，应考虑送医治疗。学前儿童体温较成人略高，正常值为36℃~37.5℃。

（二）咳嗽

咳嗽是机体重要的反射性防御动作，有助于将呼吸道的异物或分泌物排出，偶尔的咳嗽属于正常现象，无须过多关注。当学前儿童咳嗽的频率变频繁，持续时间变长，并伴有声音异常和其他症状时，应及时判断学前儿童是否患病，并有针对性地进行治疗。

（三）腹痛

腹痛是指腹部出现疼痛、不适，是学前儿童十分常见的一种症状。学前儿童腹痛的原因十分多样，如饮食不当、受凉、阑尾炎、肠套叠、肺炎、上呼吸道感染等。当学前儿童出现面色改变、捂着肚子等表现时，应及时判断其是否出现了腹痛症状，并辨明腹痛原

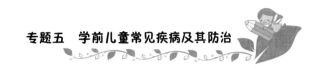

因，进行缓痛处理。若出现重症现象，应及时送医。

（四）进餐异常

进餐异常是指进餐欲望发生改变而异于常人的症状，包括食欲不振、食欲亢进、口味异常等。当学前儿童出现食欲不振的情况时，应注意对其进行观察，判断其食欲不振的原因是不饿、不喜欢饭菜，还是身体不舒服，出现患病。当学前儿童出现持续性的食欲亢进，应留意是不是由于糖尿病或甲亢等疾病导致的；当学前儿童出现口味异常，如爱吃土块、纸张等，应考虑其是否缺铁、缺锌，或患异食癖或钩虫病。

（五）睡眠异常

睡眠异常是指在睡眠中出现的异常行为。通常而言，学前儿童在入睡时较快，入睡后较为安稳。当学前儿童出现睡前烦躁，入睡后呼吸较急促、说梦话，睡醒后流鼻涕、嗜睡等情况时，可认为出现了睡眠异常的状况，如果睡眠异常的情况持续时间较长，需考虑学前儿童是否患佝偻病、脑炎等疾病。

单元二　营养性疾病

所谓营养性疾病，主要是指因人体内各种营养素过多或过少，或不平衡而引起机体营养过剩或营养缺乏，以及营养代谢异常而引起的一类疾病。

随着我国经济的快速发展，居民生活水平有了很大的提高，儿童的营养状况逐渐得到改善，但学前儿童患营养性疾病仍十分常见，如肥胖症、维生素 D 缺乏性佝偻病及缺铁性贫血等都是学前儿童常见疾病。

一、儿童单纯性肥胖症

儿童单纯性肥胖症是由于体内脂肪积聚过多、体重超过正常参考值的一种营养性疾病。一般认为体重超过相应身高标准体重的 20%，即为肥胖。超过标准体重 20%~30% 者为轻度肥胖，超过标准体重 30%~50% 者为中度肥胖，超过标准体重 50% 者为重度肥胖。肥胖不仅影响学前儿童的健康，还将引发成年期高血压、糖尿病、冠心病、痛风等疾病。因此，对儿童单纯性肥胖症的防治应引起幼儿园和家庭的重视。

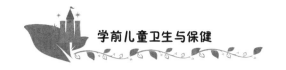
正常儿童体重、身高估计公式如表 5-1 所示。

表 5-1　正常儿童体重、身高估计公式

年龄	体重 /kg	年龄	身长（高）/cm
出生	3.25	出生	50
3~12 月龄	［年龄（月）+9］/2	3~12 月龄	75
1~6 岁	年龄（岁）× 2+8	2~6 岁	年龄（岁）× 7+75
7~12 岁	［年龄（月）× 7-5］/2	7~10 岁	年龄（岁）× 6+80

（资料来源：王卫平，孙锟，常立文. 儿科学［M］. 9 版. 北京：人民卫生出版社，2018.）

（一）病因

1. 能量摄入过多

能量摄入过多是导致学前儿童患单纯性肥胖症的主要原因。学前儿童经常食用高能量食物或含糖饮料等零食，导致摄入热量超过消耗量，使多余的脂肪以甘油三酯的形式储存于体内，便会导致肥胖。另外，婴儿期喂养不当，也会导致肥胖症，如每次婴儿哭闹时，母亲便立即喂奶，长此以往养成习惯，以后每当婴儿遇挫折时，便想找东西吃，易致婴儿肥胖。并且过早给婴儿喂高热量的固体食品，也容易使其体重增加过快，形成单纯性肥胖症。

书山探宝

肥胖给儿童带来哪些危害？

2. 心理因素

心理因素在肥胖症的发生发展上具有重要作用，情绪创伤或父母离异、丧父或者丧母、被虐待、过分溺爱等，可诱发胆小、恐惧、孤独，而造成不合群、不活动，或以进食为自娱，导致单纯性肥胖症。

3. 缺乏运动

久坐、活动过少和缺乏适当的体育锻炼是引起肥胖症的重要因素，并且儿童肥胖一旦形成，由于行动不便，便不愿意活动以致体重日增，形成恶性循环。另外，某些疾病如瘫痪、原发性肌病或严重智力落后等，也会导致儿童活动过少，消耗能量减少，发生单纯性肥胖症。

4. 遗传因素

单纯性肥胖症有一定的家族遗传倾向，有研究表明：双亲均肥胖的后代发生肥胖率高达 70%~80%；双亲之一肥胖，后代发生肥胖率为 40%~50%；双亲均无肥胖，后代发生肥胖率仅为 10%~14%。

5. 中枢调节因素

正常人体存在中枢能量平衡调节功能，控制体重相对稳定，但患病儿童调节功能失去平衡，而致机体摄入过多能量，超过需求，引起肥胖。

6. 药物因素

如果长期大量服用激素类药物，也可引起特殊类型的肥胖症，如"满月脸"，并且此类肥胖是不可逆转的。

（二）症状

肥胖可发生于任何年龄，最常见于婴儿期、5~6 岁学前期和青春期，且男童多于女童。肥胖患儿，除体重超常之外，还表现出食欲旺盛、食量大、喜食高热量的食物和甜食。明显肥胖的儿童常常有疲劳感，用力时气短或腿痛。严重肥胖的儿童可出现呼吸浅快、气急，甚至心脏扩大的症状。此外，肥胖患儿由于其体型不美，行动笨拙，会招致周围人的取笑，导致种种心理问题出现，如自卑，因而朋友较少，易产生孤独感。

（三）防治

1. 预防

（1）定期监测体重，若发现学前儿童体重超重应及时采取措施。

（2）调整饮食结构，学前儿童应多食含膳食纤维及较清淡的食物。

（3）提倡多运动，以促进其体内脂肪的消耗。建议以慢跑、跳绳等不太剧烈的运动为宜。

（4）合理用药。

（5）关心儿童，帮助其克服自卑心理，树立自信心。

2. 治疗

对于单纯性肥胖症患儿的治疗，建议双管齐下：即从生理和心理两方面来帮助儿童。

在生理方面，合理安排饮食，推荐低脂肪、低糖类和高蛋白、高微量元素、适量纤维素食谱。鼓励儿童多食体积大而热量低的蔬菜类食品、多食水果，如苹果、柑橘等。适当增加儿童体育锻炼的时间和次数，可鼓励儿童选择喜欢和易于坚持的运动，如散步、做操等，并且每次运动的时间应不少于 30 分钟。

在心理方面，要从精神上对肥胖患儿给予鼓励和协调。鼓励儿童多参加集体活动，克服自卑心理，增强减肥的信心，积极主动地配合治疗，帮助儿童建立健康的生活方式。

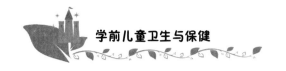

二、维生素 D 缺乏性佝偻病

维生素 D 缺乏性佝偻病，俗称佝偻病，是由于儿童体内维生素 D 不足导致钙、磷代谢失常，产生的一种以骨骼病变为特征的全身慢性营养性疾病。婴幼儿是高危人群，北方佝偻病患病率高于南方，病情严重时可导致骨骼畸形，影响胎儿及学前儿童的健康成长。

（一）病因

1. 维生素 D 摄入量不足

孕母妊娠期，特别是妊娠后期维生素 D 摄入量不足，如孕母营养不良、患肝肾疾病可导致婴儿体内储存不足，患佝偻病；婴儿早期生长速度快，出生后维生素 D 补充不及时，也易发生佝偻病。

2. 紫外线照射不足

学前儿童长时间留在室内，户外活动过少，受紫外线照射不足，会导致皮肤内的 7-脱氢胆固醇不能顺利转化成维生素 D_3，造成内源性维生素缺乏，从而引发佝偻病。此外，晒太阳的方式不当，如隔着玻璃晒太阳，穿着厚重衣服晒太阳，也会影响阳光中紫外线的作用，影响部分内源性维生素的生成。

3. 其他因素

食物中补充维生素 D 不足，钙、磷含量不足或比例不合适；患部分呼吸道传染病及胃肠道疾病也会影响维生素 D 和钙、磷的吸收与利用，从而引起佝偻病。

（二）症状

1. 一般症状

当患儿体内维生素 D 缺乏到一定程度时，临床出现一系列神经精神症状，如多汗，且与温度无关，特别是在吃奶和哭闹时，汗味异臭；易激惹，容易发生夜惊、夜啼、烦躁、睡眠不安。

2. 骨骼病变体征

（1）头部：早期可见囟门加大，或闭合月龄延迟，缝加宽，边缘软，重者可呈现乒乓球样颅骨软化，头围较正常增大。8~9 个月时可出现方颅——额骨和顶骨双侧骨样组织呈对称性增生。出牙迟，可延迟至 10 个月甚至 1 岁多出牙，3 岁才出齐。

（2）胸部：胸部改变多见于 1 岁左右的幼儿，患儿出现肋骨串珠，严重者出现小提琴样胸腹体征、漏斗胸、鸡胸等。

（3）脊柱：活动性佝偻病患儿，久坐后因韧带松弛可引起脊柱后弯，偶有侧弯者。

（4）骨盆：当发生严重病变时，可导致患儿骨盆畸形，前后径往往缩短，造成生长缓慢，这也是日后女性难产的因素之一。

（5）四肢：6个月以后的佝偻病患儿，四肢各骺部均显膨大，腕关节的尺、桡骨远端常可见圆而钝和肥厚的球体，称为佝偻病"手镯"。能站立和行走以后，易形成严重膝内翻（即O形腿）或膝外翻（即X形腿）。重症下肢骨畸变时，常引起步态不稳，走路时左右摇摆呈"鸭步"态。严重的佝偻病儿，若偶尔受外伤，容易发生病理性骨折，且不易引起人们的注意。

（6）其他：重症患儿常伴有肝、脾肿大，贫血等症状。重症患儿神经系统发育迟缓，表情淡漠，语言发育落后，条件反射形成缓慢，甚至智力发育迟缓。

拓展阅读

维生素D缺乏性佝偻病活动期骨骼畸形与好发年龄表

（三）防治

（1）普及预防措施。加强宣传工作，广泛传播针对孕妇、围生期、乳儿期合理预防佝偻病的相关知识。

（2）补充维生素D。加强婴幼儿合理喂养，提倡母乳喂养至8个月，按时添加辅食，多为婴幼儿提供富含维生素D的食物。此外，由于北方寒冷，日照不足，可为幼儿提供适量的维生素D制剂，如鱼肝油，但用量不能过大，以防中毒。

（3）加强户外活动。多晒太阳是预防维生素D缺乏性佝偻病简便而有效的措施，保证儿童体育运动尤其是户外活动的时间十分关键。鼓励儿童进行三浴锻炼（空气浴、日光浴、水浴），使儿童多呼吸新鲜空气，接受紫外光线照射，促进内源性维生素D的产生和转化。

（4）及时治疗小儿消化道疾病。中医的捏脊、推拿，通经活血，均能帮助消化，增强肌肉张力。

三、缺铁性贫血

缺铁性贫血是体内铁质储量缺乏，满足不了红细胞生成需要而导致的贫血症状，以未满3周岁的婴幼儿发病率最高，是我国重点防治的儿童常见病之一。正常人体内的含铁总量与年龄、体重、性别和血红蛋白水平有关。正常男性体内总铁量约为50mg/kg，女性约为35mg/kg，新生儿约75mg/kg。在人体内总含铁量中，大部分用于合成血红蛋白，部分以铁蛋白和含铁血黄素形式贮存在骨髓、肝和脾内，少部分用于合成肌红蛋白存在于血浆中。

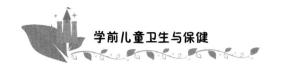

（一）病因

（1）先天储铁不足。胎儿从母体内获得的铁以妊娠后期三个月最多，因而早产儿、双胞胎或多胎容易出现储铁不足。

（2）铁摄入量不足。婴幼儿需铁量较多，若不及时补充蛋类、肉类等含铁量较高的辅食，易造成缺铁。学前儿童偏食、挑食也易使铁摄入量不足，导致缺铁。这是缺铁性贫血的主要原因。

（3）生长发育过快。婴幼儿由于生长发育很快，血容量的增加也很快，因此对铁的需求量增大，若不及时添加含铁丰富的食物，则容易缺铁。

（4）铁流失过多。正常情况下，学前儿童每日排泄铁量较成人多，长期慢性失血可导致缺铁。如长期腹泻可导致铁的吸收和利用发生障碍，也可因钩虫病等引起消化道长期出血，使机体因铁丢失过多而致贫血。

（5）铁吸收障碍。当学前儿童食物搭配不合理时，会影响食物中铁的吸收。

书山探宝

儿童缺铁性贫血的
食疗方法

（二）症状

一般表现：皮肤及黏膜苍白，最为明显的是口唇、口腔黏膜、甲床和手掌。患儿不爱活动，可出现头晕、眼前发黑、耳鸣等症状。

消化系统症状：食欲减退，可伴随呕吐、腹泻、口腔炎等症状。

神经系统症状：患儿出现烦躁不安或精神不振，不爱活动，记忆力减退等。

（三）防治

1. 预防

（1）做好卫生宣传工作，使更多群体认识到缺铁对儿童的危害及做好预防工作的重要性。

（2）做好喂养指导，及时添加含铁丰富的辅食，如蛋类、肝、菠菜等，纠正偏食。

（3）早产儿、双胞胎或多胎儿要及时补充铁剂，出生后2个月左右为宜。

（4）提倡母乳喂养，母乳中铁的吸收利用率相对较高。

2. 治疗

（1）一般治疗。加强护理，保证患儿充足睡眠，避免感染，注重保护心脏功能，注意饮食合理搭配，增加含铁丰富的食物。

（2）去除病因。判断学前儿童缺铁的主要原因，如果因其他疾病导致缺铁，如患感染性及慢性失血性疾病、寄生虫病等，应及时进行治疗；如果因饮食不当导致缺铁，应纠正不合理的饮食习惯，注重食物搭配。

（3）铁剂治疗。若患儿缺铁较为严重可遵医嘱，通过口服或注射的方式进行铁剂补充。

单元三 呼吸道疾病

呼吸系统以环状软骨下缘为界，分为上、下呼吸道，上呼吸道包括鼻、鼻窦、咽、咽鼓管、会厌及喉，下呼吸道包括气管、支气管、毛细血管、呼吸性细支气管、肺泡管及肺泡。学前儿童的呼吸道疾病包括上、下呼吸道急、慢性炎症等。其中急性呼吸道感染最为常见，占儿科门诊的 60% 以上，北方地区则比率更高。由于婴幼儿免疫功能尚不完全成熟，在住院患儿中，肺炎为最多见，因此卫生部把它列于小儿四病（肺炎、腹泻、佝偻病、贫血）防治方案中的首位。

一、急性上呼吸道感染

急性上呼吸道感染简称上感，俗称"感冒"，是由各种病原引起的上呼吸道的急性感染，其中包括鼻、咽、喉的感染，是小儿时期常见的急性呼吸道感染性疾病。

（一）病因

急性上呼吸道感染约有 90% 由病毒引起。主要有流感病毒（甲、乙、丙）、副流感病毒、呼吸道合胞病毒、麻疹病毒、风疹病毒等。细菌感染可直接或继病毒感染之后发生，以溶血性链球菌为常见，其次为流感嗜血杆菌、肺炎球菌和葡萄球菌等。

（二）症状

上呼吸道感染症状表现轻重与患儿年龄、体质、病原体及感染程度有关。通常年长患儿症状较轻，婴幼儿症状较重。

1. 3个月以下患儿表现

发热轻微或无发热。因鼻阻所致的症状较突出，如哭闹不安、张口呼吸、吸吮困难、拒奶、有时伴有呕吐及腹泻。

2. 婴幼患儿表现

（1）全身症状较重，病初突然高热 39.5℃ ~40℃，持续 1~2 天，个别达数日，部分患儿同时伴有惊厥。

（2）鼻塞、流涕、咳嗽或咽痛等症状较重。

（3）常伴有拒食、呕吐、腹泻或便秘等消化道症状。

（4）体检除发现咽部充血外无其他异常体征。

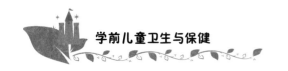

3.3 岁以上患儿表现

多不发热或低热，个别也有高热，伴畏寒、头痛、全身酸痛、食欲减退，一般上呼吸道的其他症状明显，鼻塞、流涕、喷嚏、声音嘶哑及咽炎等。

（三）防治

1.预防

（1）积极锻炼身体，增强体质。

（2）根据气温变化，随时增减衣物。

（3）避免与患者接触，在急性上呼吸道感染流行季节，尽量不带学前儿童去公共场所，必要时可戴口罩。

书山探宝

治疗儿童感冒的
几大误区

（4）及时治疗容易诱发上呼吸道感染的疾病，如营养不良、锌缺乏、维生素 A 缺乏、佝偻病等。

2.治疗

（1）一般治疗。注意室内通风，多休息、多饮水。

（2）对症治疗。如果患儿出现高热，可采用物理降温，如冷敷或温水浴，也可以服用退烧药。如果患儿出现鼻塞、咽痛，可适当食用含片或采用食疗方法。

二、急性扁桃体炎

急性扁桃体炎是腭扁桃体的一种非特异性急性炎症，常伴有一定程度的咽黏膜及咽淋巴组织的急性炎症。

（一）病因

人体一旦受寒着凉，抵抗力下降，隐藏在扁桃体内的细菌便会大量繁殖，引发扁桃体炎。

（二）症状

（1）全身症状。起病急、恶寒、高热、体温可达 39℃~40℃，患儿可因高热而抽搐、呕吐或昏睡、食欲不振、便秘及全身酸痛等。

（2）局部症状。主要症状为剧烈咽痛，常放射至耳部，并伴有吞咽困难，婴幼儿表现为流口水，幼儿常因不能吞咽而哭闹不安。部分患儿出现下颌角淋巴结肿大，可出现转头受限。炎症波及咽鼓管时则出现耳鸣、耳痛甚至听力下降。葡萄球菌感染者，扁桃体肿大较显著，严重情况下还可引起呼吸困难。儿童若因扁桃体肥大影响呼吸时，也会妨碍其睡眠，夜间常惊醒不安。

（三）防治

1.预防

（1）养成良好的生活卫生习惯，饭前便后勤洗手，避免感染病菌。

（2）保证口腔卫生，减少扁桃体致病菌的残留。

（3）多做运动，增强体质。

2.治疗

（1）患儿应注意卧床休息，多喝水、淡盐水漱口等。

（2）注意进食清淡，不要吃刺激性食物。若发展为化脓性扁桃体炎，除上述措施外，需要进行消炎处理。

（3）患儿若伴有高热，要注意降温，及时更换汗湿的衣服，食物要营养丰富，易消化，易咀嚼吞咽。

（4）根据病情轻重，给予不同治疗，使用抗生素时需慎重选择。

书山探宝

儿童扁桃体炎的
常见治疗误区

三、肺炎

肺炎是指不同病原体或其他因素（如过敏或吸入异物）所引起的肺部炎症，是学前儿童最常见的一种呼吸道疾病。肺炎四季均易发生，3岁以内的婴幼儿在冬、春季患肺炎较多。如果治疗不彻底，易反复发作，引起多种重症并发症，影响儿童发育。

（一）病因

病原体和宿主是肺炎是否发生的两个主要因素，如果病原体数量多，毒力强或宿主呼吸道局部和全身免疫防御系统损害，即可发生肺炎。按病因可将肺炎分为病毒性肺炎、细菌性肺炎、支原体肺炎等类型。

（1）病毒性肺炎：呼吸道合胞病毒占首位，其次为腺病毒、流感病毒、巨细胞病毒和肠道病毒等。

（2）细菌性肺炎：肺炎链球菌、金黄色葡萄球菌、大肠埃希菌、军团菌等。

（3）支原体肺炎：由肺炎支原体导致。

（4）衣原体肺炎：由沙眼衣原体、肺炎衣原体等导致。

（5）原虫性肺炎：包括肺包虫病、肺弓形虫病等。

（6）真菌性肺炎：由白念珠菌、曲霉菌等引起的肺炎。

（7）非感染病因引起的肺炎：如吸入性肺炎、坠积性肺炎等。

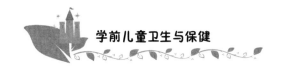

（二）症状

肺炎最主要的症状为咳嗽，常伴有鼻塞、打喷嚏、流鼻涕、咳痰、喘息以及发热等症状。

（1）咳嗽。99%的肺炎会出现咳嗽的症状，但并不能以是否咳嗽来判断肺炎，如咽炎、支气管炎等疾病也会引起咳嗽。

（2）咳痰。肺炎早期阶段多为干咳，不常出现咳痰现象，肺炎中期和恢复期会出现咳痰情况。

（3）发热。2岁以下的婴幼儿患肺炎较少有发热情况。肺炎发热多见于年龄稍大的儿童，发热可高达39℃~40℃。

（4）重者可见呼吸困难，鼻翼翕动，口唇青紫，面色发灰，胸部出现吸气性凹陷。

（三）防治

1. 预防

（1）锻炼身体，增强抗病能力，同时注意气候的变化，随时增减衣服，防止伤风感冒。

（2）合理喂养，防止营养不良。教育孩子养成良好的卫生习惯，勤洗手，不随地吐痰，多晒太阳。

2. 护理

（1）注意患儿的休息，创造安静舒适的休息环境。

（2）多喝水，饮食上少食多餐，吃有营养易消化吸收的食物。

（3）保持衣、被的清洁和干燥。穿衣盖被均不宜太厚，过热反而会使病儿烦躁而诱发气喘，加重呼吸困难。

（4）居室保持空气新鲜，定时通风换气，开窗时要注意关门，避免对流风。室温最好维持在18℃~22℃，并保持适当湿度，防止干燥空气吸入气管，痰液不容易咳出。冬天可使用超声加湿器或在暖气上放水槽、湿布等。

（5）患儿安静时可平卧，如有气喘，可将患儿抱起或用枕头等物将背垫高呈半躺半坐位，经常变换体位，可增加肺通气，减少肺淤血，促进痰液排出。

（6）高烧时，按医生嘱咐服用退烧药，如体温在38.5℃以上，每4~6小时服一次，服退烧药后要给患儿多喝水，以助出汗退热。还可采用物理降温法，如酒精擦浴，冷水袋敷前额等。对营养不良、体弱的患儿，不宜服退烧药或酒精擦浴，可用温水擦浴降温，或中药清热，如小儿牛黄散、紫雪散等。

书山探宝

小儿肺炎的常见治疗误区

单元四 消化道疾病

消化系统疾病包括食管、胃、肠、肝、胆、胰等脏器的器质性和功能性疾病，是学前儿童常见病之一。

一、腹泻

腹泻是由多病原、多因素引起的以大便次数增多和大便性状改变为特点的消化道综合征，是学龄前儿童的常见病之一，也是许多其他疾病的并发症。腹泻严重时，由于患儿体内大量脱水，可能造成生命危险。

（一）病因

（1）病毒。在寒冷的季节，80%的婴幼儿腹泻是由病毒（如轮状病毒、诺如病毒等）感染引起的。

（2）细菌感染。细菌感染导致的腹泻在夏秋季较为多见，夏秋季节由于吃生物较多，则会食入或使用了被细菌、病毒、霉菌污染的食物或食具而被感染。

（3）过敏性腹泻，如学前儿童对牛奶过敏也可引起腹泻。

（4）喂养不当，儿童腹部受凉，贪食冷饮，也可导致腹泻。

（二）症状

（1）轻度（单纯性消化不良）：每天大便5~6次，多至10余次，粪便呈蛋花样或水样，黄或黄绿色，有白色小块。患儿可能出现低热、溢奶、精神饮食尚好或略减、体重不增或略降、无脱水的症状。

（2）重度（中毒性消化不良）：每天大便10次以上，水样便，黄色，并伴有呕吐、发热、尿少、食欲差、体重下降、迅速出现脱水和酸中毒，低钾、钙、镁血症等症状。

（三）防护

1.预防

（1）提倡合理喂养。婴儿以母乳喂养为主，及时添加辅食，合理断奶。

（2）悉心照料患病幼儿，避免腹部受凉，引起腹泻症状。

（3）做好学前儿童日常生活的饮食卫生和餐具的消毒工作。生吃的瓜果蔬菜要清洗

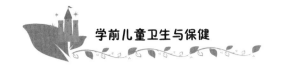

干净。

（4）发现腹泻患儿，及时隔离，及时治疗。患儿所用餐具、衣物及时消毒。

2. 护理

（1）补水，防止患儿出现脱水现象。可以给患儿饮用葡萄糖盐水，1 L水中加入葡萄糖3汤匙（约50 g）、盐半茶匙（约2 g）。

（2）调节患儿饮食。病情轻者或重者均不必禁食，只要患儿有食欲便可以鼓励其进食。急性期可减少哺乳的次数，缩短每次哺乳时间，患儿可喝牛奶或米汤等。病情较重伴脱水者应到医院及时就诊。患儿病症好转后可逐步恢复饮食，但需注意进食需由少到多，由稀到浓，切不可操之过急。

（3）保暖。除调整饮食外，还要注意患儿腹部保暖。秋季气候渐渐转凉，患儿由于受病毒侵犯，其肠蠕动速度较日常加快，若腹部再受凉则肠蠕动速度更快，将加重腹泻症状。可适当地用热水袋对患儿腹部进行热敷，也可帮患儿揉肚子，以缓解其疼痛。

（4）护臀。患儿因大便次数增多，肛门周围的皮肤及黏膜往往受到损伤，因此患儿便后要用细软的纱布蘸水轻洗，再涂些油脂类的药膏，婴儿要及时更换尿布，避免粪便尿液浸渍的尿布与皮肤摩擦而发生破溃。患儿用过的物品要及时洗涤、消毒处理，以免反复交叉感染。

📖 书山探宝

小儿腹泻一定要去看医生吗？

腹泻程度较轻时并不需要急着看医生，可以在家对症处理和密切观察，出现以下几种情况建议就诊。

1. 发热：3个月以下宝宝体温超过38℃、3个月以上的宝宝体温超过39℃。

2. 腹泻比较频繁、量比较多。

3. 频繁呕吐、吃不下东西。

4. 如果孩子尿量明显减少、精神萎靡、嗜睡、皮肤弹性差、明显口渴、哭的时候眼泪少或者没有眼泪、手脚凉、前囟凹陷等严重脱水的表现及时就医。

5. 大便带血。

6. 6个月以下的宝宝，并且有基础病，如早产、营养不良、先天性心脏病等。

（资料来源：中山大学附属第一医院公众号）

二、急性胃肠炎

急性胃肠炎是指各种原因引起的胃肠黏膜的急性炎症，通常因进食不洁、生冷或刺激性食物而诱发，是一种十分常见的急性胃肠道疾病。急性胃肠炎发病急而恢复也较快，常表现为恶心、呕吐、腹痛、腹泻等。婴幼儿胃肠道功能比较差，对外界感染的抵抗力低，稍有不适就容易发病。

（一）病因

1. 肠内感染因素

一般来说，学前儿童患急性肠胃炎是由于肠内受到病毒和细菌感染所引起的，如秋冬季节容易出现轮状病毒感染、大肠杆菌感染等。

由诺如病毒感染引起的胃肠炎，通常起病急，传播快，暴发多，该病常在冬季流行，故又被称为"冬季呕吐病"。可通过污染的水源、食物、物品、空气等传播。临床上以呕吐、腹泻、低程度的发热、腹痛等为主要表现。

轮状病毒是引起婴幼儿腹泻的主要病因之一，多在秋冬季流行，因此该病又被称为"秋季腹泻"。主要以粪口途径传播，临床上以呕吐、腹泻、低程度的发热、腹痛等为主要表现，其中又以腹泻最为突出，可表现为水样便、蛋花样便。

细菌感染引起的胃肠炎主要是因为学前儿童的卫生意识不强，容易"病从口入"。临床表现为呕吐、腹痛、腹泻、发热等，发热时可伴有寒战。腹泻症状根据菌种的不同也会有所不同，有的可以引起黏液脓血便，有的可以引起水样泻，大便往往带有腥臭味。

2. 肠外感染因素

上呼吸道炎症和肾炎以及中耳炎等胃肠道之外的病症，都有可能因为发烧以及细菌毒素的吸收从而令消化酶的分泌减少，导致肠胃蠕动增加，引起急性胃肠炎。

3. 非感染因素

（1）气候因素。气候出现变化，比如太冷而使肠胃蠕动增加，或者是过热令胃酸和消化酶减少分泌，都会引起急性肠胃炎。

（2）喂养不当。不合理的喂养，如学前儿童吃得过多或过少，或食用过多淀粉类食物，以及突然改变食谱或断奶，都可能导致学前儿童出现腹泻的现象，进而引起急性肠胃炎。

（3）过敏因素。对牛奶、鸡蛋、小麦、坚果过敏时可能出现急性胃肠炎症状。

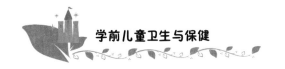
（二）症状

1. 轻型腹泻

急性胃肠炎如果引起的是轻型腹泻，一般状况良好，每天大便在 10 次以下，为黄色或黄绿色，少量黏液或白色皂块样便，粪质不多，有时大便呈蛋花汤样。

2. 较重的腹泻

急性胃肠炎也可以引起较重的腹泻，每天大便数次至数十次。大量水样便，少量黏液，恶心呕吐，食欲低下，有时呕吐出咖啡样物。如出现低血钾，可有腹胀，有全身中毒症状；如不规则低烧或高烧，烦躁不安进而精神不振，意识蒙眬，甚至昏迷。

（三）防治

1. 预防

（1）注意个人卫生，饭前便后勤洗手。

（2）不吃生的食物，不饮生水，尽量不吃剩饭剩菜。

（3）及时接种轮状病毒疫苗和麻疹疫苗。

（4）不在疾病高发季节带学前儿童去人群拥挤处玩耍，外出戴好口罩。

2. 治疗

小儿胃肠炎的治疗主要是病因治疗和对症治疗。如果是由消化不良引起的，可以调整饮食并服用乳酶生、酵母片等。若是由细菌感染引起的，则应选择敏感抗生素治疗。患儿呕吐、腹泻失水过多，要及时补充水和电解质。

单元五　五官类疾病

五官类疾病是指发生在耳、鼻、咽喉、眼睛、口腔等部位的疾病，也是学前儿童常见病。

一、龋齿

龋齿，俗称虫牙、蛀牙，是牙齿硬组织逐渐被破坏的一种慢性疾病，是学前儿童常见病之一。龋齿流行面广、发病率高、危害大。

书山探宝
如何判断患儿脱水情况？

书山探宝
儿童龋齿的危害

（一）病因

1.细菌和牙菌斑

细菌和牙菌斑是导致龋齿的重要微生物因素，细菌的存在是龋齿发生的主要条件，牙菌斑是病菌的生存环境。

2.个人因素

如孕妇、学前儿童缺乏营养，特别是缺乏维生素和矿物质；不注意口腔卫生，如临睡前吃东西，或口含食物睡觉；牙齿排列不齐，使牙齿不易刷净，食物残渣和细菌残留等，都有可能引起牙齿发生病变，形成深浅不一的龋洞。

3.食物

含蔗糖较高的食物，如饼干、糖果等更容易留于牙面，促使龋齿发生，而含膳食纤维较高的食物，如粗粮、蔬菜等对牙面有一定的清洁作用，能在一定程度上预防龋齿。

（二）症状

根据龋洞的深浅和龋洞距牙髓的远近可将其分为五度。在临床上，Ⅰ度龋无自我感觉；Ⅱ度龋对冷、热、酸、甜刺激有过敏反应；Ⅲ度龋反应更为明显；Ⅳ度龋即牙本质深层龋，并伴有牙髓发炎，这时可出现剧烈疼痛和肿胀等症状；Ⅴ度龋为残根。

（三）预防

1.重视口腔卫生

帮助学前儿童掌握正确刷牙的方法，培养早起后和晚睡前刷牙、进食后漱口的良好口腔卫生习惯。

2.合理饮食，适当开展户外活动

为学前儿童提供富含丰富钙、磷、维生素、蛋白质等营养物质的均衡饮食，适当限制糖分过高食物的摄入。适当开展户外活动，保证学前儿童获得充足的日晒，保证钙的吸收。

3.定期检查

定期进行口腔和牙齿检查有利于龋齿的早发现和早治疗，学前儿童每年应至少进行一次口腔检查，并及时进行涂氟、窝沟封闭。

二、弱视

弱视是指单眼或双眼矫正视力不能达到正常标准，而经多种有关检查未发现器质性病变的眼部疾病。弱视主要发生在视觉尚未发育成熟的学前儿童中，是常见的、危害较大的儿童视觉发育障碍性疾病。

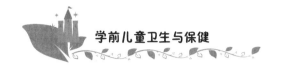

《0-6岁儿童高发眼病及防治措施》节选

（一）病因

学前儿童的致病因素可分为 4 种。

（1）斜视性弱视。学前儿童弱视患儿有斜视或曾经有过斜视，常见于内斜视。斜视眼由于长期抑制，不能发挥其功能，影响了视觉的发育，从而形成了弱视。

（2）屈光不正性弱视。常发生在没有戴过矫正眼镜的高度屈光不正儿童中，多见于中、高度远视及散光者。这种类型的弱视患儿只要配戴合适的眼镜，并进行增视训练，视力便会得到逐渐提高。

（3）屈光参差性弱视。由于屈光度数的不等，造成在两眼视网膜上所形成的物体大小和清晰度不等，只能抑制来自屈光不正较严重的眼的物像，日久之后此眼就形成了弱视。

（4）形觉剥夺性弱视。儿童出生后由于先天性白内障、角膜浑浊等疾病，造成光线不能进入眼内刺激视网膜黄斑功能的发育，使视觉发育在早期就形成了障碍。

（二）危害

（1）弱视会引发和加重近视，影响眼的正常发育。

（2）弱视会造成双眼视功能低下和立体视觉缺乏。

（3）弱视危害远大于近视。单纯性近视，看远模糊，看近清楚。而弱视儿童，看远模糊，看近也不清楚，同时因立体视觉模糊，不能准确判断物体的方位和远近。

（4）弱视会导致眼睛视功能的多方受损，如调节力、扫视力、追踪能力、空间辨别能力、对比敏感度及手眼协调能力等多项重要视觉功能受损。

（三）防治

1. 预防

（1）及时治疗可能引发弱视的疾病，如斜视、屈光不正、白内障等。

（2）补充钙、锌、维生素等多种营养元素，鼓励学前儿童多进行户外运动，促进双眼正常发育。

（3）注意用眼卫生，养成爱护眼睛的习惯。如不用手揉眼睛、做眼保健操等。

（4）定期检查视力，注意观察学前儿童的行为，一旦出现视觉障碍的表现，应及时诊治。

2. 治疗

弱视治疗效果与治疗年龄密切相关，年龄越小，治疗的效果越好。3~4 岁的学龄前儿童进行弱视训练最为适宜，如果错过视觉发育的敏感期，儿童到了 12 岁，由于视觉发育趋于成熟，治疗难度加大，如果进入成年，治疗弱视则基本无望。常规遮盖法是最常见的一种治疗弱视的方法。

三、中耳炎

中耳炎是指发生在中耳部位的炎症，可分为急性中耳炎、慢性中耳炎和分泌性中耳炎三类。中耳炎是学前儿童常见的疾病之一，常常继发于上呼吸道感染，因此与上呼吸道感染的季节性发病规律类似，多发于冬季，春秋季频发，夏季少发。75% 以上的儿童在 3 岁前至少患过一次急性中耳炎，50% 的儿童一生中至少 3 次急性中耳炎发作，93% 的儿童 7 岁的时候至少已患过一次中耳炎。30% 的人会反复发作，发病高峰年龄主要在 2 岁以内及学龄前期。中耳炎在日常生活中十分常见，并且危害极大，若发生后没有及时治疗不仅会影响学前儿童的听力，甚至会导致脑膜炎等严重病变，进而危及性命。

（一）病因

（1）急性中耳炎：急性中耳炎和慢性中耳炎由细菌、病毒或两者混合感染而形成，可由感冒、流感等疾病引起，学前儿童急性中耳炎多发于上呼吸道感染后，细菌可通过咽鼓管侵入中耳引起感染。

不正确的捏鼻鼓气或擤鼻涕，游泳、跳水，不恰当的咽鼓管吹张或鼻腔治疗等，可使致病菌及鼻腔分泌物等逆行进入中耳腔引起感染，继而引发中耳炎。

（2）慢性中耳炎：急性中耳炎病程超过 3 个月，即为慢性中耳炎。学前儿童的鼻咽部存在腺体肥大、慢性扁桃体炎等疾病也可引起慢性中耳炎。

（3）分泌性中耳炎：可能与咽鼓管功能障碍、感染、免疫反应等有关。

（二）症状

（1）耳痛。耳痛是中耳炎患儿的主要表现，疼痛多为阵发性，可有隐隐耳痛或抽痛等症状。因学前儿童年纪较小，不能清楚表达症状，可能会表现为哭闹，捂着耳朵，或者不停地用手揉搓耳朵。部分患儿耳朵内部可能流出血水或脓水，也可能伴有发热、咳嗽、流鼻涕等症状。

（2）听力减退。患儿可能会出现听力下降，自听增强，也可表现为对声音反应迟钝、注意力不集中。

（3）耳鸣。多为间歇性耳鸣，如流水声、噼啪声等。

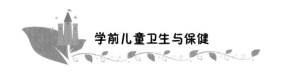

（三）防治

1. 预防

（1）避免随意挖耳，使用正确的工具和方法掏耳朵。

（2）避免耳朵进水，水进入耳朵会刺激鼓膜引发炎症。

（3）预防感冒，降低上呼吸道感染概率，避免其他疾病引起中耳炎。

（4）使用正确的方法擤鼻，即一次擤一侧，两侧交替擤，不可用力。

（5）注意鼻腔卫生。

（6）增强体质，注意锻炼身体，预防感冒。

2. 治疗

（1）全身治疗。对于严重的耳痛患儿，可用止痛药物进行治疗，常见药物为解热镇痛药。需根据患儿病情选用抗菌药物控制感染，一般可选择阿莫西林、阿莫西林克拉维酸钾、头孢菌素类药物。

书山探宝

儿童中耳炎的
家庭处理

（2）局部用药。穿孔前可用 1% 酚甘油滴耳，同时用鼻用减充血剂滴鼻，以减轻咽鼓管的水肿和炎症。穿孔后用 3% 双氧水清洁外耳道脓液后用抗菌药物滴耳液滴耳。

四、过敏性鼻炎

儿童过敏性鼻炎是一种吸入外界过敏原而引起的以鼻痒、打喷嚏、流清涕等为主要症状的慢性疾病。过敏性鼻炎对儿童健康有着重要的影响，长期患病会导致儿童头痛、耳朵痛，影响睡眠质量，阻碍生长发育，严重情况甚至导致听力障碍。

（一）病因

（1）遗传因素。过敏性鼻炎患者具有过敏性体质，通常情况下患儿父母会有过敏性鼻炎或其他过敏性疾病。

（2）环境因素。环境中过敏原的刺激，如螨、花粉、动物皮屑等是常见的过敏性鼻炎的过敏原。

（3）饮食因素。不同儿童具有不同的饮食禁忌，总体而言，学前儿童患过敏性鼻炎多数由牛奶、大豆、花生、坚果、鱼、鸡蛋等食物引起。

（4）其他因素。感冒或使用抗菌药物等也可能引起学前儿童过敏性鼻炎的发病。

（二）症状

常见症状包括打喷嚏、流鼻涕、鼻塞、夜间突然咳嗽等。过敏性鼻炎与感冒有着明显的区别，通常情况下多在气温发生明显变化时、起床时或空气中有粉尘时发病，症状一般持续 10~20 分钟，一天之中可能多次间歇出现。

（三）防治

1. 预防

（1）避免接触过敏原。在过敏性鼻炎易感季节，应尽量减少学前儿童不必要的户外活动，避免接触花粉、柳絮等常见过敏原。外出尽量佩戴口罩，减少过敏概率，也可带学前儿童到正规医院进行过敏原检查。

（2）注意鼻腔卫生，按时进行清洗。

（3）多饮水，尽量减少咽干、鼻干等情况发生。

（4）注意饮食，避免给儿童食用可能引起过敏的食物。

（5）锻炼身体，增强体质。

2. 治疗

（1）药物治疗。主要包括抗组胺药物、鼻用糖皮质激素、抗白三烯药物、色酮类药物、减充血剂，以及鼻腔盐水冲洗等，药物治疗是儿童过敏性鼻炎的首选治疗方式。

（2）特异性免疫治疗。也称脱敏或减敏疗法，主要适用于 5 岁以上、对常规药物治疗无效、主要由尘螨过敏导致的过敏性鼻炎患儿。

书山探宝

孩子患有过敏性鼻炎怎么办？快来学习这些方法

单元六　皮肤类疾病

一、痱子

痱子，也称为粟粒疹、汗疹，是夏天最多见的在皮肤上汗腺开口部位的急性轻度炎症。

（一）病因

夏季炎热潮湿，皮肤多汗，汗液排泄不通导致汗孔阻塞引起汗腺发炎。多发生在颈、胸背、肘窝、腘窝等部位，学前儿童也可发生在头部、前额等处。

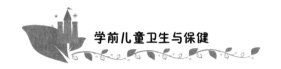

（二）症状

1. 红痱

最常见的红痱（红色粟粒疹）是由于汗液在表皮内稍深处溢出而形成的。任何年龄均可发生。红痱多发于手背、肘窝、颈、胸、背、腹部、妇女乳房下以及学前儿童头面部、臀部。外观为密集的针头大小的尖头圆形丘疹或丘疱疹，有轻度红晕。痱子常成片出现，有轻微烧灼及刺痒感。痱子消退后有中轻度皮屑。

2. 白痱

白痱（晶形粟粒疹）是由于汗液在角质层内或角质层下溢出而形成的。常见于高温环境中大量出汗、长期卧床和过度衰弱的人群。在颈、躯干部发生，多数呈针尖至针头大小，壁极薄，微亮，内容清，无红晕的浅表性小水疱。患儿无自觉症状，轻擦之后易破，干后有极薄的细小鳞屑。

3. 脓痱

脓痱（脓疱性粟粒疹）是指顶端有针头大浅表性小脓疱。临床上较为少见，常发生于皱襞部位，如四肢屈侧和阴部，小儿头颈部也常见。脓疱内常无菌，或为非致病性球菌，但溃破后可继发感染。

（三）防治

1. 预防

（1）注意室内通风，保持环境凉爽，可使用空调减少患儿出汗，并使汗液快速蒸发。

（2）注意学前儿童卫生，勤清洗衣物，尽量选择柔软、宽松、吸水强的棉织品，并勤更换。

（3）勤洗温水澡，洗澡不但能清洁皮肤，还有利于汗液排出。学前儿童洗完澡后要立即擦干，擦干后涂上有干燥、收敛作用的去痱产品，保持皮肤干燥。但天热、儿童大汗之后不宜马上用冷水冲洗，突然的冷刺激，可使汗腺孔收缩，汗液不能排出，反而容易发生痱子。

（4）对于年龄较小的婴儿，要注意勤翻身，避免长时间抱在怀里，使其受热出汗，长痱子。

（5）已长了痱子的婴儿，注意不要搔抓，洗澡忌用碱性肥皂，可以使用有清凉、止痒作用的温和沐浴露。

书山探宝

治疗痱子常见误区

2. 治疗

（1）保持空气流通，室内温度凉爽。

（2）勤洗衣物，患儿穿着的衣物要宽大、干燥，避免穿化纤内衣。

（3）保证患儿每日用温水洗浴 2~3 次，以保持皮肤清洁，浴后擦上痱子粉。

（4）出现大面积痱毒时，应及时到医院治疗。

二、荨麻疹

荨麻疹，俗称"风疹块""风疙瘩"，是指皮肤、黏膜小血管扩张及渗透性增加而出现的一种局限性水肿反应。荨麻疹极为常见，各个年龄均可发病，在学前儿童中最为常见。

（一）病因

（1）动植物因素。学前儿童因皮肤娇嫩且常到室外、野外、树丛及傍晚的路灯下活动，容易被蚊虫叮咬，或与花粉、粉尘、螨及宠物（如猫和狗）的皮毛等接触，皮肤出现反应，以丘疹性的荨麻疹多见。

（2）感染因素。学前儿童抵抗力偏低，在受到病毒、细菌、真菌、寄生虫等感染时，便会出现荨麻疹症状。咽炎、肠炎及上呼吸道感染等，也可诱发荨麻疹。

（3）食物因素。部分儿童在进食鱼、虾、牛奶、鸡蛋等食物后出现过敏反应，引发荨麻疹。

（4）物理因素。部分儿童在皮肤受冷、热、风及日光照射等刺激时，可能引发荨麻疹。

（二）症状

（1）皮肤瘙痒，出现大小不等的红斑、风团，外观呈圆形、椭圆形或不规则形。严重时，红斑、风团可成片出现。

（2）出现腹痛、腹泻、恶心、呕吐等消化道症状。

（3）严重患儿可出现高热、心慌、闷气、烦躁、恶心等反应。

（三）防治

1. 预防

（1）注意天气变化。避免学前儿童因天气变化使得皮肤受到刺激而患荨麻疹。

（2）注意饮食。对于因食物过敏而引起荨麻疹的患儿，应避免接触过敏食物，可通过记录食物的方式找到过敏食物，或去正规医院进行过敏原筛查。

（3）养成良好的生活习惯，睡眠充足，提高抵抗力。

（4）避免接触过敏原，防止荨麻疹再次复发。

2. 治疗

（1）一般治疗。病因治疗是治疗荨麻疹的关键。由于学前儿童患荨麻疹的原因各异，

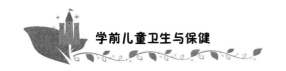

治疗效果不尽相同。通常采取去除病因和避免诱发因素两种治疗方式。

（2）药物治疗。若患儿荨麻疹较为严重，可遵医嘱，采用药物进行治疗，通常可用脱敏药物，如抗组胺药物，包括盐酸西替利嗪、氯雷他定等，也可考虑使用激素类药物或脱敏药物进行有效治疗。

三、湿疹

湿疹是一种过敏性、炎症性的皮肤病，是由多种因素引起的剧烈瘙痒的皮肤炎症反应，具有瘙痒和易反复发作等特点。可分为急性湿疹、亚急性湿疹和慢性湿疹三类。

（一）病因

（1）遗传因素。若父母有湿疹或相关疾病，学前儿童患湿疹的概率有所增加。

（2）过敏因素。学前儿童抵抗力较差，接触易过敏的物品或食用易过敏的食物，也可导致湿疹。

（3）环境因素。学前儿童居住环境温度过高、过于潮湿或干燥，吸入尘螨、花粉等，也易引起湿疹。

（二）症状

（1）急性湿疹。表现为丘疹、丘疱疹、水疱等，病变中心较重，并向四周蔓延。常因搔抓形成点状糜烂面，有明显渗出。

（2）亚急性湿疹。表现为红肿，渗出少或无，皮疹呈暗红色，可有糜烂面结痂、脱屑，有剧烈瘙痒。

（3）慢性湿疹。主要表现为患部皮肤有丘疹、抓痕、鳞屑，局部皮肤粗糙肥厚、苔藓样变、色素沉着或色素减退，有明显阵发性瘙痒。

（三）防治

1.预防

（1）减少皮肤刺激。日常生活中，应为学前儿童选择宽松、透气、吸汗性好的棉质衣物，减少皮肤刺激。勤换衣物，用温和的洗衣液进行清洗。

（2）远离过敏原。注意学前儿童的饮食，避免过敏食物的接触和摄入。远离容易导致过敏的环境，如花粉、粉尘较多的环境、过于潮湿或干燥的环境等。

2.治疗

（1）保持心情愉悦，避免紧张、焦虑等负面情绪发生，否则会导致

湿疹常见治疗误区

病情加重。

（2）患儿要养成健康的饮食习惯，应以清淡、易消化、低盐少油的食物为主，避免辛辣刺激的食物。少吃乳制品、鱼类、蛋等容易引起过敏的食物。

（3）当症状较轻微时，可以使用保湿乳霜或润肤膏防止皮肤过于干燥，洗澡后涂抹也有助于缓解症状。

（4）可通过拍打患处或通过止痒药物来进行止痒，常用的药物包括炉甘石洗剂、糠酸莫米松乳膏等。

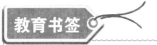

"人生百年，立于幼学。"

——梁启超《论幼学》

自我复盘

通过本专题的学习，请你结合对学前儿童常见疾病的理解，绘制出头脑中的知识结构图。

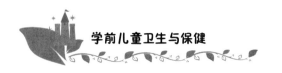

|||||||||||||||||||||||||||||| **闯关自测** ||||||||||||||||||||||||||||||

一、单项选择题

1. 在幼儿园中，引导幼儿刷牙、漱口是很重要的内容，但不少父母认为，"乳牙迟早要换掉，坏了也没关系"。作为幼儿教师，你要耐心与家长沟通，以下沟通要点不正确的是（　　　）。

A. 健康的牙齿是促成良好咀嚼功能的最基本要素，有助于婴幼儿对食物的消化吸收

B. 乳牙可以促进颌骨的发育，影响脸型及外表

C. 乳牙虽然不影响发音，但影响词汇学习

D. 蛀牙会影响恒牙的萌出及发育

2. 治疗弱视的最好时机是（　　　）。

A. 3 岁以前　　　　B. 4 岁以前　　　　C. 5 岁以前　　　　D. 6 岁以前

3. 呼吸道的起始部分是（　　　）。

A. 鼻　　　　　　B. 咽　　　　　　C. 喉　　　　　　D. 气管

4. 由于维生素 D 缺乏而引起体内钙、磷代谢异常的疾病是（　　　）。

A. 贫血　　　　　B. 佝偻病　　　　C. 肥胖症　　　　D. 龋齿

5. 当学前儿童体内缺乏（　　　）时，可多补充蛋黄、肝泥、肉泥、豆腐等食物。

A. 维生素 B　　　B. 钙　　　　　　C. 铁　　　　　　D. 维生素 C

二、简答题

1. 何谓疾病？疾病有哪些种类？

2. 引起维生素 D 缺乏性佝偻病的病因是什么？如何预防？

3. 缺铁性贫血的病因是什么？如何预防幼儿贫血？

4. 怎样做到早发现弱视？

5. 如何防治肺炎？

6. 幼儿上呼吸道感染有何症状？

7. 如何照顾患有腹泻的幼儿？

8. 什么是龋齿？如何预防龋齿？

三、案例分析题

玲玲是幼儿园大班的小朋友，已经 5 岁多了，身高 112 cm，体重 31 kg。按学期儿童的身高体重标准，她已经达到中度肥胖了。据了解，玲玲的家长从小就十分注重孩子

的营养，每天都是肉、蛋、奶、虾，孩子每天都吃得很多。再加上玲玲平时不喜欢运动，所以一直比同龄孩子胖。玲玲在幼儿园不太爱说话，总喜欢一个人玩儿，有些自卑，性格比较孤僻，一些调皮的小朋友经常叫她"肥妞""小胖子"。

问题：

1.引起学前儿童肥胖症的原因有哪些？如何预防和治疗？

2.肥胖症会对学前儿童产生哪些不利影响？

专题六
学前儿童常见传染病及其防治

素质目标

体会学前儿童传染病防治的特殊性。

知识目标

1. 理解学前儿童常见传染病的基本知识。
2. 熟悉学前儿童常见传染病的种类及病因。

技能目标

1. 能够根据早期症状初步识别学前儿童常见传染病。
2. 掌握学前儿童常见传染病的预防和护理技能。

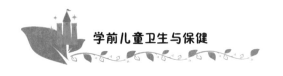

情景导学

实例

春天是生长旺盛的季节，但是细菌和病毒喜欢春季。最近隔壁班的孩子由于手足口病暂时停课了，得知情况后我们立即在放学时和家长进行了沟通。由于上一次我们班的好好被传染过，因此别的家长一听到就开始慌张起来，甚至有的家长说："那我们要不要也在家休息休息啊！""我们要么也在家，省得到时候被传染了，小孩子多痛苦啊，我们也烦。"

面对家长的忧虑和对我们幼儿园预防传染病的不信任，我心想：首先要安抚各位家长。随后我说："各位家长，其实不用害怕，虽然上次好好被传染到，是因为好好在家和患有手足口病的孩子一起玩，所以才被传染的。而且在好好被传染后，保育老师也马上进行了消毒，所以孩子们都没有被传染到，请大家放心。只要我们能够积极进行预防，提醒孩子勤洗手，避免去人多的场所，应该不会被传染，大家放心吧！"家长们听了，联想到之前的情况，开始信任我们，于是我们又详细给家长们解读了保健室下发的手足口病的预防措施，还请家长配合我们的工作。家长们连连点头："这下我知道了，只要勤洗手，少去人多的地方应该就没事。""嗯嗯，其实也还好，上次也没事。"看到家长们放心地接着孩子离开，我也放心了。

反思

季节交替，各种传染病也随之增加，但其实只要和家长做好沟通，进行有效的家园合作，就能很好地控制传染病的发生。经过这次事件让我更加注意以下这几点。

1. 消除家长的紧张、恐惧心理

有的家长一听到是传染病，便开始紧张害怕，以至于后面老师说的话都没有听进去，所以先帮助家长消除紧张、恐惧心理，才能让家长听清楚该怎么做。

2. 了解各种传染病的症状和特点

当幼儿发生传染病时，只有了解传染病的症状和特点，才能及时做出正确的处理和治疗，才不会使传染病进一步地扩散。

3. 如何预防传染病的发生

在知道有传染病发生后，对于还没有被传染的孩子来说，如何去有效地预防才是家长最关心的，所以这部分更应该详细清楚地介绍给家长。

4. 孩子得了传染病后，怎么做

万一有孩子得了传染病，只要确诊后，第一时间通知老师，让老师在教室等活动场所做好预防措施，以防传染病的扩散。

只有家长和老师共同努力，才能确保传染病不扩散，确保孩子健康成长。

（资料来源于网络）

单元一 传染病的基础知识

学前儿童的机体免疫力尚处于发育阶段，对疾病的抵抗力弱，容易感染传染病。尤其在托幼机构中，由于学前儿童彼此接触十分密切，一旦发生传染病，极易造成流行。因此，积极预防和及早发现、处理传染病，是幼儿园保健工作的一项重要内容。

一、传染病的含义

传染病又称感染性疾病，是由各种病原体引起的，能在人与人、动物与动物或人与动物之间相互传播的一类疾病，是特定的传染性强的感染性疾病，具有传染性、流行性、地方性、季节性、可预防性等特征。

学前儿童由于免疫系统未发育完全，抵御传染病的能力较弱，是最易感染各种病原体的年龄阶段，传染病是严重威胁学前儿童健康和生命安全的一类疾病。

二、传染病的特点

（一）有病原体

每种传染病都是由特异性病原体所引起的。引起传染病的病原体中大部分是微生物（如细菌、病毒、真菌等），小部分为寄生虫，寄生虫引起的传染病又称寄生虫病。每种传染病都有其特异的病原体，如流感的病原体是流感病毒，肺结核的病原体是结核杆菌。

（二）有传染性

传染病与其他疾病的主要区别在于传染病具有传染性。病原体从宿主排出体外，通过一定方式，到达新的易感染者体内，呈现出一定传染性，其传染强度与病原体种类、数量、毒力、易感者的免疫状态等因素有关。传染病患儿有传染性的时期被称为传染期。

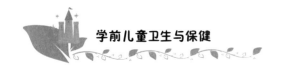

（三）有流行性、地方性、季节性

1. 流行性

按传染病流行过程的强度和广度分为以下几种。

散发：指传染病在人群中散在发生。

流行：指某一地区或某一单位，在某一时期内，某种传染病的发病率超过了历年同期的发病水平。

大流行：指某种传染病在一个短时期内迅速传播、蔓延，超过了一般的流行强度。

暴发：指某一局部地区或单位，在短期内突然出现众多同一种疾病的患者。

2. 地方性

地方性是指某些传染病或寄生虫病，其中间宿主受地理条件、气温条件变化的影响，常局限于一定的地理范围内发生。如虫媒传染病、自然疫源性疾病等。

3. 季节性

季节性是指传染病的发病率在年度内有季节性升高。这与温度、湿度的改变有关。

（四）病程发展具有规律性

传染病的发展过程具有从一个阶段进展到另一个阶段的规律性。一般分为以下几个时期。

1. 潜伏期

从病原体侵入机体到最初症状出现的这段时间，称为潜伏期。潜伏期的长短通常与病原体数量、毒力以及机体防御能力的强弱和对病原体的反应性相关。如霍乱的潜伏期仅为几小时，麻疹的潜伏期为3~5天，狂犬病的潜伏期可达数月。

2. 前驱期

前驱期是指起病开始出现明显表现的这段时期。由于病原体不断生长繁殖，产生毒素，常会引起患儿发热、乏力、头痛等全身反应，一般时间为1~2日。部分患儿起病急或存在部分免疫力，可出现前驱期缩短或缺失，前驱期患儿已具备传染性。

3. 发病期

发病期又称急性期、症状明显期，是疾病最为严重的阶段。这一时期病症由轻而重，逐渐出现某种传染病特有的症状，在此期间该传染病所特有的症状获得充分表现，如乙型脑炎出现颈项强直、病毒性腮腺炎出现腮部肿大等典型特征。这一时期患儿通常会排出大量病原体，具有较强的传染性。

4. 恢复期

恢复期主要指传染病的主要症状大部分消失，病情转好，直到完全康复的这段时期。恢复期的长短与疾病的种类、机体损伤程度、体质等因素有关。在此期间，患儿体内可能还存在残余病原体，病理改变和生化改变尚未完全恢复。

（五）有免疫性

传染病痊愈后，人体对同一种传染病病原体产生不同感受性，称为免疫。不同的传染病、病后免疫状态有所不同，有的传染病患病一次后可终身免疫，有的传染病还可感染。

三、传染病发生和流行的三个主要环节

（一）传染源

传染源一般是指患传染病或携带病原体的人和动物。就大多数传染病来说，传染病患者是主要的传染源。

（二）传播途径

病原体由传染源到达健康人体内所经过的途径称为传播途径。传染病的传播途径主要有以下几种。

（1）空气飞沫传播：即由患者咳嗽、打喷嚏、说话时，喷出飞沫散播到周围空气中，使他人受感染。常见于细菌性脑膜炎、水痘、普通感冒、流行性感冒、腮腺炎、结核、麻疹、百日咳等。空气飞沫传播是呼吸道疾病的主要传播途径。

（2）食源性污染传播：指病原体污染了饮食和水，导致"病从口入"。如甲型肝炎、细菌性痢疾等消化道传染病多由饮食传播。

（3）虫媒传播：病原体以昆虫为媒介，直接或间接进入感染者体内而造成的感染。如蚊虫叮咬传播乙型脑炎病毒、黑热病等。

（4）日常接触传播：在日常生活中，易感者直接碰触被病原体污染的物品而传染的方式称为接触传染，除直接接触感染外，也可以通过共享毛巾、刮胡刀、餐具、衣物等物品感染，或是因患者接触后，在环境留下病原造成传染。较常发生在学校、军队等物品可能不慎共享的场所。

（5）医源性传播：由医务人员在检查、治疗和预防疾病时或实验室操作过程中，通过静脉输注药物、补液、血液制品及损伤性各类医疗器械污染，可造成传染病的传播。如艾滋病、乙型肝炎等。

（6）母婴传播：母亲和婴儿接触密切，一方可将疾病传染给另一方。通过胎盘、分娩

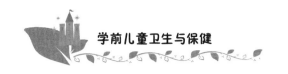

损伤、哺乳和产后接触四类方式传播。

（三）易感人群

对某种传染病病原体缺乏特异性免疫力的人群称为易感人群。当人群中易感者多，同时具备传染源和合适的传播途径时，容易发生传染病流行。人群对传染病的易感性是可变的，造成人群易感性增加的因素包括新生儿增加、易感人口的输入、免疫人口减少和死亡、免疫人口的免疫力降低等。造成人群易感性减少的因素包括预防接种、传染病流行后、隐性感染后等。判断某一人群对某种传染病易感水平的高低，可从该病以往在人群中流行情况、该病的预防接种情况及对人群进行该病抗体水平检测结果而定。

四、传染病的预防

针对传染病流行的三个基本环节，以综合性防疫措施为基础，其主要预防措施如下。

（一）管理传染源

（1）对病原携带者进行管理并进行治疗。特别是对食品制作供销人员，如炊事员、保育师等应定期进行带菌检查，及时发现病原携带者，进行治疗、调整工作岗位和随访观察。

（2）对传染病接触者，应按具体情况采取检疫措施，进行医学观察、必要时进行药物预防或预防接种。

（3）对动物传染源、有经济价值的野生动物及家畜，应隔离治疗，必要时宰杀后加以消毒处理，无经济价值的动物则设法消灭。

（二）切断传播途径

由于各类传染病的传播途径不同，因此应采取不同的防疫措施，如肠道传染病应做好床边隔离，吐泄物消毒，加强饮食卫生及个人卫生，做好水源及粪便管理；呼吸道传染病，应将室内开窗通风，空气流通，空气消毒，个人戴口罩；虫媒传染病，应有防虫设备，并采用药物杀虫、防虫、驱虫，同时应做好大环境和居家小环境卫生，加强水源、饮食等管理工作。

（三）保护易感人群

保护易感人群是预防传染病的根本措施，主要包括预防接种、被动免疫和药物预防三种途径。

（1）预防接种（主动免疫）：主动免疫是有计划地对易感者进行疫苗、菌苗、类毒素的接种，接种后免疫力在1~4周内出现，可持续数月

书山探宝

疫苗接种的禁忌证

至数年。提高人群抵抗力，有重点、有计划地进行预防接种，能够提高人群特异性免疫力。

政策学习

《国家免疫规划疫苗儿童免疫程序（2021年版）》

自 2008 年，我国实行《扩大国家免疫规划实施方案》，在原有乙肝疫苗、卡介苗、百白破疫苗等 6 种国家免疫规划疫苗的基础上，增加甲肝疫苗、流脑疫苗、乙脑疫苗等，对适龄儿童进行接种。上述国家免疫规划确定的疫苗，以及县级以上人民政府或其卫生主管部门组织的应急接种或群体性预防接种所使用的疫苗，被称为一类疫苗，是国家免费提供的规定接种疫苗。除此之外的水痘疫苗、流行性感冒疫苗、轮状病毒活疫苗等可供自费且自愿接种的疫苗，被称为二类疫苗。

表 6-1 所示为国家免疫规划疫苗儿童免疫程序表。

表 6-1　国家免疫规划疫苗儿童免疫程序表（2021 年版）

可预防疾病	疫苗种类	接种途径	剂量	英文缩写	接种年龄															
					出生时	1月	2月	3月	4月	5月	6月	8月	9月	18月	2岁	3岁	4岁	5岁	6岁
乙型病毒性肝炎	乙肝疫苗	肌内注射	10 或 20 μg	HepB	1	2					3								
结核病[1]	卡介苗	肌内注射	0.1 mL	BCG	1														
脊髓灰质炎	脊灰灭活疫苗	肌内注射	0.5 mL	IPV			1	2											
	脊灰减毒活疫苗	口服	1 粒或 2 滴	bOPV					3								4		
百日咳、白喉、破伤风	百白破疫苗	肌内注射	0.5 mL	DTaP				1	2	3				4					
	白破疫苗	肌内注射	0.5 mL	DT															5
麻疹、风疹、流行性腮腺炎	麻腮风疫苗	皮下注射	0.5 mL	MMR								1		2					
流行性乙型脑炎[2]	乙脑减毒活疫苗	皮下注射	0.5 mL	JE-L								1			2				
	乙脑灭活疫苗	肌内注射	0.5 mL	JE-I								1、2			3		4		
流行性脑脊髓膜炎	A 群流脑多糖疫苗	皮下注射	0.5 mL	MPSV-A							1		2						
	A 群 C 群流脑多糖疫苗	皮下注射	0.5 mL	MPSV-AC												3	4		
甲型病毒性肝炎[3]	甲肝减毒活疫苗	皮下注射	0.5 或 1.0 mL	HepA-L										1					
	甲肝灭活疫苗	肌内注射	0.5 mL	HepA-I										1	2				

注：1—主要指结核性脑膜炎、粟粒性肺结核等。

2—选择乙脑减毒活疫苗接种时，采用两剂次接种程序。选择乙脑灭活疫苗接种时，采用四剂次接种程序；乙脑灭活疫苗第 1、2 剂间隔 7~10 天。

3—选择甲肝减毒活疫苗接种时，采用一剂次接种程序。选择甲肝灭活疫苗接种时，采用两剂次接种程序。

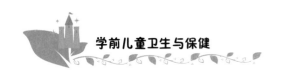
（2）被动免疫：指紧急需要时，易感者接受注射含有人血免疫球蛋白或人或动物抗血清等，注射后可迅速发挥保护作用，一般持续2~4周。

（3）药物预防：部分传染病，尤其是暂无疫苗预防的疾病，或无法接种疫苗的易感者可采取药物预防。如奈韦拉平用于阻断艾滋病毒母婴传播等。

单元二　病毒性传染病

一、流行性感冒

流行性感冒简称流感，是由流感病毒引起的经呼吸道传播的急性传染病。主要通过含有病毒的飞沫进行传播，人与人之间接触或与被污染物品的接触也可以传播。此病传染性强，发病率高，容易引起暴发流行或大流行。特别是婴幼儿、老年人和存在心肺基础疾病的患者容易并发肺炎等严重并发症而导致死亡。秋冬季节是此病高发季节。

政策学习

流行性感冒诊疗方案（2020年版）（节选）

（一）病因

流行性感冒是由流感病毒引起的一种急性呼吸道传染病。

（二）流行病学

（1）传染源。流感患者和隐性感染者是最主要的传染源。流感在潜伏期已具备传染性，患儿发病2~3天传染性最强，排毒时间一般为发病后1周内，排毒时长与病情严重程度相关。

（2）传播途径。流感病毒可通过飞沫，口腔、鼻腔及眼睛等处黏膜，接触患者的分泌物和被污染的物品等直接或间接传播。

（3）易感人群。人群普遍易感，可重复感染发病。

（4）流行特征。流感一年四季均可发生，呈全球性分布，温带和寒带地区一般在冬春季节流行，热带和亚热带可全年流行。流感发病率高、流行期短、可多次反复，历史上也多次发生流感大流行，如1918年西班牙大流感、2009年新甲型H1N1流感等。

（三）症状

（1）单纯型流感。学前儿童感染流感病毒多为单纯型流感。主要症状为发热、咳嗽、流涕、鼻塞及咽痛、头痛，少部分出现肌痛、呕吐、腹泻等症状。婴幼儿流感的临床症状可不典型，可出现高热惊厥，易引起喉炎、气管炎、支气管炎等症状。新生儿流感少见，但易合并肺炎，常有败血症表现，如嗜睡、拒奶、呼吸暂停等。

（2）肺炎型流感。流感病毒感染所导致的肺炎主要发生于婴幼儿、老年人、免疫功能低下等人群中。主要表现为发病 1~2 天病情加重，持续高热、精神萎靡、气急及咳血等。

（3）胃肠型流感。病程 2~3 天，以发热、呕吐和腹泻为显著特点，多见于婴幼儿及学前儿童。

（四）预防及治疗

1. 预防

1）控制传染源

早期发现疫情后，及时关注疫情动态，对流感患儿进行呼吸道隔离和治疗，隔离时间为 1 周或至主要症状消失。

2）切断传播途径

（1）保持室内空气流通，流感流行高峰期避免去人群聚集场所。

（2）咳嗽、打喷嚏时应使用纸巾，避免病毒通过飞沫传播。

（3）勤洗手，避免脏手接触口、眼、鼻。

（4）患儿用具及分泌物要彻底消毒。

3）保护易感人群

（1）接种流感疫苗，这是预防流感的最基本措施。

（2）加强户外体育锻炼，提高儿童身体抗病能力。

（3）秋冬气候多变，注意为儿童加减衣服。

（4）流行期间如出现流感样症状应及时就医，并减少与他人接触，尽量居家休息。

2. 治疗

患儿应卧床休息，多饮水，出现高热及全身酸痛等症状时可适量使用解热镇痛药物，严重者需送医治疗，避免出现并发症和继发感染。

二、麻疹

麻疹是由麻疹病毒引起的急性呼吸道传染病，发病季节以冬春季为主，6 个月至 5 岁的学前儿童发病率最高。在我国广泛应用麻疹减毒活疫苗后，麻疹发病率和致死率大幅下降。

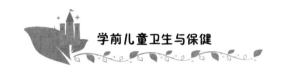

（一）病因

麻疹是由麻疹病毒感染引起的急性呼吸道传染病。

（二）流行病学

（1）传染源。麻疹患者是唯一传染源，出疹前5天至后4天传染性最强。

（2）传播途径。麻疹病毒主要通过呼吸道飞沫或污染周围环境进行传播。

（3）易感人群。在麻疹疫苗普遍应用前，90%的麻疹患者为9岁以下的学前儿童。广泛应用麻疹疫苗后，近年8月龄以下和15岁以上年龄人群发病率有所增加。

书山探宝

麻疹腮腺炎风疹联合减毒活疫苗（麻腮风疫苗，MMR）

（三）症状

典型麻疹按其表现可分为以下三期。

（1）前驱期。从发病至出疹前一般3~4天，有发热、咳嗽、流泪和麻疹黏膜斑。发热2~3天后，出现麻疹黏膜斑，麻疹黏膜斑是麻疹的特征性体征，为白色斑点（0.5~1 mm），常见于口腔黏膜和上下唇黏膜处。

（2）出疹期。多在发热2~4天后出现，持续3~5天。皮疹先见于耳后、发际，渐及耳前、面颊、前额、躯干及四肢，最后达手足心，2~5日布及全身。皮疹初为淡红色斑丘疹，直径2~5 mm，稀疏分明，疹间皮肤正常。出疹时，全身中毒症状加重，体温高、全身淋巴结肿大，肝脾肿大、肺部可有啰音，嗜睡或烦躁不安。

（3）恢复期。3~5天后，发热开始减退，全身症状减轻，皮疹按出疹的先后顺序消退，留褐色色素斑，1~2周消失，留有碎屑样脱皮。

（四）预防及护理

1.预防

（1）管理传染源。对麻疹患儿应做到早诊断、早治疗、早隔离，患儿至少应隔离至出疹后5天。

（2）切断传播途径。流行期间尽量减少外出，避免去人群密集的场所，多通风，保持室内空气流通。

（3）保护易感人群。未患过麻疹的儿童和成人均可以通过注射麻疹疫苗提高免疫力。我国政府规定的儿童计划免疫程序，将8个月婴儿定为初免对象，复种时间为18~24月龄。

2.护理

（1）发热时的护理。应注意麻疹的特点，在前驱期尤其是出疹期，体温不超过39℃

可不予处理，体温过低反而影响发疹。当体温过高时，可用温湿毛巾敷于前额或用温水擦浴（忌用酒精擦浴），或可服用小剂量退热剂，以体温略降为宜。

（2）休息。患儿应保证绝对卧床休息，病室内保持空气新鲜、通风，室温不可过高，以18℃~20℃为宜，相对湿度保持50%~60%。室内光线不宜过强，可遮以有色窗帘，以防强光对患儿眼睛的刺激。

（3）饮食。以营养丰富、高维生素、易消化的流食、半流食为主，并注意补充水分，可饮用果汁。少食多餐，摄入过少者给予静脉输液，同时注意水电解质平衡。

三、风疹

风疹又称"风痧"、痧子等，是儿童常见的一种呼吸道传染病。由于风疹的疹子来得快，去得也快，如一阵风，"风疹"因此得名。风疹病毒在体外生活力很弱，传染性与麻疹一样强。多见于1~5岁儿童，6个月内婴儿因有来自母体的抗体而获得抵抗力，很少发病。一次得病，可终身免疫，很少再患。

（一）病因

病原体为风疹病毒，一般通过咳嗽、谈话或喷嚏等传播。

（二）症状

风疹从接触感染到症状出现，要经过14~21天。典型风疹按其表现可分为二期。

（1）前驱期。病初1~2天症状很轻，可有低热或中度发热，轻微咳嗽、乏力、胃口不好、咽痛和眼发红等轻度上呼吸道症状。患儿口腔黏膜光滑，无充血及黏膜斑，耳后、枕部淋巴结肿大，伴轻度压痛。

（2）出疹期。通常于发热1~2天后出现皮疹，皮疹先从面、颈部开始，24小时内蔓延到全身。皮疹初为稀疏的红斑丘疹，以后面部及四肢皮疹可以融合，类似麻疹。出疹第二天开始，面部及四肢皮疹可变成针尖样红点，如猩红热样皮疹。皮疹一般在3天内迅速消退，留下较浅色素沉着。在出疹期，患儿体温不再上升，常无疾病感觉，饮食嬉戏如常。风疹与麻疹不同，风疹全身症状轻，无麻疹黏膜斑，伴有耳后、颈部淋巴结肿大，并且愈后情况良好，并发症少。

（三）护理和预防

1. 预防

（1）控制传染源。患儿应及时隔离治疗，隔离至出疹后1周。患儿应卧床休息，多食维生素及富有营养易消化的食物，如菜末、肉末、米粥等，同时注意皮肤清洁卫生，防止

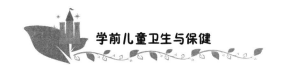

抓破皮肤，继发细菌感染。

学校及幼托机构应加强对密切接触者的医学观察，当学前儿童出现皮疹与发热情况时，应及时就医。疫情发生期间应加强晨检，停收新生。

（2）切断传播途径。风疹流行期间，不带易感儿童去公共场所，避免与风疹患儿接触。

（3）保护易感人群。控制和预防风疹的最有效措施是接种风疹疫苗，接种者95%产生特异性抗体，有效免疫保护期为7~10年。

2. 护理

（1）患儿应卧床休息，避免直接吹风，防止受凉后复感，加重病情。

（2）发热期间，应多饮水，饮食宜清淡，不吃煎炸与油腻的食物。

（3）防止患儿搔破皮肤，引起感染。

四、小儿急疹

小儿急疹，古时中国又称奶疹、假麻疹，是一种常见于6个月到3岁之间幼儿的疾病。

（一）病因

小儿急疹是由病毒引起的一种小儿急性出疹性传染病。

（二）症状

小儿急疹在临床上，以热退出疹为特点。患儿以6~18个月婴幼儿较多，6个月以内和2岁以上幼儿少见，一年四季均有发生，以冬、春、秋季多发。病后可获较巩固的免疫，再次发病者少见。典型小儿急疹按其表现可分为三期。

书山探宝

麻疹、风疹、幼儿急诊的鉴别诊断

（1）前驱期。通常无症状，也可有少量流涕、轻微咽部和眼结膜充血。

（2）发热期。起病急，体温迅速上升至39℃~40℃，伴有烦躁、咳嗽、呕吐、腹泻及咽红，在高热时可出现惊厥。

（3）出疹期。发热3~4天后，在降温或退热后出现皮疹，呈充血性斑疹或斑丘疹，先见于躯干，迅速波及颈面部和近端肢体。

（三）预防与护理

1. 预防

（1）控制传染源。避免让学前儿童接触小儿急疹患儿，远离病原体。

（2）切断传播途径。1 周岁以内的婴儿形气未充，发育不完全，抵抗疾病的能力差，所以尽量不要带婴儿串门或前往公共场所。公共场所中细菌及病毒在空气中的密度相对较高，婴幼儿患病的可能性会加大。

（3）保护易感人群。1 周岁以内婴儿饮食要有规律，在能添加辅食后要注意其蔬菜的摄入。

2. 护理

（1）患儿发热期间，应多饮水，以温开水为佳，不要喝甜水。因为患儿发热时食欲欠佳，甜水会进一步影响患儿的食欲，不利于疾病的康复。在饮食上以清淡为主。

（2）患病期间患儿体虚，应特别注意避风寒，慎勿汗出当风，招致病情反复。小儿发热出汗时，可用温热的湿毛巾或柔软的干毛巾给患儿擦拭。小儿急疹一般病程较短，预后良好。

五、水痘

水痘是一种常见的、病情较轻的呼吸道传染病，0~6 个月的婴幼儿具有母体的抗体，发病率较低。水痘传染性极强，大多在冬春季流行，病愈后可终身免疫。

（一）病因

水痘由水痘带状疱疹病毒引起，病人是唯一的传染源。

（二）流行病学

（1）传染源。传染源为水痘患者，水痘发病前 1~2 天至疱疹结痂均具有很强的传染性。

（2）传播途径。水痘病毒可通过空气飞沫经呼吸道传播，也可经接触疱疹液而感染。孕妇前 20 周内感染水痘会导致胎儿患先天性水痘综合征，孕妇产前 5 天到产后 48 小时期间患水痘可导致新生儿围产期水痘。

（3）易感人群。人群普遍易感，水痘多见于 2~6 岁的学前儿童，密切接触者 95% 以上发病。

（三）症状

（1）前驱期。水痘潜伏期 10~21 天，一般为 14 天左右。成人于皮疹出现前 1~2 天可先有发热、头痛、咽痛、四肢酸痛、恶心、呕吐、腹痛等前驱症状，小儿则无前驱期症状，皮疹和全身症状多同时出现。

（2）出疹期。发热 1~2 天后即进入发疹期。皮疹先见于躯干、头部，逐渐延及面部，最后达四肢。皮疹分布以躯干为多，面部及四肢较少，呈向心性分布。开始为粉红色帽针

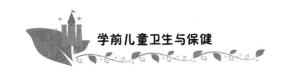

头大的斑疹，数小时内变为丘疹，再经数小时变为疱疹，多数疱疹数日后结痂。部分皮疹从斑疹→丘疹→疱疹→开始结痂，仅 6~8 小时，皮疹发展快是该病特征之一。疱疹稍呈椭圆形，2~5 mm 大小，疱疹基部有一圈红晕，当疱疹开始干结时红晕也消退，皮疹往往很痒。水痘初呈清澈水珠状，以后稍混浊，疱疹壁较薄易破。水痘皮损表浅，按之无坚实感，数日后从疱疹中心开始干结，最后成痂，经 1~2 周脱落。无继发感染者痂脱后不留瘢痕，痂刚脱落时留有浅粉色凹陷，尔后成为白色。有的痂疹愈合后，在正常皮肤上又有新的皮疹出现，故在病程中可见各期皮疹同时存在。

（四）预防和护理

（1）水痘为自限性疾病，一般可在 2 周内痊愈。主要是对症处理，患者应隔离至全部疱疹干燥结痂为止，一般不少于病后 2 周。

（2）患儿发热期应卧床休息，体温高者可予退热剂。

（3）保持室内空气清新，吃易消化的食物，多喝水。

（4）注意皮肤清洁，皮肤瘙痒较显著者，可口服抗组胺药物。疱疹破裂者，涂以 1% 甲紫，有继发感染者可局部应用消炎药。

书山探宝

水痘疫苗介绍

（5）可通过为幼儿注射疫苗来预防水痘。

六、流行性腮腺炎

流行性腮腺炎，俗称"痄腮""流腮"，是儿童和青少年中常见的呼吸道传染病，多见于 4~15 岁的儿童和青少年，也可见于成人，好发于冬、春季，在学校、托儿所、幼儿园等儿童集中的地方易暴发流行，成为严重危害学前儿童身体健康的重要疾病之一。

书山探宝

流行性腮腺炎常见误区

（一）病因

流行性腮腺炎由腮腺炎病毒所引起，该病毒主要侵犯腮腺，也可侵犯各种腺组织、神经系统及肝、肾、心脏、关节等几乎所有的器官。早期传播途径主要是患者喷嚏、咳嗽飞沫携带的病毒，通过呼吸道传播。被带病毒的唾沫污染的食物、餐具、衣物也可成为传染源。

（二）症状

（1）发病前 2~3 周有流行性腮腺炎接触史。

（2）初期可有发热、乏力、肌肉疼痛、食欲减退、头痛、呕吐、咽痛等症状，但多数患儿症状不重或不明显。

（3）起病1~2天后腮腺肿胀，一般先见于一侧，1~2天后对侧肿胀。腮腺肿胀以耳垂为中心，向周围蔓延，边缘不清楚，局部皮肤不红，表面灼热，有弹性感及触痛。腮腺管口可见红肿。患儿感到局部疼痛和感觉过敏，张口、咀嚼时更明显。部分患儿有颌下腺、舌下腺肿胀。同时伴中度发热，少数高热。腮腺肿胀大多于1~3天到达高峰，持续4~5天逐渐消退而恢复正常，整个病程10~14天。

（三）预防和护理

流行性腮腺炎是可以预防的。通常的措施如下。

（1）流行性腮腺炎是疫苗可预防性疾病，接种疫苗是预防流行性腮腺炎最有效的方法，儿童应按时完成预防接种，1.5岁接种一针，6岁接种一针。15岁以下儿童均可接种。目前有麻腮疫苗、麻风腮疫苗。

（2）在呼吸道疾病流行期间，尽量减少到人员拥挤的公共场所，出门及乘坐公共交通工具时应佩戴口罩。

（3）一旦发现学前儿童患疑似流腮，有发热或出现上呼吸道症状时，应及时到医院就诊，有利于早期诊治。

（4）养成良好的个人卫生习惯，做到"四勤一多"：勤洗手、勤通风、勤晒衣被、勤锻炼身体、多喝水。

腮腺炎的传染性仅次于麻疹和水痘，常在幼儿入托、新生入学、新兵入伍时暴发流行。中国的腮腺炎发病主要集中在4~15岁人群，占总病例数的80%以上，暴发占公共卫生事件的20%左右。所以目前预防腮腺炎应以儿童和青少年为主。

七、小儿病毒性肝炎

病毒性肝炎是幼儿常见的传染病，发病率高。目前常见的病毒性肝炎至少有三种：甲型肝炎、乙型肝炎、非甲非乙型肝炎。

（一）甲型病毒性肝炎

甲型病毒性肝炎简称甲型肝炎、甲肝，是由甲型肝炎病毒（HAV）引起的，以肝脏炎症病变为主的传染病，主要通过粪－口途径传播，临床上以疲乏、食欲减退、肝肿大、肝功能异常为主要表现。部分病例出现黄疸，主要表现为急性肝炎，无症状感染者常见。任何年龄均可患甲型病毒性肝炎，但以儿童和青少年为主。成人甲肝的临床症状一般较儿童重。冬春季节是甲肝发病的高峰期。甲型肝炎病程呈自限性，无慢性化，引起急性重型肝炎者极为少见，随着灭活疫苗在全世界的使用，甲型肝炎的流行已得到有效的控制。

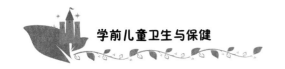

1. 传染源

甲型肝炎患者和无症状感染者为传染源，甲型肝炎患者仅从粪便中排出病原体，血液中 HAV 主要出现在黄疸发生前 14~21 天，在此期间患者的血液有传染性，有报道通过输血传播，但黄疸发生后患者血液通常无传染性。甲型肝炎患者绝大多数为急性，无黄疸型病例占病例总数的 50%~90%，尤以儿童多见。患者在起病前 2 周和起病后 1 周从粪便中排出 HAV 的数量最多，此时传染性最强。但至起病后 30 天仍有少部分患者从粪便中排出HAV。

2. 传播途径

甲型肝炎以粪 – 口途径为主要传播途径，粪口传播的方式是多样的，一般情况下，日常生活接触传播是散发性发病的主要传播方式，因此在集体单位（如托幼机构、学校和部队）中甲型肝炎发病率较高。此外，水和食物的严重污染也可导致传播，如 1988 年上海甲肝大流行就是生食污染毛蚶所致。

3. 易感性与免疫力

人群未注射甲肝疫苗者对 HAV 普遍易感，在我国，15 岁以下的儿童及青少年最容易患甲型肝炎，因为病后获得了持久的免疫力，至成年时，患甲型肝炎者减少，老年人更少。患过甲型肝炎或感染过甲型肝炎病毒的人可以获得持久的免疫力。

4. 症状

甲型肝炎潜伏期平均 30 天（5~45 天），主要表现为急性肝炎，分为急性黄疸型肝炎及急性无黄疸型肝炎，典型急性黄疸型甲型肝炎表现为起病急，早期有胃寒、发热、全身乏力、食欲缺乏、厌油腻、恶心、呕吐、腹痛、肝区痛、腹泻、尿色逐渐加深渐呈浓茶色等症状。少数病例以发热、头痛、上呼吸道症状为主要表现，此时易误诊为上呼吸道感染，黄疸出现前，早期消化道症状明显容易误诊为胃炎或消化不良。随着病程进展，上诉自觉症状减轻，发热减退，但尿色继续加深，眼睛巩膜、皮肤出现黄染，约于 2 周达高峰，可伴有大便颜色变浅，皮肤瘙痒，肝肿大，有充实感，有压痛及叩击痛，部分患者脾肿大，以上症状可持续 2~6 周。到恢复期黄疸逐渐消退，症状减轻至消失，肝脾回缩，肝功能逐渐恢复正常，总病程 2~4 月。

（二）乙型病毒性肝炎

乙型病毒性肝炎，简称乙肝，是一种由乙型肝炎病毒（HBV）感染机体后所引起的疾病。乙型肝炎病毒是一种嗜肝病毒，主要存在于肝细胞内并损害肝细胞，引起肝细胞炎症、坏死、纤维化。乙型病毒性肝炎

书山探宝

世界肝炎日

分急性和慢性两种。急性乙型肝炎在成年人中 90% 可自愈，而慢性乙型肝炎表现不一，分为慢性乙肝携带者、慢性活动性乙型肝炎、乙肝肝硬化等。我国目前乙肝病毒携带率为 7.18%，其中约 1/3 有反复肝损害，表现为活动性的乙型肝炎或者肝硬化。随着乙肝疫苗的推广应用，我国乙肝病毒感染率逐年下降，5 岁以下儿童的 HBsAg 携带率仅为 0.96%。

1. 传染源、传播途径

婴幼儿感染后，易成为病原体长期携带者或慢性肝炎患者。乙型肝炎病毒存在于患者的血液、粪便、唾液、鼻涕、乳汁等中。含有病毒的微量血液，可通过输血、注射血制品、共用注射器等途径传播。由于患者的唾液和鼻咽分泌物中也含有病毒，因此通过牙刷、食具的传播途径也可传染。

2. 症状

急性乙型肝炎可表现为急性黄疸型乙型肝炎和急性无黄疸型乙型肝炎。急性黄疸型乙型肝炎可有比较典型的临床表现，如低热、乏力、食欲缺乏、恶心、呕吐、厌油、腹胀、肝区疼痛、尿黄如茶水样等，部分患者甚至可出现一过性大便颜色变浅、皮肤瘙痒、肝区压痛及叩痛等，而急性无黄疸型乙型肝炎多较隐匿，症状轻，可有轻度乏力、纳差、恶心等不适，恢复较快，常常体检化验时才被发现。

（三）疾病预防

（1）提高个人卫生水平，养成饭前便后洗手的良好习惯。

（2）加强水源保护，严防饮用水被粪便污染。应尽可能避免食用可能已被污染的水、水果、蔬菜以及贝类食品，做好环境卫生及粪便无害化处理。

（3）幼托机构要建立切实可行的卫生制度，严格执行对食具及便器的消毒制度。儿童实行一人一巾一杯制。全托单位还应注意尿布消毒。学前儿童使用的玩具各班应严格分开并进行消毒处理。

（4）对肝炎患儿的食品、便器、衣服、床单、注射针头及其排泄物等均应作消毒处理。消毒方法应根据不同的消毒对象采用煮沸、福尔马林、强化戊二醛、有效氯以及紫外线等灭活病毒。

（5）保护易感人群。

八、手足口病

手足口病是一种儿童传染病，又名发疹性水疱性口腔炎。多发生于 5 岁以下儿童，可引起手、足、口腔等部位的疱疹，少数患儿可引起心

书山探宝

新型冠状病毒肺炎

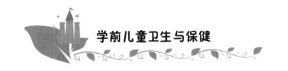

肌炎、肺水肿、无菌性脑膜脑炎等并发症，甚至导致死亡。

（一）病因

手足口病是由肠道病毒引起的传染病，引发手足口病的肠道病毒有 20 多种（型），其中以柯萨奇病毒 A16 型（Cox A16）和肠道病毒 A71 型（EV A71）最为常见。

人群密切接触是手足口病重要的传播方式，儿童通过接触被病毒污染的手、毛巾、手绢、水杯、玩具、食具、奶具以及床上用品、内衣等引起感染。此外，空气飞沫及饮食也可作为传播途径。

书山探宝

国家卫生健康委公告2022年第7号——关于全力做好新型冠状病毒感染疫情防控工作的公告

（二）症状

患儿感染肠道病毒后，多以发热起病，一般为 38℃ 左右。口腔黏膜出现分散状疱疹，米粒大小，疼痛明显；手掌或脚掌部出现米粒大小疱疹，臀部可受累。疱疹周围有炎性红晕，疱内液体较少。

轻症患儿早期有咳嗽、流涕和流口水等类似上呼吸道感染的症状，部分患儿可伴有恶心、呕吐等反应。发热 1~2 天后开始出现皮疹，通常在手足、臀部出现，或出现口腔黏膜疱疹。部分患儿不发热，只表现为手、足、臀部皮疹或疱疹性咽峡炎，病情较轻。大多数患儿在 1 周以内体温下降、皮疹消退，病情恢复。

重症患儿病情进展迅速，在发病 1~5 天出现脑膜炎、脑炎、脑脊髓炎、肺水肿、循环障碍等，极少数病例病情危重，可致死亡，存活病例可留有后遗症。重症患儿表现为精神差、嗜睡、易惊、头痛、呕吐甚至昏迷；肢体抖动、肌阵挛、眼球运动障碍；呼吸急促、呼吸困难、口唇紫绀、咳嗽、咳白色、粉红色或血性泡沫样痰液；面色苍灰、四肢发凉，指（趾）发绀；脉搏浅速或减弱甚至消失，血压升高或下降。

（三）防护

（1）每日严格进行晨检，发现可疑患儿，要及时告知家长带患儿就医或者居家观察；对患儿在学校、幼儿园所用的物品要立即进行消毒处理。

（2）保持室内空气流通，定期对学前儿童的玩具、水杯、餐具等进行消毒。

（3）幼儿园教师需要教育、指导儿童养成正确洗手等良好的卫生习惯；教师要保持良好的个人卫生状况。

（4）做到"洗净手、喝开水、吃熟食、勤通风、晒衣被"。春夏是肠道病毒感染容易发生的季节，要注重环境、食品卫生和个人卫生。

（5）尽量不要带学前儿童去人群密集场所。

📖 书山探宝

你所关心的几个手足口病热点问题

1.孩子以前得过手足口病，还会再得吗？

同一个孩子有可能会多次得手足口病，这是因为手足口病是由一组肠道病毒引起的一种儿童常见传染病，目前发现有 20 多种肠道病毒都可以引起手足口病，而这些肠道病毒各型之间没有交叉免疫力。

比如说感染了 EV-A71 病毒会出现手足口病的表现，感染之后产生的免疫力对其他的肠道病毒没有交叉保护作用，再次感染 CV-A16 或者其他型别的病毒仍然有可能会发生手足口病。

2.手足口病起疱疹，起得多是否就代表问题严重？

手足口病主要症状为发热、口腔黏膜疱疹或溃疡，手、足、臀部等部位皮肤出疹。起疱疹是手足口病的典型临床表现之一，目前没有证据表明疱疹的多少与手足口病的严重性呈现相关。

值得提醒的是：年龄 3 岁以下、病程 3 天以内、出现神经系统、呼吸系统、循环系统异常、感染了 EV-A71 病毒是发展为重症的危险因素。

3.手足口病是不是很容易发展成脑炎？

大多数患儿预后良好，一般在 1 周内痊愈，无后遗症。只有少数患儿发病后累及神经系统，出现脑炎、脑脊髓炎等临床表现，这部分孩子经过治疗一般都会康复，只有极少一部分的孩子可能因为病情发展非常迅速，救治不及时，还有其他一些因素的影响引起死亡。

（资料来源：江苏疾控公众号）

单元三　细菌性传染病和常见寄生虫病

一、细菌性传染病

细菌性传染病是由细菌所引起的传染病或感染性疾病，种类非常多，如痢疾、肺结核、流行性脑脊髓膜炎，或白喉、伤寒、猩红热等。这里选择百日咳和细菌性痢疾给大家讲解。

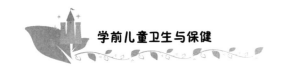

（一）百日咳

书山探宝

百日咳疫苗介绍

百日咳的临床特征为阵发性痉挛性咳嗽、咳嗽伴有深长的"鸡鸣"样吸气性回声，如果未得到及时有效的治疗，病程可迁延 2~3 个月，故称"百日咳"。本病传染性很强，常引起流行。患儿的年龄越小，病情越重，可并发肺炎、脑病而死亡，近 30 年来，由于疫苗的广泛接种，我国百日咳的流行已大大减少，发病率、病死率明显降低。

1. 病因

百日咳是由百日咳杆菌引起的急性呼吸道传染病。

2. 症状

潜伏期 2~21 天，一般为 7~14 天。按其表现可分为三期。

（1）前驱期。自发病至出现阵发性痉挛性咳嗽，一般为 7~10 天。最初有咳嗽、打喷嚏，伴低热约 3 天，此后咳嗽日渐加重，表现为日轻夜重。

（2）痉咳期。出现明显的阵发性痉挛性咳嗽，一般持续 2~6 周，也可达 2 个月以上。痉咳前患儿常出现焦虑或恐惧感，痉挛性咳嗽发作时为连续不断的高音调"鸡鸣"样吸气回声。类似痉咳反复多次，直至咳出大量黏稠痰液或将胃内容物吐出。

（3）恢复期。此阶段痉咳缓解至咳嗽停止，为 2~3 周，有并发肺炎、肺不张等其他病症者可迁延不愈，持续数月。

整个病程中，体检很少阳性发现，痉咳严重时已有切齿的患儿，可见舌系带溃疡、新生儿和 3 个月以下婴儿常不出现典型痉咳，多见咳数声后即发生屏气、发绀，以至窒息、惊厥或心脏停搏。成人百日咳一般较轻，仅有持续咳嗽。

3. 预防和护理

（1）控制传染源、切断传播途径。百日咳是传染性较强、病情顽固及并发症较严重的疾病，必须采取有效的措施进行预防。隔离患者是预防百日咳流行的重要环节，隔离期从发病之日算起为 6 个星期。

（2）保护易感人群。对出生满 3 个月的婴幼儿，要进行百白破三联疫苗的预防接种。对没有进行过预防接种的体弱婴儿，如已接触过百日咳患儿可注射丙种球蛋白，以增强机体的防御机能。对以前已经接受过预防接种的小儿，可再注射一次百日咳疫苗，以促使产生抗体，加强其免疫力。

（二）细菌性痢疾

细菌性痢疾简称菌痢，是由痢疾杆菌引起的肠道传染病，好发于夏秋季。临床主要表现为发热、腹痛、腹泻、里急后重和黏液脓血便。严重者可发生感染性休克和（或）中毒性脑病。本病急性期一般数日即愈，少数患者病情迁延不愈，发展成慢性菌痢，可以反复发作。

1. 流行特征

（1）季节性。本病全年均可发生，但有明显季节性，夏秋季有利于苍蝇滋生及细菌繁殖，且人们喜食生冷食物，故夏秋季多发。

（2）发病年龄。以学前儿童发病率最高，其次为中青年，这与其活动范围大及接触病原菌机会较多有关。

2. 症状

潜伏期一般为1~2天。临床上将病程在2个月以内者称为急性细菌性痢疾，分三型，即普通型、轻型和中毒型。

（1）普通型（典型）：起病急，发烧39℃以上，继之出现腹痛、腹泻，大便开始时为稀便或水样便，以后大便次数增多，但便量逐渐减少，并且转变为黏液便或脓血便，一般每日10~20次，严重者可达20~30次，大便时里急后重感（大便时有下坠感、排便不尽感）明显，经过治疗，症状可5~7天得到控制，整个病程1~2周。腹痛以左下腹为主，呈阵发性，大便后减轻。婴幼儿可出现高热惊厥、呕吐明显及排便前后哭闹不安。

（2）轻型：全身中毒症状轻，低热或无明显发热。大便每天数次，稀便或黏液便。轻微腹痛及左下腹压痛，婴幼儿多见。

（3）中毒型：起病急骤，变化迅速，可表现为高热、头痛、呕吐、烦躁、嗜睡，甚至血压下降，意识改变。

3. 预防

（1）做好环境卫生，加强厕所及粪便管理。

（2）加强饮食卫生及水源管理。

（3）加强卫生教育，做到饭前便后洗手，不饮生水，不吃变质和腐烂食物。

（4）不暴饮暴食，以免胃肠道抵抗力降低。

（5）做好消毒隔离工作，食具要煮沸15分钟消毒，患者的粪便要用1%漂白粉液浸泡后再倒入下水道。

（6）保护易感人群，近年来口服志贺菌依链株减毒活菌苗，可产生IgA，以防止痢疾菌毛贴附于肠上皮细胞，从而防止其侵袭和肠毒素的致泻作用。

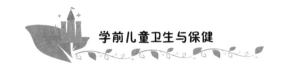

二、学前儿童常见寄生虫病

寄生虫病是寄生虫侵入人体而引起的疾病。因虫种和寄生部位不同，引起的病理变化和临床表现各异。本类疾病分布广泛，世界各地均可见到，但以贫穷落后、卫生条件差的地区多见，感染的人群主要是接触疫源较多的劳动人民及免疫力较低的儿童。

由于地区、生活环境、生活习惯的巨大差别，流行的寄生虫病都有不同，这里选择蛔虫病和蛲虫病给大家讲解。

（一）蛔虫病

蛔虫感染在世界各地最为常见，全世界约有 1/4 的人口感染蛔虫，温带及热带、经济不发达、温暖潮湿及卫生条件差的国家或地区流行更为广泛。我国各省区均有过蛔虫流行。农村人口的感染率高于城市，儿童高于成人。

1. 病因

蛔虫病是由蚓蛔线虫寄生于人体小肠或其他器官所引起的常见疾病。本病患者以儿童居多。临床多数无明显自觉症状。

（1）传染源。蛔虫病患者和感染者。

（2）传播途径。在蛔虫病流行地区，用人粪作为肥料和随地大便是蛔虫卵污染土壤和地面的主要方式。蛔虫卵在外界发育为感染期虫卵后，可以通过多种途径使人感染。人因接触外界污染的泥土，如农田、庭院、地面等，经口吞入附在手指上的蛔虫卵而感染，或者食用带有蛔虫卵的甘薯、胡萝卜、腌菜等食物而发生大批人群感染。

（3）人群易感性。人对蛔虫普遍易感。人群的蛔虫感染率，在地区分布上，农村高于城市。在年龄分布上，儿童高于成人，尤以学龄期和学龄前期儿童感染率最高。随着年龄的增长，多次感染产生免疫力，是成人感染率降低的原因之一。男性与女性患病无显著差别。

2. 流行特征

（1）地区性。蛔虫病在地区分布上，农村高于城市，这与当地粪便污染地面和卫生水平低等因素有关。蛔虫病的感染与否与该地区经济条件、生产方式、生活水平以及文化水平和卫生习惯等社会因素有密切关系。因此，发展经济、提高文化水平和养成良好的卫生习惯，可使蛔虫感染率降低。

（2）季节性。人群感染蛔虫的季节与当地气候、温度有关。在温带地区，冬季蛔虫卵停止发育，春季气温回升到 13℃ 以上，虫卵开始继续发育，秋季，随着气温下降，蛔虫卵发育期延长，乃至滞育。一般认为，感染期虫卵的出现率以 7、8 月为最高。

3. 症状

（1）幼虫移行期。少量幼虫在肺部移行时，可无任何临床表现。但短期内生吃了含大量感染期蛔虫卵的蔬菜和其他被污染食物的患者，常可引起蛔虫性肺炎、哮喘和嗜酸性粒细胞增多症。此症潜伏期一般为 7~9 天，临床上出现全身和肺部症状。

（2）成虫引起的症状。大多数患儿无任何症状。患者以腹痛最常见，疼痛部位位于脐周，呈不定时反复发作，常有食欲缺乏与恶心、消化不良，烦躁不安、荨麻疹等。时而腹泻或便秘，常突然发生脐周阵发性疼痛，按之无压痛。患儿有时可引起神经症状，如惊厥、夜惊、磨牙、异食癖等。

（3）并发症。常见的并发症是胆道蛔虫病、肠梗阻、胆管炎、胆囊炎、胆结石症、胰腺炎、肝脓肿、阑尾炎、肠穿孔和腹膜炎等。

4. 预防

（1）驱虫。驱除肠内蛔虫，包括患者和带虫者是控制传染源的重要措施。

（2）管理粪便。使粪便无害化，建卫生厕所等。

（3）宣传教育。宣传蛔虫病的危害性和防治知识，注意个人卫生，饭前便后洗手，不随地大小便，不饮生水，防止食入蛔虫卵，减少感染机会。

（4）药物防治。服用安乐士、肠虫清等。

5. 并发症处理

送医治疗，防止延误病情。

（二）蛲虫病

1. 病因

蛲虫病，是由蛲虫寄生于人体肠道内所引起的常见疾病，患者以儿童居多，临床多以夜间会阴部和肛门瘙痒为主要特征。

（1）传染源。蛲虫病患者是唯一感染源。

（2）传播途径。

①自身感染。蛲虫病主要通过粪–口途径传播，虫卵可首先污染患儿手指，再经口食入而感染，虫卵在指甲及皮肤可存活 10 余天。

②接触感染或吸入感染。接触被污染的患儿衣物、被褥等可导致间接感染蛲虫病，通过吞食或空气吸入虫卵的方式也可感染蛲虫病。

书山探宝

服用驱虫药时应注意什么？

书山探宝

如何预防传染病大面积传播？

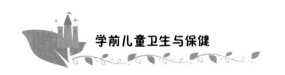

③逆行感染。虫卵在患儿肛周孵化出幼虫，幼虫经过肛门进入肠道内发育为成虫并产卵，不断感染患儿。

④人群易感性及流行特征。人群普遍易感，且重复感染较多。蛲虫病呈世界性分布，人群的蛲虫感染率在地区分布上，呈现出农村高于城市的特点，在卫生条件较差的地区更易传播和流行。常发生于学龄前儿童及其家庭成员中。

2. 症状

（1）局部症状。蛲虫病患儿最常见的症状为肛周和会阴皮肤瘙痒，夜间烦躁、睡眠不安，局部皮肤可因搔抓而发生皮炎甚至感染。

（2）全身症状。全身症状主要包括恶心、呕吐、腹痛、食欲缺失等消化道症状，以及焦虑不安、失眠、注意力不集中等精神症状。

3. 防治

1）预防

（1）养成良好的卫生习惯，饭前便后洗手，勤剪指甲，勤换衣物。

（2）患病幼儿睡觉时避免穿开裆裤，避免患儿用手接触患处。

（3）勤换内衣及床具，多进行日晒消毒。

（4）当蛲虫病在幼儿园或托幼机构出现或流行时，应及时对其他儿童进行普查，做到疾病的早发现、早治疗。

2）治疗

（1）驱虫治疗。患儿可到正规医院进行驱虫治疗，常见的驱虫药包括甲苯咪唑、阿苯达唑等。

（2）局部用药。患儿每晚清洗患处后，于睡前局部涂擦蛲虫软膏，可杀虫止痒。

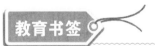

"捧着一颗心来，不带半根草去。"

——陶行知

学海泛舟

人民教育家陶行知

自我复盘

通过本专题的学习，请你结合对学前儿童常见传染病的理解，绘制出头脑中的知识结构图。

闯关自测

一、单项选择题

1. 饭前便后要洗手，从预防传染病流行的角度看，这是为了（　　）。

A. 切断传播途径　　　B. 保护易感人群　　　C. 控制传染源　　　D. 以上都是

2. 管理传染源的方法不包括（　　）。

A. 做好接触者检疫　　　　　　　B. 早治疗

C. 早发现　　　　　　　　　　　D. 接种疫苗

3. 为了有效控制传染病的传播，采取的措施一般不包括（　　）。

A. 控制传染源　　　B. 清除病原体　　　C. 切断传播途径　　　D. 保护易感人群

二、判断题

1. 麻疹、水痘等传染病，一次患病后几乎终身不再感染。　　　　　　　（　　　）

2. 幼儿发烧后出现特异性皮疹，这可能是患有急性传染病。　　　　　　（　　　）

3. 流行性腮腺炎、百日咳等疾病，可以通过接种疫苗进行预防。　　　　（　　　）

三、简答题

1. 试述传染病的基本特征。

2. 传染病流行的环节是什么？怎么样预防传染病？

3. 如何鉴别麻疹和风疹？

4. 如何预防病毒性肝炎？

5. 幼儿急疹有何特点？

6. 水痘的症状有哪些？

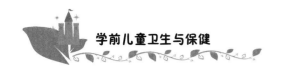

7. 幼儿手足口病的病因是什么？有何特征？如何防护？

8. 细菌性痢疾与小儿腹泻有何异同？

四、案例分析题

幼儿园某大班发现一例甲型肝炎患者，该园采取了以下措施。

1. 将患儿进行隔离，时间为 30 天。

2. 对患儿使用过的玩具、餐具进行消毒。

3. 对该大班幼儿进行医学观察。

请分析以下问题：

1. 该园采取的措施哪些是恰当的？哪些不够明确？

2. 幼儿园还应采取哪些措施？

专题七
学前儿童常用护理技术及意外事故急救处理

素质目标

树立"医、保、教"结合的儿童保育观。

知识目标

1. 熟悉学前儿童的安全保健常识。
2. 掌握学前儿童常见的安全隐患包括哪些方面。

技能目标

1. 学会实施学前儿童常用的护理方法。
2. 掌握学前儿童急救技术的操作。

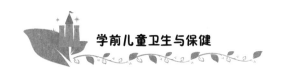

情景导学

学前儿童精力旺盛，天生是个坐不住的玩乐家。喜好追逐、跑跑跳跳，难免引致跌倒、碰撞受伤。冬天时节，北方地区较冷且干燥，幼儿鼻腔内微细的血管为了维持适当的温度与湿度，会有较多血液流入。加上如果喝水少、上火或碰撞等，孩子感到不适时就会挖鼻子而容易导致流鼻血。

梓轩小朋友平时就喜欢挖鼻孔，经常会把鼻子挖到流鼻血。这天他又跑来对老师说："老师，我又流鼻血了！"老师赶紧让他坐在椅子上，用毛巾将鼻周围的血液擦干净，并用拇指和食指捏住鼻头压迫止血，同时让梓轩张口呼吸。鼻血终于止住了，老师再次告诉梓轩："以后不可以随便挖鼻孔了，再挖鼻孔的话，鼻孔就要生气了！"梓轩点点头答应了。

学前儿童流鼻血的意外事件在幼儿园时常发生，在事情发生以后，老师处理的方法对学前儿童的影响非常重要。在遇到儿童创伤引起的流鼻血时，先稳定情绪，不要过度惊慌失措，保持冷静，才能安抚因出血而更加惊慌大哭的幼儿。同时，应该让幼儿在实践中学习自我护理的方法，提高他们的自我保护能力。此外，老师也可以适时创设机会，让孩子们通过同伴之间的互相帮助，掌握常见问题的护理方法，进一步激发同伴之间的良好情感。

对于梓轩流鼻血事件，老师还顺便让他意识到鼻子是我们的好朋友，是人的嗅觉器官，我们要保护它、爱护它，多喝水，避免鼻子干燥，多吃水果和蔬菜，补充维生素，饮食清淡，不要吃过于油腻的东西等。

希望通过本专题的学习，你能够掌握更多学前儿童常用的护理与急救技术。

单元一　学前儿童安全保健常识

学前儿童自我保护能力弱，伤害事故最易发生，这是幼儿园的管理者及家长们最担心的事情。一旦事故发生，对学前儿童的人身安全造成了一定的危害，影响幼儿园正常工作的开展，还给幼儿园带来了管理的压力、声誉的影响、财产的损失等。

一、托幼机构意外事故发生的原因

学前儿童发生意外事故的原因很多，其中有学前儿童自身发展因素，也有幼儿园环境等多发因素的影响。

1. 学前儿童运动功能不完善，体能弱而造成的伤害

由于学前儿童年龄小，体质和体能发展不完善，在活动时往往把握不好平衡，身体重心不稳，动作不协调，反应慢，不灵活，相撞时躲闪能力差。此外，学前儿童正处在身体生长发育和心理迅速发展的时期，身体各系统器官发育不成熟，意外伤害事故便相伴而生。例如，跑、跳动作的生硬、笨拙，常会有摔倒现象，容易发生跌伤等。

2. 学前儿童不当行为造成的伤害

目前，很多父母只重视孩子的智力发展，往往忽视孩子生活习惯和自我服务能力的培养，这就造成有些学前儿童任性、执拗，集体意识差，谦让、友善不够，在游戏和户外活动时，规则、秩序的概念较为淡薄，玩兴大发时，容易一拥而上，发生争抢、拥挤等现象，这些不良的生活行为习惯正是发生意外事故的隐患。

3. 学前儿童具有强烈的好奇心，活泼好动，对危险因素缺乏认识

学前儿童具有强烈的好奇心，活泼好动，有时还会情绪激动，这些都有可能使他们忽略了周围的环境因素，丧失了理智和判断能力，从而出现各种事故。

4. 托幼机构的环境及保教人员配备比例问题

在集体环境中，学前儿童人数较多，教师人数较少，造成看管不到位而引发安全事故；保育师人数不足，师生距离较远的情况下，会导致意外事故多发。

二、幼儿园安全教育

对学前儿童进行安全教育，主要是让学前儿童在日常生活中学习怎样注意安全，保护自己，避免受伤害，让学前儿童的身心能够健康地发展。

1. 创造良好环境，增强学前儿童体能

工作中我们经常发现这样的情况：一些体弱、受保护过度的学前儿童，在活动中经常磕磕碰碰，而平时活泼好动、身体健壮的学前儿童意外受伤率却很低。究其原因可知，由于体弱的学前儿童不爱活动，造成动作不协调、平衡能力差，遇到突发情况反应慢，因此容易受到意外伤害；而那些活泼健壮的学前儿童，由于好动、灵活、反应快，遇到情况能采取紧急措施，反而受意外伤害较少。由此可知，增强学前儿童体能是提高学前儿童自护能力的重要途径。为此，我们要做到以下几点：

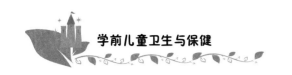

（1）防范安全隐患。在环境改造中，创设便于学前儿童锻炼的各种环境设施。对现有的容易对学前儿童造成伤害的建筑进行拆除和改造，对大型玩具进行全面检修，认真检查每一颗螺丝，做到防患于未然，将意外伤害消灭在萌芽之中。

（2）创设良好的生活环境。利用园内一切可以利用的场地，创造条件让学前儿童在课余时间进行锻炼。例如，学前儿童在玩轮胎过程中，知道一手扶着、一手在后面推就可以滚得很稳，而且越玩越灵活，并且知道轮胎要倒时赶快躲开身体、跳到一边就不会压到脚。这些器械既丰富了学前儿童的活动内容，又锻炼了学前儿童的体能。

（3）开展多种活动，增强学前儿童的体能。我们除对学前儿童进行体育训练外，还注意开展各种学前儿童感兴趣的活动，以增强他们的体能。例如，春天带领孩子去郊游，通过远足活动对学前儿童进行力量和耐力的练习；冬季运动会组织达标项目比赛，孩子们就自觉加强了平时的排球、跳绳、投掷、翻滚等项目的练习，兴趣很浓，达标率也有所提高。

2. 培养良好行为，形成自护习惯

我国著名的儿童教育家陈鹤琴讲过："习惯养得好，终身受其益。"生理学家认为，习惯是自动了的条件反射。学前儿童期容易形成条件反射，我们应该抓住这一教育契机，探索有效的方法，使学前儿童从小养成良好的自护习惯。

（1）良好行为的养成，能使学前儿童躲避伤害。例如，学前儿童有了饮食前吹一吹、摸一摸的行为习惯，可以避免烫嘴、烫手，防止误吃东西；学前儿童养成靠边走、跑、右行的习惯，碰撞同伴或受车辆撞碰的机会就会大大减少；轻开门窗、轻拿、轻放桌椅的行为，能使学前儿童避开门窗桌椅边棱，可免遭磕碰的皮肉之苦，这些都是日常生活中经常遇到的情况。家庭和幼儿园应相互配合，对学前儿童进行教育，并长期坚持、反复强调。可以将日常行为规范编成朗朗上口的儿歌，便于学前儿童理解、记忆。

（2）遵守游戏规则，形成自护习惯。学前儿童的自我中心特点极为突出，玩得高兴时，常常忘记了要遵守规则和秩序，极易造成身体伤害。因而，在游戏活动中，要注意培养学前儿童按秩序游戏，遵守游戏规则，这也是使学前儿童获得自我保护意识和能力的重要途径。

3. 学习自护常识，培养自护能力

对意外的自护常识是人们在历经灾难后，对灾难缘由的规律性认识及所采取的必要防护措施。这对以形象思维为主、抽象思维刚刚萌芽的学前儿童来说，是难以掌握的。因此，在灾害中，学前儿童往往受害最大。那些恶性的犯罪活动，如绑架、拐骗等的黑手往往最先伸向学前儿童。所以，向学前儿童普及意外自护常识是形势所迫。意外伤害是偶然

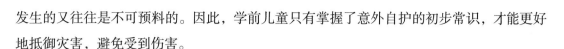

发生的又往往是不可预料的。因此，学前儿童只有掌握了意外自护的初步常识，才能更好地抵御灾害，避免受到伤害。

（1）学前儿童学习自护常识，有利于自护能力的提高，将自护常识贯穿于各科教学之中。如认识夏季时，我们告诉儿童如何避免雷击的伤害；认识电时，教给儿童正确使用电器的方法；把各种信号、标志、符号，编进故事中讲给儿童听，使他们掌握必备的自护常识，提高应变和自护能力。

（2）教育学前儿童敢于求助，提高学前儿童的自护能力。学前儿童体力小，生活经验不足，适应环境能力差，遇到险情时身心难以应付，所以求助是学前儿童自护的最好方法。许多学前儿童遇到困难时只会哭泣、发脾气，遇到陌生人非难时就惊恐失措，连呼喊求助的胆量都没有，又因受语言能力的限制，学前儿童在遇到困难需要帮助时，往往说不清楚事情的经过，所以教师和家长传授学前儿童求助的技能。要从"敢"字入手，教给学前儿童用语言表达自己的意愿。平时要练习让学前儿童讲清楚一件事的内容、地点、时间，讲清请别人帮什么等。在电话已经普及的当今社会，利用电话求助是获得帮助的有效办法。我们要求中班以上的学前儿童学会拨通自己家及父母的电话，并且知道110、119、120等呼救电话的含义。

（3）通过直觉体验、情景类推，培养学前儿童的自护能力。学前儿童有受伤的体验，对自身痛苦的记忆是最深刻的，所以当见到别的小朋友摔伤跌破时，能把自己的痛苦记忆类推到他人身上。这种直觉体验有助于学前儿童理解自护的意义，也有利于教师在情景中对学前儿童进行随机的自护教育。我们还可以利用电教媒体创设情景，让孩子讨论学习自护方法，以弥补随机教育的不足。例如，创设着火了怎么办，躲在哪里最安全等情景活动，通过老师的正确引导，增加学前儿童的自护经验；又如，怎样面对火灾、怎样面对地震、怎样面对煤气泄漏等，从而有效地提高孩子的自护能力。

4. 增强危险意识，做小小"社会人"

（1）教育学前儿童不做有危险的事。保教人员应该关注学前儿童生活的每一个细小环节，同时要对他们进行必要的安全教育，帮助他们了解什么是危险，如何避开危险。例如，教育学前儿童不爬墙、不爬树，不采食花、草、种子，不随便吃药，不随便碰电器，不把小物品如花生、玉米等放入口中吮吸，或放入耳、鼻中，以免引起意外事故发生。

（2）教育学前儿童遵守日常生活中的安全制度。在幼儿园里，学前儿童不能随便离开自己所在的班级，有什么事要先告诉教师，得到允许才可以离开。在幼儿园出入各馆室不能打闹、拥挤，遵守秩序，同时可以利用图片、故事等形式向学前儿童宣讲一些因缺乏安

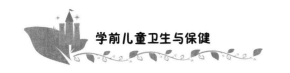

全意识而酿成灾祸的实例，以加强学前儿童遵守安全制度的意识。

三、幼儿园的安全措施

在事故成因中，有的幼儿园设备（如滑梯、攀登架等）陈旧、老化，年久失修，存在安全隐患，教师又没有做到经常排查、及时发现存在的问题，这样就很容易发生事故。幼儿园校舍中楼房占大多数，楼道、走廊、台阶等处也是事故易发地；午睡室使用高低铺可解决园舍用房紧张的问题，但如果使用不当，上铺的床位对学前儿童来说就有潜在的危险。另外，教室里的桌椅、柜子等因设计不合理，留有尖锐的边角，或者室内摆设拥挤，这些也均威胁到学前儿童的安全。在《幼儿园管理条例》中明确规定：幼儿园内严禁设置威胁学前儿童安全的危险建筑物和设施。在幼儿园的设施安全管理中，我们应该积极采取预防措施，减少事故的发生，避免师生人身的伤害和财产的损失。

对此，应采取的措施如下。

1. 经常对园内、班内的设备进行检查、维修

首先，必须建立设备器械检查制度，定专人经常地、定期地检查，并及时做好检查记录；其次，要定期请专业人员检修、保养，对于陈旧、老化的器械，要坚决更换。

2. 对楼道等易出事故地点的安全防范

有安全隐患的地方要设置警示标志，如在楼梯两边画小脚丫以暗示按秩序走。教育学前儿童在楼道等较危险的地方不奔跑、不拥挤、不攀爬，否则可能会造成严重后果。

3. 对室内环境设置中的安全防范

在设计制作学前儿童用具时，要尽量向软、圆的标准靠近，如桌椅柜的边角是弧形的，墙壁和柱子做上软包，避免磕碰致伤。

4. 对高低铺的安全防范

《幼儿园工作规程》明确规定寄宿制幼儿园"应配备儿童单人床"，日托幼儿园如果因需要而使用高低床，除了要对学前儿童进行安全教育，还要采取必要的防护措施，如学前儿童入睡和起床时增加人员加强管理，在床边过道铺上较厚的地毯或软垫等。

5. 幼儿园要建立安全检查制度

幼儿园要设专人定期、不定期地检查园内的房屋、场地、家具、玩具、器械等，防患于未然。幼儿园还要加强对门卫的严格管理，健全严格的家长接送制度，要求学前儿童的接送者必须是孩子的父母或固定接送人，并建立接送卡片。外出活动、交接班，都要清点学前儿童人数，防止孩子独自离开集体。保教人员要有高度的责任感，发现不安全因素，应随时报告或采取措施加以解决。

虽然在日常的安全管理中，事故发生的原因是各种各样、错综复杂的，安全和预防对策也应因事而异、因人而异，但如果我们能依法办园，着眼于学前儿童的安全，落实各种防范措施，那么幼儿园安全事故就会越来越少，学前儿童教育也会越办越好。

单元二　常用的护理技术

教师并非天生而成。在大力提倡"保教合一"的今天，幼儿园教师不仅要有基本的素质和知识、教学技能，还要掌握基本的学前儿童保健技能，这就需要幼儿园教师掌握一些常用的护理技术，从而能够在多方面促进学前儿童身心健康发展，保证学前儿童一日生活得以顺利进行。

下面介绍几种常用的护理技术。

一、测量体温

小儿的体温比成人略高，正常体温为36℃~37.4℃。一昼夜间，有生理性波动。测体温要在学前儿童安静状态下进行。

测量体温要用体温计（图7–1）。体温计有腋表、口表、肛表三种。三种表所测体温略有差异，给小儿测体温时，要测腋下，因为这样既安全又卫生。在测体温前，首先要看一看体温计的水银线是否在35℃以下，如果超过这个刻度，应轻轻甩几下，使水银线降至35℃以下。使用腋下体温计时，要先将腋窝皮肤的汗擦干，然后将体温计水银头部置于腋窝中间，使上臂紧贴于胸壁，把体温计夹紧，测试时间不能少于5分钟。看体温计数字时，要横持体温计缓缓转动，取与眼等高的水平位置看水银柱所至的刻度，一般精确至小数点后一位。

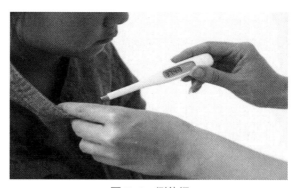

图7–1　测体温

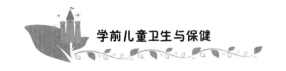

二、测量脉搏

众所周知，位于体表的桡动脉、颈动脉等，容易摸到其搏动。测量时一般采用腕部的桡动脉（图7-2）。教师的左手握持学前儿童之手，取手掌上位，以右手的食指、中指及无名指按其桡侧腕屈肌腱外侧，计每分钟搏动数即可。

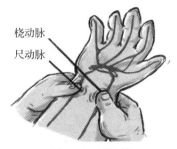

图7-2　测脉搏

儿童年纪越小，脉搏越快。成年人正常状态下为每分钟70~80次，平均为72次左右。低于60次/分钟为心动过缓，高于100次/分钟为心动过速，脉率不齐则提示心律不齐。儿童2~3岁约为108次/分钟，5~7岁约为92次/分钟。

三、物理降温

发热为机体的一种保护性生理反应，当体温略有升高时，可刺激机体免疫系统，增加身体抵抗力。但当体温升至中度以上发热时，即会对机体造成伤害，应当采取降温措施。通常采用物理降温和药物降温。若体温不是特别高，应尽量采用物理降温的方法，这样既安全又能减少药物对小儿机体的伤害。常用的物理降温法有头部冷敷、温水擦浴、酒精擦浴（表7-1）。

表7-1　物理降温的方法

种类	适应情况	具体方法
头部冷敷	适合一般发热，体温不特别高的孩子	将毛巾用凉水浸湿后敷在患儿的前额部，每5~10分钟换一次。也可在水袋中灌上凉水，枕在脑下
温水擦浴	适合高热患儿的降温	用32℃~34℃的温水擦拭患儿的全身皮肤。在腋窝、腹股沟等血管丰富的部位擦拭时间可稍长一些，以助散热。胸部、腹部等部位对冷刺激敏感，最好不要擦拭
酒精擦浴	适合发热较高的患儿	用30%~50%浓度的酒精，如无酒精也可用白酒代替，用小毛巾浸湿后擦拭患儿颈部、四肢、后背、手足心等部位，尤其重点擦拭腋下、肘部、腹股沟等血管丰富的部位

四、热敷法

热敷法的作用：活血化淤、消炎消肿，可扩张血管、促进血液循环。该法适用于：疖肿初起时；陈旧性淤血、淤斑难以吸收的时候；血液黏稠度高，局部循环差，尤其是末梢循环不良的患者。

一般分为湿热敷和干热敷两种，如表 7-2 所示。

表 7-2 热敷的方法

种类	适用情况	具体方法
湿热敷	用于落枕、腹部受凉、肠胀气，以及挫伤、扭伤（24小时后）	准备一盆热水、两块毛巾、少许凡士林。在幼儿肿伤的地方先薄薄地涂上一层凡士林，上面盖一块干布。将两块毛巾浸在热水中，取出一块拧干，放在干布上，不要太热，避免烫伤。每隔 2~3 分钟换一次毛巾，每次热敷 10~15 分钟，每天可做 2~3 次
干热敷	常用于解痉、镇痛、保暖	将热水灌入热水袋（水温 70℃左右）用布套或毛巾包好，敷于幼儿患处，每天 3~5 次，每次 15~30 分钟。在热敷过程中应随时注意幼儿的反应，急性腹痛未明确诊断前不能热敷，以免疼痛减轻而掩盖了病情

五、喂药

如果是药片，要压成粉末，放在小勺里，加点糖和少许水，调成半流状，也可用果汁、糖浆调药。把幼儿抱坐在成人腿上，幼儿的右胳膊放在成人左侧腋下靠近背部，成人再用左臂压住幼儿的左胳膊，使孩子动弹不得。把小勺从幼儿的嘴角伸进去，轻轻压住幼儿的舌头，见幼儿咽下去了，再取出小勺，慢慢地把药全喂下去。喂完药后，喂点糖水或牛奶，免得药物刺激胃黏膜，引起呕吐。如果是 3 岁以上学前儿童不宜采用以上方法，要通过教育引导鼓励他们吃药。

六、滴眼药

滴眼药前教师首先要洗手，并正确核对药名和时间不能出现错误，学前儿童坐立，头向后仰，眼向上看，教师左手将眼睑向下方牵拉，右手持滴管或眼药瓶，将药液滴入学前儿童下眼皮内 1~2 滴，然后轻提上睑，用棉球擦干流出的药水，叮嘱学前儿童转动眼球后，闭眼 2 分钟。

除此之外，学前专业教师还应该了解如何为学前儿童滴鼻药、耳药等护理技术，常言道"三分治，七分养"。对于学前儿童来说，生病后的护理显得尤为重要，所以，掌握一些护理技术，有利于生病的学前儿童早日恢复健康。

七、滴鼻药

滴鼻药前核对药液的名称和用药时间。应让学前儿童平卧或让学前儿童坐在椅子上，二者都需要让学前儿童头向后仰，头与身体成90°，鼻孔向上（图7-3）。这样可避免药液流到口腔。教师先把手洗干净，右手持药瓶，用左手手指轻轻推起宝宝的鼻尖，以使鼻腔充分暴露，右手持滴管对准宝宝鼻孔（滴管距鼻孔1~2 cm），分别沿着鼻腔壁缓缓滴入2~3滴药液。用手指尖轻轻压住宝宝的鼻翼，使药液与宝宝的鼻黏膜充分接触。滴药后不要让宝宝立即低头或站立，最好能使他静坐或静卧2~3分钟，使药液充分流入鼻腔。

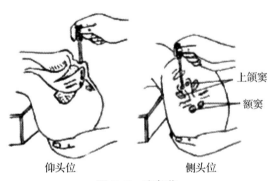

上颌窦

额窦

仰头位　　　　　　侧头位

图7-3　滴鼻药

八、滴耳药

滴耳药前核对好药名和用药时间，教师将手洗净，让学前儿童侧卧，使患耳向上，如外耳道有脓液，可先用干净的棉签将其擦净，再滴药。滴药时，向下、向后轻拉学前儿童耳廓，使外耳道以最大限度伸直，右手持药瓶将药水滴入外耳道后壁，之后，轻轻压揉耳屏，使药液充分进入外耳道深处。滴药后保持原姿势3~5分钟（图7-4）。若刚从冰箱内取出滴耳液，要在室温下放一会再用，否则会引起学前儿童的不适。

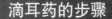

滴耳药的步骤

★ 检查指甲，洗手；

★ 药瓶放在手心捂一会儿，使其和体温相似；

★ 让娃侧躺，向后和向下拉耳廓，拉直耳道；

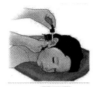

★ 在距离耳道2～3cm处，滴入药液；

★ 滴液后，轻轻按压耳屏3～5次，保持原姿势3～5分钟，使耳内黏膜充分吸收药液；

★ 用干净纸巾或棉签擦掉流出的药水。

图7-4 滴耳药

书山探宝

简易通便法

适用于便秘、大便燥结，无法自主排出或排便困难的儿童。常用的简易通便法有两种。

1. 开塞露通便法

操作前将管端封口处平行剪开，挤出少许液体润滑管口。将管口插入肛门，插入时动作应轻柔，尽可能减少对患儿的刺激。用力挤压使药液射入肛门内。捏紧学前儿童肛门口，防止药液流出。嘱咐学前儿童尽量憋一会再排大便，以利于软化，使其尽可能彻底排出。

2. 肥皂条通便法

将普通肥皂条削成圆锥形。将削好的肥皂条蘸少许温水，慢慢塞入肛门。利用肥皂的机械刺激，引起排便。

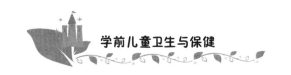

总之，学前儿童活泼好动，安全意识差，对各种危险情况的预见能力不如成人，意外事故发生率高。托幼机构是学前儿童生活的主要场所，与学前儿童的健康息息相关，因此，做好托幼机构的安全管理和教育工作，是减少意外事故发生的关键。

学前儿童不可能生活在没有危险的环境中。对于突发的意外事故，能否妥善处理，直接影响着学前儿童的健康。所以，掌握各种意外事故的正确处理方法，可有效降低意外事故的危害，保证学前儿童的健康。因此，掌握常用护理技术，是做好护理工作的前提和必要条件。

单元三　学前儿童常见意外伤害及其处理

意外事故已成为学前儿童致残和死亡的重要原因。学前儿童活泼好动，什么都想去摸一摸、动一动、看一看，常接触危险的环境，做危险的动作，所以很容易发生意外事故。保教人员应增强工作的责任心，掌握处理意外事故的基本常识，以便学前儿童一旦发生意外，进行紧急救护处理。

学前儿童意外伤害具有发生突然、危害大等特点。及时、正确地实施救助可有效降低意外伤害对他们身心造成的损伤，甚至挽救其生命。幼儿教师必须"掌握意外事故和危险情况下幼儿安全防护与救助的基本方法"。

一、意外伤害的急救处理程序

幼儿园意外伤害的急救处理程序通常包括以下步骤。

（一）判断伤情

伤情严重者，现场急救、寻求帮助（打急救电话、送医院并通知家长）。一般出现下列情况需现场急救：大量出血、昏迷、意识丧失、呼吸或心跳骤停。在紧急处理意外伤害时，如果受伤儿童为多人，应先救伤情严重者。但要关注受伤没有哭闹的儿童，因为可能他已丧失知觉，或情况更为严重。

（二）现场急救

现场急救应遵循"抢救生命，防止残疾，减少痛苦"的原则，对呼吸、心跳停止的伤者马上实施心肺复苏术；对呼吸道异物实施异物排出；对出血者进行止血处理等。急救者在抢救伤者生命的同时，要尽量避免二次损伤，避免因抢救不当或延误抢救而造成终身残疾。特别是怀疑伤者有颈椎、腰椎等骨折时，切忌随意搬动，以防骨折断端在搬运过程中将脊神经损伤，造成截瘫。抢救时，动作尽量轻，并给予伤者语言安慰和鼓励，稳定其情绪，缓解其恐惧心理。

（三）启动紧急预案

意外伤害发生后，往往需要启动紧急预案让更多的人员参加到急救过程中。如果幼儿伤情严重，现场人员在进行急救处理的同时，应大声呼救请求他人帮助；其他救援人员将未受伤的幼儿带离现场，避免现场混乱或引起其他幼儿紧张、害怕。

二、常见意外伤害处理

（一）跌伤

学前儿童奔跑、跳跃时不慎跌倒，很容易蹭破膝盖、胳膊肘，尤其是穿衣较少的夏季，更为常见。蹭破皮肤后应先观察学前儿童伤口的深浅，若伤口较浅，仅仅蹭破了表皮，只需将伤口处的泥沙清理干净即可。如果伤口略深有出血，应该用生理盐水清洁伤口，并用消毒水消毒伤口，处理后无须包扎。若伤势较严重，需去医院治疗。当儿童在走路时跌伤，大多伤及表皮，有血肿形成时，可把冰块装入小塑胶袋用毛巾包好，冷敷局部以起到止血止疼的作用，表皮被擦破时，可用干净湿布擦净伤口及周围，然后涂上红药水，数日后自行脱落。

儿童伤口发痒是正常的，若儿童说伤口疼痛难忍，同时伤口确有红肿则表示有感染的可能，应去医院治疗处理；如果儿童是从高处跌下后受伤的，千万不可掉以轻心。

有下列情况之一者要马上送医院治疗。

（1）观察四肢有无骨折、脱臼。

（2）若伤及头部应观察头部有无血肿，特别是应注意颅脑损伤出血。有的儿童当时不明显，颅内出血往往不是大量出血，症状不明，过 20~30 分钟则出现无精神、倦怠、呕吐及抽风等严重症状。偶尔因未及时发现，抢救延误而发生危险。单纯的头皮血肿时应及时冷敷，不能按摩。

（3）伤及胸腹等部位时应看看有无腹部膨隆、腹疼、口渴及小便是否带血等。尤其应注意由于伤及脾脏造成大量内出血的严重情况。

（4）如果弄不清儿童跌伤的部位时，也应观察儿童有无上述各种情况以及精神状况。

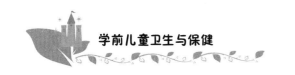

此外，跌伤后还应注意：不论跌伤的情况如何，都不能给儿童吃止痛药、镇静药或外敷止血药等，特别是不应马上哄儿童入睡。因为这些做法都可能掩盖病情，使病情加重。另外在送医院的路上应尽量让儿童保持一定的姿势，如骨折后可将患肢相对固定，这样可以控制病情的发展并减轻疼痛。

（二）刺伤

因幼儿园的花草、栅栏或手工活动材料等造成的学前儿童意外伤害，也是幼儿园常见的意外伤害之一。其特点是危害性相对较小，但发生频率高。

1.学前儿童刺伤（手指被木屑或竹刺刺伤）后的处理方法

用生理盐水、温肥皂水或碘伏将学前儿童的伤口清洗干净，洗净伤口后再用消毒纱布将伤口轻轻擦干。用已消毒的镊子顺着刺物刺入的方向将刺夹住拔出。若木刺外露部分很短，镊子无法夹住时，用消毒的针轻轻挑开其伤口的外皮，使木刺尽量外露，然后用镊子拔出，最后用酒精、碘酒或用双氧水为学前儿童的伤口进行消毒，并涂抹消毒水。若学前儿童刺伤肌肉较深或学前儿童眼睛被刺伤时，应立即送往医院救治。

2.预防措施

（1）教师要经常检查活动室中的木制玩具是否有断裂现象，并及时更换和处理。

（2）活动室内的贴画不要用图钉固定，更不要将小礼物别在学前儿童的衣服上，以避免学前儿童被扎伤。

（三）割伤

学前儿童发生的割伤事故是因为用小剪刀或触摸到玻璃碎片以及金属物边缘所致。学前儿童受伤后，由于伤害程度不同，出现的症状也不同。割伤程度分为动脉出血（血液颜色鲜红，出血较急甚至呈喷射状）、静脉出血（颜色紫红，血流较慢，血液量较大，容易凝固，还会自动止血）和毛细血管出血（血液像小水珠一样渗出皮肤表面，色红，出血处易凝固易止血）三种情况。教师只有准确辨别出学前儿童的受伤程度，才能根据其伤势及时采取相应的急救措施。

1.轻微割伤

若学前儿童的伤口非常小，皮肤表面有少量血液微渗出且伤口无任何异物时，贴一块创可贴即可。

2.常见割伤

伤口处若有金属或玻璃碎片，用医用镊子将残留物轻轻捏出，然后对伤口处及周边皮肤进行消毒，即用无菌纱布将伤口堵住，再用消毒棉球擦洗创口周边的皮肤，要注意按由内向外的顺序擦洗，最后用无菌水冲洗，用消毒纱布包扎伤口。这里应注意的是，如果学前儿童割伤的部位是手臂，应告诉学前儿童不要将手臂和手指伸直，要放松，使手臂适当抬起，手指自然弯曲。切不可试图用布条、绳索将学前儿童的手臂或手指紧紧捆绑以止血。

3. 预防措施

（1）教师告诉学前儿童不要摆弄小刀或不安全的树枝。

（2）教师应告诉学前儿童在幼儿园或外出游玩时，不要触摸带刺的花草和竹篱笆。

（3）手工课，在使用剪刀等危险工具时，要注意教学前儿童掌握基本的操作技能和要领。告诉学前儿童每次手工活动后，要及时将剪刀等尖形工具合拢收进工具盒中，不要拿剪刀乱跑。

（四）挤伤

学前儿童被门、抽屉、桌子、椅子等挤伤多发生在手指部位，轻则造成手指肿胀疼痛，重则造成手指表皮破裂、淤血，甚至指甲脱落。

1. 处理方法

（1）学前儿童手指被挤伤时，教师应立即用凉水冲洗学前儿童受伤的手指，也可用冰块进行冷敷，然后对其挤伤处进行消毒并用纱布松度包扎。

（2）若学前儿童的手指被挤伤后，流血不止，应及时包扎伤口，并将受伤的手指高举过肩部以辅助止血。

（3）若手指挤压处有灰尘等异物，应及时用碘伏清洗、消毒包扎。

（4）若指甲脱落，应立即送往医院进行治疗。

2. 预防措施

（1）教师应在每天的活动中随时提醒学前儿童不要在门口停留、玩耍，不要把开关门窗作为游戏，以免被门窗夹伤手指。

（2）告诉学前儿童进出时要养成推拉门上固定扶手的好习惯，不要用手从门缝中拨开门进出。

（3）不要让学前儿童在活动中随意搬动桌子，避免手指被挤压。

（五）扭伤

活动中，学前儿童爱跑动、爱追赶、爱争抢物品，有时他们很难控制自己的动作速度。因此，手腕、肘、脚踝、腰、颈部等身体部位常常会发生扭伤。轻则会出现皮肤青紫、淤血、肿胀，重则会出现脱臼，甚至轻微残疾。

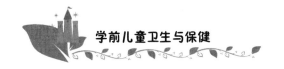

1. 处理方式

（1）轻微扭伤。用冷水浸湿的毛巾或冰块敷于伤处。如果学前儿童扭伤的是踝关节，可先用红花油涂抹于扭伤处，然后让学前儿童平躺休息，将受伤的踝关节抬高，并在扭伤处下面垫一些可以稳住脚部的软性物品。

（2）严重扭伤。如腕关节、肘关节、踝关节，如果学前儿童扭伤处很快出现肿胀或淤血，疼痛难忍，并难以站立，教师不可再让学前儿童走动，应立即送往医院治疗。

2. 预防措施

（1）游戏活动中，不要让学前儿童猛跑、猛拉。

（2）在户外玩大型玩具时，告诉学前儿童不能从高处往下蹦、跳。

（3）上下台阶时不要跑。

（六）擦伤

擦伤是学前儿童最常见的意外伤害之一，多是由于学前儿童走路、跑动时不小心摔倒，碰撞墙面或与其他粗糙物体摩擦造成的，擦伤多出现在膝盖、手臂、面部等身体部位。一般情况下伤口较浅，有少部分血点或少量组织液渗出，局部稍有肿胀和发红。

1. 处理方法

（1）检查伤面，清理异物。当学前儿童的伤面有灰尘或其他异物时，可用消毒棉蘸低温的肥皂水或生理盐水擦洗伤口周围。若面部擦伤时，一定要仔细清洗，避免伤口感染。

（2）及时上药，防止沾水。若是轻微擦伤，教师为学前儿童清洗伤面后，应及时给学前儿童涂抹碘伏、红药水，不用包扎，但要防止沾水；若学前儿童伤势较严重，可在伤面洗干净后抹上消毒药水，然后用干净消毒的纱布包扎。若担心纱布沾在学前儿童的伤面上，可在包扎前涂抹一些抗生素软膏。

（3）学前儿童擦伤面积较大或严重时，应立即送往医院治疗，避免给孩子带来不良的后果。

2. 预防措施

（1）教师要经常提醒学前儿童不要猛跑，不要倒退步行。

（2）教师要提醒学前儿童在走廊或房间内不要紧贴墙壁行走，也不要用手摩擦墙面，或趴在地面玩耍。

（七）骨折

学前儿童跌倒后，身体某部位着地，并且不能立刻爬起来，老师要了解着地部位及当时详情，不要牵拉或强行抱起学前儿童，让他自己试着起来，并注意观察受伤部位，如腿、脚等部位发生骨折，学前儿童不能站立行走，这时教师应将其他学前儿童迅速组织好，请保健医生或寻找硬板将孩子托起来送到医院救治，否则，若孩子骨折移位将影响医生治疗。

发现学前儿童骨折，要立即拨打急救电话或及时送往医院救治。在急救处理前不可用手揉搓骨折处，发现受伤处流血应采取止血措施。为使骨折处得以固定，可用宽绷带和木板等把骨折处的关节暂时固定住。

若是颈部受伤，要让学前儿童仰卧，并用有一定厚度的软质物品垫在颈部两侧，以稳定颈部原有状态。若是肋骨骨折，学前儿童感到呼吸困难或胸部疼痛难忍，要检查其血压以防休克。若遇脊椎骨折时，切不可随意挪动学前儿童，要将其平抬放到担架上。若遇颌骨骨折时要立即清除学前儿童口腔中的异物，防止异物堵塞喉咙，也可用纱布等做垫托放在受伤的下颌处并用软质物品托住受伤处，既保证学前儿童的下颌固定不动又可以使学前儿童易于开口。使用止血带结扎止血忌时间过长，止血带应每隔 1 小时放松 15 分钟，并做好记录，防止因结扎过久造成远端肢体缺血坏死。

（八）头部摔伤

学前儿童玩耍时摔伤头部，并不少见，有时出血，有时不出血。对此，应采取的措施如下。

（1）出血时，马上用一块清洁的纱布轻轻按压伤口，以达止血的目的，并及时送医院。

（2）摔伤后未见出血，要对学前儿童进行 24 小时的密切观察，如果出现以下症状应及时送往医院急救。

①受伤后有恶心、呕吐的现象。

②受伤后有意识丧失的现象。

③头部剧烈疼痛。

④眼、耳、鼻周围有出血症状。

⑤有抽风、麻痹、言语障碍等症状。

注意：教育学前儿童摔伤头部后，务必及时告诉老师。

（九）烫伤

学前儿童烫伤是程度较为严重的意外伤害。学前儿童的皮肤非常柔嫩、薄软。遭受同样的烫伤，学前儿童承受的痛苦要高于成人好几倍。皮肤被烫伤后极易感染，从而加重伤势，甚至会引起白血病。

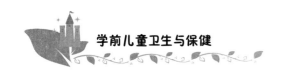

（1）轻微烫伤。只损伤到学前儿童的皮肤表面，皮肤有红肿症状，没有出现水疱，学前儿童有疼痛感或皮肤有淡红或苍白状。

教师应立即用冷水冲洗学前儿童烫伤部位，或将烫伤部位浸入冷水中，以降低局部温度和伤害程度。烫伤部位可涂抹烫伤膏，以预防感染。

如果学前儿童穿着衣服、裤子、袜子被烫伤时，教师在其降温时不要直接将衣裤、袜子等脱掉，要立即把学前儿童抱到水池边，把烫伤部位浸在水中，慢慢脱去衣物，用自来水缓慢地间断性地冲洗烫伤部位15~30分钟，在此过程中教师切勿用手揉搓烫伤部位。

（2）严重烫伤则应立即送往医院救治。

（十）异物入体

1. 口腔、气管进异物

儿童在进食、玩耍瓜子、豆类、花生、扣子等物时，常因突然惊吓、跌倒、哭笑等将异物吸入气管。当学前儿童误将异物放入嘴中不慎被噎住或呛住气管时，最关键的措施是在现场即刻将异物排出。因为一旦发生气道阻塞，马上送医院抢救可能时间不允许，所以，教师首要做的是进行应急处理，为送孩子去医院争夺时间。

紧急处理措施：

（1）鼓励孩子大声咳嗽。引起窒息的异物多卡在喉咙处，特别是像薄膜、果冻类异物，通常只有部分被吸入喉腔，还有部分在声门外，这时鼓励学前儿童大声咳嗽，有时可将异物咳出。

（2）让孩子俯倾并拍背。若怀疑异物吸入学前儿童气道，应将其上身前倾60°，俯卧于抢救者的臂肘上，头部下垂，抢救者用手用力拍打其背部，借助重力，促使异物排出。

（3）挤压腹腔喷出异物。有时咳嗽后，气体咳出而不能吸入，肺内气体渐少，咳出气流很小，这时需借助压腹和膈肌上升的冲击力，加大咳出的气流，将异物喷出。

儿童急救法：让患儿俯卧在两腿间，头低脚高，然后用手掌适当用力在患儿的两肩胛骨间拍击4次，如图7-5所示。拍背不见效，可让患儿背贴于救护者的腿上，然后，救护者用两手食指和中指用力向后、向上挤压患儿中上腹部，压后即放松，可重复几次，必要时急送医院。

海姆立克急救法

异物窒息实用救命术|儿童成人全版本

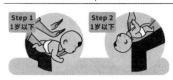

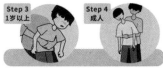

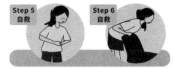

海姆立克急救法

海姆立克急救法效果可靠,被称为最实用的救命术。

原理

利用冲击腹部——膈肌下软组织,产生的冲击和向上的压力,压迫两肺下部,从而驱使肺部残留空气形成一股带有冲击力的气流。

剪刀石头布定位法

①剪刀

将先手的两指放在肚脐眼正上方。

②石头

将后手的拳头抵在两指正上方。

③布

用先手手掌包裹住拳头。

1岁以下婴儿

Step1 五次拍背法

将婴儿身体扶于前臂上,头部朝下,用手支撑婴儿头部和脖子,另一手掌根在婴儿背部两肩胛骨间拍击5次。

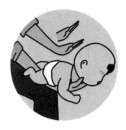

若拍背未排出异物,立即使用五次拍胸法。

1岁以下婴儿

Step2 五次拍胸法

把婴儿放在抢救者的大腿上,用手支撑婴儿头部和脖子,抢救者以两手中指和食指冲击压迫胸部两乳头连线下方5次,重复直至异物排出。

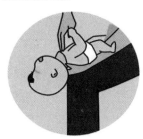

1岁以上儿童

Step3

背后环住孩子,前胸腹部顶住不留空,使用剪刀石头布的方式将手放在孩子腹部,拳心向内向上挤压孩子的腹部,一定要快速有力,重复直至异物排出。

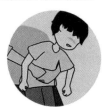

成人

Step4

将患者两腿分开形成三角形,从背后环住窒息者,前胸腹部顶住不留空,使用剪刀石头布的方式将手放在窒息者腹部,可以迅速挤压5次查看窒息者的反应。

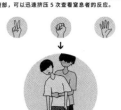

自救

Step5

使用剪刀石头布的方式将手放在腹部,迅速用力向上挤压,重复此动作,直至异物排出。

Step6

依靠在一个固定的水平物体上,用物体的边缘对上腹部施压,制造向上的冲击力,重复挤压直至异物排出。

图 7-5　海姆立克急救法

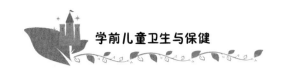

（4）阻塞缓解后的心肺复苏。如果异物去除，阻塞缓解，但病人呼吸、心跳已停止，应立即进行人工呼吸和胸外心脏挤压。

（5）预防气道异物阻塞的注意事项。不要给学前儿童玩纽扣、硬币、玻璃球、橡胶嘴及较小的玩具；不宜吃整粒的炒豆、瓜子、花生米、榛子、松子、蚕豆等食物，更不能带壳给孩子玩，吃前成人应剥皮去壳并将果实砸碎；吃果冻不能整块吞入口内，要将其在碗内切碎分成小块再吃；有的家长对拒服药物的孩子，采取捏着鼻子灌药的办法，这也是非常危险的：捏住鼻子，用口喘气，极易将药水吸入气道；孩子吃东西时不要跟他说话，更不要惹他哭、逗他笑，以免食物被误吸。若遇学前儿童被鱼刺卡住，可用勺子等器具轻压学前儿童的舌头，然后用镊子深入喉部将鱼刺慢慢夹出。若无法将鱼刺取出时，要及时送往医院。

2. 鼻腔进异物

鼻腔异物是指鼻腔中进入外来物体，多因儿童出于好玩、好奇或无意中将橡皮、弹珠、果核、纽扣、豆粒或纸团等异物塞进鼻孔，也有的偶然有小昆虫飞入鼻孔，还有的是因为呕吐或打喷嚏时，食物逆流从后鼻孔进入鼻腔。鼻腔异物可以分为三类：①非生物类，如纸团、玩具、纽扣、玻璃球等物质；②植物类，花生米、黄豆、瓜子等物质；③动物类，昆虫、蛔虫等。

鼻腔异物所引起的症状，因异物的大小、形状、性质和位置不同而不同，总的来说，异物光滑、刺激性小，短期内可无症状。较大的异物，多数会出现一侧鼻塞、刺激或感染，鼻腔常有大量的分泌物，鼻内有瘙痒感，鼻涕中带血或脓，有臭味。

发生鼻腔异物怎么办？

（1）异物进入鼻腔后，可教儿童用嘴吸一口气，然后，紧闭嘴唇，堵住无异物一侧的鼻孔，使劲呼气，可将异物从鼻腔呼出。如果无效，再次堵住鼻孔及双耳，让气流强行从患侧鼻孔呼出，一般情况下，异物会排出鼻腔。

（2）如果异物是纸团、棉花、纱条或菜叶等柔软带纤维的，用小镊子从鼻上方空隙处轻轻伸入，并夹住异物的后方，慢慢地夹出来。如果异物是纽扣、豆类、花生米、弹珠等，可换一个曲别针，将外圈打开，保留内圈的回形端，弯曲朝下，从鼻腔上方轻轻伸入异物的后方，慢慢地将异物钩出。用上述方法必须小心，不要弄伤鼻腔黏膜，否则会引起黏膜出血，或将异物捅进气管口引起窒息死亡。

（3）异物取出后，应给予1%麻黄素或抗生素滴鼻，以防炎症而粘连。

3. 眼部进异物

学前儿童眼部异物最为多见的是小沙粒、小飞虫等。异物入眼后，一般会沾在结膜表面，进入眼睑结膜囊内，也有的嵌在角膜上。对于不同的情况，应采用不同的方法。具体的方法是：让学前儿童轻轻闭上眼睛，切不可揉搓眼睛，以免损伤角膜。教师清洁双手后，方可为学前儿童处理：沙粒沾在眼结膜表面时，可用干净柔软的手绢或棉签，轻轻拭去；若嵌入眼睑结膜囊内，则需要翻开眼皮方能拭去。翻上眼皮的方法是：让学前儿童向下看，用拇指和食指捏住学前儿童的眼皮，轻向上翻即可。若运用以上各法不能取出异物，学前儿童仍感极度不适，有可能是角膜异物，应立即去医院治疗。平时应注意培养学前儿童爱护眼睛的意识，不用脏手揉眼，不互相扔沙子，眼睛不舒服时应立即告诉老师。

　　4. 外耳道进异物

　　学前儿童常常喜欢将豆子、玩具上的小零件、小石头等小物件塞于耳内；昆虫也可飞入或爬入外耳道内，故外耳道异物可分为动物性、植物性及非生物性三类，临床表现依异物的大小、种类、位置不同而不同。小而无刺激性的异物如小石头、小球、玩具小零件可长期存留而无任何症状；较大的异物则可引起耳痛、耳鸣、听力下降、反射性咳嗽等症状。由于活的昆虫等动物性异物可在耳道内爬行骚动，可引起剧烈耳痛和耳鸣；而植物性异物遇水膨胀后，可引起植物性炎症和刺激、压迫外耳道，引起胀痛。一般异物位置越深，症状越明显，靠近鼓膜的异物可压迫鼓膜，发生耳鸣、眩晕，甚至引起鼓膜及中耳损伤。取出异物的方法应根据异物的大小、形状、位置、性质、是否合并感染以及患儿的年龄而定。

　　（1）圆形光滑的异物，如小球、小豆，可用异物钩或小刮匙等器械顺空隙越过异物将其钩出，切勿用镊子夹取，以防将异物推向深处，嵌在峡部或损伤鼓膜。操作中，特别是小儿不配合时，应尽量避免损伤外耳道皮肤及鼓膜。细小的异物则可用冲洗法洗出。

　　（2）对于活的昆虫等动物性异物，可先滴入甘油或香油将其淹毙，或将2%的卡因、70%的酒精以及对皮肤无毒性的杀虫剂等滴入，使其麻醉瘫痪后用镊子取出或冲洗排出。对飞虫也可试用亮光诱出的方法。

　　（3）已泡涨的异物，先滴入95%的酒精，使其脱水缩小后再行取出。易碎的异物则可分次取出。

　　（4）对不合作的患儿，可在全身麻醉下取出异物。异物过大或嵌入较深，难以从外耳道取出时，可做耳内或耳后切口，取出异物。

　　（5）若外耳道有继发感染，应先进行抗炎治疗，待炎症消退后再取异物。

　　（6）异物取出过程中，如因损伤外耳道而出血，可用碘仿纱条压迫止血，涂以抗生素软膏，预防感染，次日再取出异物。

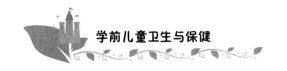

（十一）止鼻血

学前儿童鼻孔出血，一种是因为常规活动中不慎碰磕、手指用力挖鼻孔等行为导致鼻孔内黏膜、毛细血管破裂造成的；另一种是学前儿童自身患有鼻炎等，常见病周期性复发而造成的。

处理方法：

（1）教师应让学前儿童坐起或站立，头稍向前倾，不要后仰，食指压住出血一侧的鼻翼，压迫 5~10 分钟后可止血。

（2）如果学前儿童两侧鼻腔均出血，教师用拇指及食指紧捏双侧鼻翼，让学前儿童张口呼吸，压迫 5 分钟以上，一般均能止住流血，同时，教师可用手掌蘸凉水轻拍学前儿童的前额或后颈，以辅助止血。

（3）若学前儿童鼻子血流不止，应立即送往医院治疗。

（十二）虫咬伤

每个幼儿园里都种植着花草，尤其到了花开季节，花草丛中的小昆虫也会对学前儿童造成一定的伤害，如被马蜂、蜜蜂、毒蝎蜇伤或被花丛中的螳螂刺伤。

处理方法：

（1）学前儿童被蜜蜂蜇伤后，教师可用弱碱性液体，如 3% 氨水或肥皂水等外涂学前儿童伤处，以中和酸性毒素。

（2）如果学前儿童被马蜂或毒蝎蜇伤，可用弱酸性溶液，如醋等外涂学前儿童伤处，同时用消毒镊子将毒刺拔出，然后用红花油、绿药膏涂抹伤处，如果叮咬处肿胀严重，应立即送往医院治疗。

（十三）惊厥（抽风）

学前儿童出现惊厥的原因很多，高烧惊厥较为常见，如患上感、流脑、中毒性痢疾等均会使学前儿童高烧，进而惊厥。此外，由于学前儿童缺钙而引起的手足抽搐，或患有疝痛、低血糖等也会引起学前儿童惊厥。学前儿童惊厥的表现通常是突然发作，意识丧失，头向后仰，眼球凝视，呼吸细弱且不规则，口唇青紫，四肢和单侧或双侧面部抽动，持续的时间可由 1~2 分钟到十几分钟甚至几十分钟。学前儿童惊厥后，成人千万不可惊惶失措，不可大声呼叫或用力摇晃、拍打学前儿童。对此，应采取以下措施。

（1）让病儿侧卧，便于及时排出分泌物，防止异物入气管。同时，松开衣领、裤带，保持血液循环的畅通。

（2）不要紧搂学前儿童，可轻按学前儿童抽动的上下肢，避免学前儿童从床上摔下。

（3）将毛巾或手绢拧成麻花状放于上下牙之间，以免学前儿童咬伤舌头。如果病儿牙关紧闭，无法塞入毛巾，不可硬撬。

（4）随时擦去痰涕。

（5）用针刺或重压人中穴，即唇沟的上 1/3 处。

注意：在急救处理的同时，应做好去医院的准备工作。当学前儿童发烧时，切忌包裹过严过厚，否则会使体温持续上升，导致惊厥。

（十四）突然晕厥

1.常见原因

（1）学前儿童平时身体很好，在玩耍时突然倒地晕厥，喊他（她）名字也没有反应，四肢一抽一抽，口里还不时有些白泡泡涌出来，这种情况必须马上送医院。

（2）学前儿童在安静状态下突然晕倒，心跳忽快忽慢，脸色变白，这种晕厥非常凶险，甚至可能出现猝死。

（3）学前儿童本身就有先天性心脏病，平时活动一会儿就喜欢蹲下来休息一阵，一旦出现晕厥，意味着病情已经到了非常严重的程度；或者学前儿童的先心病刚做完手术，出院还不到一周，突然出现晕厥，这种情况要警惕是否出现了完全性房室传导阻滞，要马上去医院。

（4）如果学前儿童年龄比较小，心跳一直都比较快，但平时安静时看起来和其他小朋友似乎没有什么两样，如果恰逢特别高兴，或者是哭得很厉害，或者和其他小朋友玩运动游戏玩得很尽兴，突然晕倒，嘴唇变乌，这种情况意味着孩子可能出现了快速的可致命的心律失常。

（5）如果孩子说左胸好像有一块大石头压着，而且呼吸困难，或者感到左臂麻木，左肩疼痛，感到喉头"堵得慌"，要马上去医院急诊检查。

当然，不论出现何种晕厥，最好马上就近去正规医院检查处理。因为即便是一些良性的晕厥，对学前儿童而言，也存在一定的风险。晕厥是过去一直没有异常，突然脑部血液供应不足，致使脸色发白、呕吐、眩晕，甚至意识不清。

过度疲劳、长时间站立、惊讶、恐慌、外伤等精神或肉体上的刺激，都会引起此现象，学前儿童到学童期的孩子更为多见。

2.急救处理

（1）放低头部，抬高脚部使其静躺，解开衣服纽扣，松缓带子。

（2）以纸条刺激鼻孔：为了恢复患者意识，可以用纸条刺激鼻孔，恢复后，让其饮用糖水。

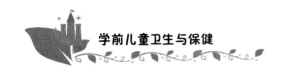

（3）保持体温——盖上毛毯保温，如果意识尚未恢复，请接受医生治疗。

（十五）中暑

日光长时间照射学前儿童的头部或天气过于暑热，可致使学前儿童中暑，从而出现头疼、头晕、耳鸣、眼花、口渴甚至昏迷。应采取以下措施处理。

凡有接触高温环境或在烈日下曝晒的小儿，突起体温升高、大汗、失水伴烦躁、嗜睡、肌肉抽动或意识丧失者，均应考虑中暑。体温过高是中暑的主要特征之一，体温越高，持续时间越久，预后越差，因此应立即采取强有力的降温措施。

立即将学前儿童移到通风、阴凉、干燥的地方，如走廊、树荫下或有冷气的房间休息。让孩子仰卧，维持呼吸道的通畅，解开衣扣，脱去或松开衣服，用湿毛巾擦拭全身降温；如果学前儿童的衣服已被汗水湿透，应及时更换干衣服，同时打开电扇或空调，以便尽快散热，但风不要直接朝孩子身上吹。

在学前儿童意识清醒前不要让其进食或喝水，意识清醒后少量多次饮淡盐水，补充足够的水分和盐分，每次饮水量以不超过 300 mL 为宜，也可以给孩子喝一些鲜果汁；还可口服仁丹、十滴水、藿香正气水等药物。也可以掐学前儿童的人中穴、内关穴以及合谷穴，或者身边有带针之类的物体，可先将其用火消毒，然后用针浅刺人中，并挤出血滴，这两种方法对于大汗虚脱的孩子有很好的治疗效果。

注意：尽量不要让学前儿童吃油腻食物，过多食用会增加消化系统的负担，使大量血液滞留于胃肠，而输送到大脑的血液相对减少，营养物质也不能被充分吸收。炎热的夏季学前儿童户外活动时间应避开上午十点半至下午两点半，因为此时的阳光正处于最灼热的阶段。炎热季节学前儿童可在树荫或阴凉下游戏，避免阳光直接照射。天气炎热时教师应提醒学前儿童多喝水。

（十六）学前儿童走失

学前儿童无论在教室，还是在院中游戏，应该始终在教师的视线之中。出去散步回教室，教师都应该及时清点人数，以便能及时发现问题。

特别要强调的是，外出散步参观，要善于组织管理学前儿童，两人手拉手排成队，能力差的学前儿童要和班上能力发展好的孩子手拉手。出发前讲清楚纪律要求、教学目的要求。外出参观、散步前，教师要事先了解散步的环境，周围的建筑环境，设计好路线，然后才能组织学前儿童外出，一个教师在最前面，一个教师殿后，步伐不能太快，控制排头的速度，并随时清点人数。教师引导学前儿童观察时要随时掌握学前儿童的兴趣反应等。

总之安排外出参观安全第一，不可掉以轻心。

为了预防事故的发生还可以采取以下措施。

（1）树立安全观念，加强安全措施，严格落实规章制度，实行安全一票否决制。在组织学前儿童一日生活中必须时刻考虑排除各种不安全因素，培养学前儿童的安全意识，经常向学前儿童传授安全常识，逐步提高学前儿童的自理自卫能力和应变能力。

（2）在各项活动中，教师要加强指导和保护。体育活动中，应根据学前儿童的身体条件和个性特征，安排适当的活动项目，精心准备和检查活动器材，对不适合某项运动的学前儿童不要强求，对适合的学前儿童也要注意保护。教师一定要有计划参与到学前儿童的活动当中，将学前儿童的活动控制在自己的视线之内，尽职尽责。

（3）掌握学前儿童情绪变化，防止游戏向不利于学前儿童安全的方向转化，注意发现情绪不稳定现象，特别要及时提醒神经兴奋的学前儿童安静下来。学前儿童玩耍时与同伴发生争执吃了亏，会做出报复行为，教师要特别注意重点保护。

（4）有针对性地开展安全防护工作，严格检查幼儿园的设施设备，分析发生事故的原因。

（十七）性侵害

目前，儿童的性侵害问题触目惊心，备受关注。性侵害严重损害儿童的身体健康，极易导致儿童社会适应不良。为使儿童免受性侵害，成人的保护必不可少，但是，培养儿童的自我保护意识更为重要。自我保护教育的内容如下。

（1）能初步识别及应对不恰当的身体接触，知道要保护自己的隐私部位（女孩：背心、短裤遮盖的地方。男孩：短裤遮盖的地方），不让他人触摸。

（2）不随便向他人暴露自己的身体，也不窥探或触摸他人的隐私部位。

（3）能用恰当的语言和动作（如握手、拥抱）表达对他人的喜爱之情。

（4）知道在遇到坏人时，采用大声呼救、打电话等求救方式。

（5）知道男厕和女厕的区别。

2013年6月1日，全国各地百名女记者发起"女童保护"公益项目，以普及、提高儿童防范意识为宗旨，致力于保护儿童远离性侵害。2015年7月6日，"女童保护"升级为专项基金，设立中国少年儿童文化艺术基金会。该组织制定出儿童保护手册（男童版、女童版、教师版、家长版）具体指出了此类情形的具体做法，可供参考。

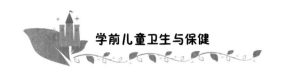

教育书签

"生活就是教育，五六岁的孩子们在幼稚园生活的实践，就是行为课程。"

——张雪门

学海泛舟

张雪门——学前界的名家

自我复盘

通过本专题的学习，请你结合对学前儿童常用护理与急救技术基础知识的宏观印象，绘制出头脑中的知识结构图。

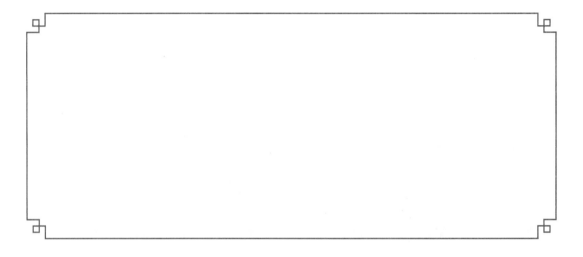

|||||||||||||||||||||| **闯关自测** ||||||||||||||||||||||

一、单项选择题

1.教师组织学前儿童玩户外大型玩具时，未注意到一名学前儿童远离群体玩耍而发生意外事故，造成该事故的主要原因是（　　）。

A.学前儿童缺乏生活经验，安全观念淡薄

B.学前儿童运动系统发育不完善，平衡功能差

C.保教人员安全意识不强，安全措施不落实

D.托幼机构的客观环境因素

2.学前儿童烫伤后，正确的处理方法是（　　）。

A.立刻帮助他脱去烫伤部位的衣裤　　　　B.隔着衣物冷水冲洗伤处

C.暂时不做处理，安排送医院　　　　　　　D.先拍照，分清责任

3.皮疹呈向心性分布，即躯干最多，面部、四肢较少，手掌、脚掌更少的疾病是（　　）。

A.麻疹　　　　　　B.水痘　　　　　　C.手足口病　　　　　　D.猩红热

4.教师引导幼儿擤鼻涕的正确方法是（　　）。

A.把鼻涕吸进鼻腔　　　　　　　　　　B.先捂一侧鼻孔，再轻擤另一侧

C.同时捏住鼻翼两侧擤　　　　　　　　D.用手背擦鼻涕

5.幼儿在户外运动中扭伤，脚部出现充血、肿胀和疼痛症状。教师应对幼儿采取的措施是（　　）。

A.停止活动，冷敷扭伤处　　　　　　　B.停止活动，热敷扭伤处

C.按摩扭伤处，继续活动　　　　　　　D.清洁扭伤处，继续活动

6.幼儿鼻中隔是易出血区。该处出血后，下列正确的处理方法是（　　）。

A.鼻根部涂抹紫药水，然后安静休息　　B.幼儿头略低，冷敷前额、鼻部

C.止血后，半小时不做剧烈运动　　　　D.让幼儿仰卧休息

7.幼儿突然出现剧烈咳呛，伴有呼吸困难、面色青紫等症状。这种情况最可能是（　　）。

A.急性胃肠炎　　　　　　　　　　　　B.异物进入气管

C.急性喉炎　　　　　　　　　　　　　D.支气管哮喘

8.测量体温，正确的做法是（　　）。

A.必须用腋表，其他测量方法都不可以　B.孩子哭闹停止后可以马上测体温

C.给多个小朋友测量时，需消毒水银球　D.体温计摔碎后，确保打扫干净就可以

9.免疫时间很短，可多次感染的传染病为（　　）。

A.水痘　　　　　　B.麻疹　　　　　　C.流感　　　　　　D.风疹

10.某幼儿园大班在程老师的带领下，到当地一所公园进行活动，顽皮的小明玩耍的时候不小心被一只黄蜂蜇伤，蜇伤皮肤立刻红肿疼痛，这时，程老师应该尽快将（　　）涂于小明的患处。

A.弱碱性溶液　　　B.弱酸性溶液　　　　C.清水　　　　　　D.强碱性溶液

二、简答题

1.如何为学前儿童测体温？

2.如何处理鼻出血？

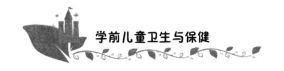

3. 学前儿童烫伤后如何处理？

4. 学前儿童异物入眼如何处理？

5. 学前儿童晕厥如何处理？

6. 如何照顾中暑的学前儿童？

三、案例分析题

某学前儿童在奔跑中跌伤严重。伤口大，出血多，并且出现呕吐、嗜睡等症状。遇到此种情况，该班教师用其使用过的手绢帮该儿童包扎，并留班观察该儿童。请分析该教师处理是否得当？该如何对外伤学前儿童进行正确救护？

专题八
幼儿园所的卫生保健制度

素质目标

体会幼儿园卫生保健制度的意义。

知识目标

1. 了解幼儿园所常规的卫生保健要求。
2. 掌握学前儿童卫生保健常规等方面的基本知识。

技能目标

1. 掌握培养学前儿童良好的生活、卫生习惯的方法。
2. 能够运用所学知识解决实际工作中的问题。

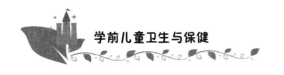

情景导学

幼儿园的生活活动是学前儿童一日活动的重要组成部分，贯穿于一日生活的始终。正确、有序、科学、合理的生活活动，对学前儿童的身心发展起着重要的作用，《幼儿园教育指导纲要》中指出：幼儿园应为学前儿童提供健康、丰富的生活和活动环境，满足他们多方面发展的需要，使他们在快乐的童年生活中获得有益于身心发展的经验。

为了让学前儿童学习逃生本领，袋鼠妈妈幼儿园果果班的岳老师组织了一次随机的消防演习活动。为了使情景更逼真，岳老师故意表演得很惊慌，大喊着："着火了，着火了，赶快逃！"班里孩子们马上陷入一片混乱，一部分幼儿急匆匆地往门外跑，却在门口挤成了一团；有的幼儿则不知所措，被其他小朋友撞得东倒西歪；还有的幼儿居然吓得大哭起来。孩子们早已忘了以前学过的安全、有序的逃生本领，岳老师则陷入了困惑之中……

你知道岳老师组织的消防演习活动为何效果不佳吗？那又该如何在幼儿园进行有效的消防演习呢？

《3~6岁儿童学习与发展指南》在教育建议中指出：幼儿园应定期进行火灾、地震等自然灾害的逃生演习。演习是形式，快速反应是关键。学前儿童演习的成功必须同时具备以下安全条件：

1.带班教师的指令简明扼要，既能促使幼儿立刻停下眼前的活动，又不至于使胆小的幼儿恐慌过度。

2.幼儿注意力集中听指挥，一个跟着一个走，不拖沓、不推挤、不踩踏。

3.幼儿的走、跑动作发展水平足以应对快速撤离的需要。

4.全园对于紧急时刻的撤离线路有明确规划，且幼儿对本班的撤离通道及行走线路留有印象。

5.带班教师能够在最短的时间内将湿毛巾交给每一个幼儿。

由于岳老师缺乏前期准备，"随机"演习很难达到理想的效果。

本专题将关注幼儿园为学前儿童创设、提供的生活活动环境，掌握学前儿童生活以及卫生保健制度。

单元一　幼儿园一日生活制度

什么是幼儿园一日生活制度？如何制定和执行一日生活制度？一日生活制度有哪些卫生要求？带着这些问题，让我们一起走进本单元的学习。

一、幼儿园一日生活制度的制定

（一）幼儿园一日生活制度的概念

幼儿园一日生活是根据学前儿童的年龄特点来安排，即对学前儿童主要的生活内容，如进餐、睡眠、游戏等活动在时间和顺序上予以合理的设定与划分。

由于在制定和安排生活制度时需要考虑许多因素，因此各个托幼机构的生活制度不尽相同，也不存在一种适合所有托幼机构的最佳生活制度。虽然影响托幼机构制定生活制度的因素很多，在制定生活制度时需要考虑的因素也很多，但总的卫生原则是一致的，即儿童年龄越小，活动量应越少，活动和学习时间应越短，休息和睡眠时间应越长，进餐次数应越多。

（二）制定一日生活制度的意义

1.使学前儿童尽快适应托幼机构的生活，为今后的发展打下基础

学前儿童从家庭进入托幼机构，对他们来说，机构的一切都是陌生的。他们正式进入集体生活后，由家庭的"中心成员"变成了托幼机构里众多小朋友中的普通一员，因此，需要培养他们独立生活的能力，才能使其尽快熟悉、适应集体生活和学习的环境，产生归属感。他们既需要教师的悉心照顾，也需要保育人员反复指导下的帮助和训练，养成良好的生活习惯，建立良好的生活秩序。帮助学前儿童掌握生活所必需的知识、技能，并能在生活中加以应用，可以提高他们的生活自理能力，增强自信心，也为他们今后的学习和生活最终走向自立奠定最基本的能力和基础。

2.保护学前儿童神经系统的正常发展和消化系统的正常功能

（1）动力定型。将学前儿童一日生活中的主要环节，如早操、盥洗、进餐、睡眠、游戏等加以合理安排，使儿童养成习惯，到什么时间就知道该做什么，生活会更有规律，吃饭时食欲好、就寝时入睡快、游戏时精力充沛，从而节省了神经细胞的能量消耗，起到"事半功倍"的效果。

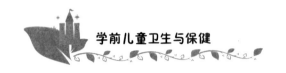

（2）劳逸结合。学前儿童的大脑皮层功能发育不够成熟，对长时间的刺激耐受力小，在从事活动后，大脑皮质的相应区域将由兴奋转入抑制，出现疲劳。合理安排生活制度，不断变换活动的内容和方式，使大脑皮质的"工作区"与"休息区"轮换，保证劳逸结合，可以预防过度疲劳，以免伤害脑细胞。

（3）保证睡眠。学前儿童需要较长的时间进行休整，合理安排生活制度可使睡眠时间有保证。

（4）保护消化系统。学前儿童时期消化系统的功能尚未成熟，消化能力弱，但由于生长发育迅速，对能量和各种营养素的需要相对较多，制定合理的进餐次数和时间间隔，可保证学前儿童的食欲，使学前儿童获得足够的营养。

3. 使儿童愉快地度过每一天

"快乐的童年生活"最现实的表现就是儿童每一天的具体生活，而学前儿童在日常生活的表现也是判断、衡量他们学习和发展状况的重要依据之一。因此，教师不仅要把生活活动看作满足儿童渴了要喝水、饿了要吃饭等生理需要的过程，更要以此为机会，使儿童的相关能力逐步得到提高。让学前儿童在集体生活中感到温暖、心情愉快，形成安全感、信赖感。从这个意义上说，学前儿童教育的重要目的就是让他们愉快地度过在学前教育机构的每一天。

4. 日常生活是学习的重要途径

学前儿童的身心发展特点决定了教育的生活化，学前儿童教育必须是保教并重的，必须寓教育于儿童的一日生活之中。日常生活是学前儿童教育的重要内容，也是教育的重要途径。

《幼儿园教育指导纲要（试行）》指出，幼儿园教育活动内容的选择应"既贴近学前儿童的生活来选择感兴趣的事物和问题，又有助于拓展学前儿童的经验和视野"，幼儿园教育活动内容的组织应"充分考虑学前儿童的学习特点和认识规律，各领域的内容要有机联系，相互渗透，注重综合性、趣味性、活动性，寓教育于生活、游戏之中"。对学前儿童而言，大部分的学习是生活化的、游戏化的教育活动，就是日常生活本身。

因此，学前教育机构应从儿童的一日现实生活中挖掘教育资源，把各种教育内容与儿童一日现实生活联系起来，把教育活动与儿童一日现实生活结合起来。儿童日常生活的每一个环节都具有教育价值，都应从儿童发展的现实出发，加以充分地组织和利用。学前儿童的一日生活本来是完整的，他们有着自己独特的生活节律，和成人一样具有独特的生活品质。作为幼儿园教师，应提高对日常活动中教育契机的敏感性，不失时机地在日常活动中对儿童进行教育，使儿童在不断重复的日常活动中也能获得发展。

5. 培养学前儿童良好的生活和卫生习惯

学前期是形成学前儿童各种习惯的关键时期。学前儿童的可塑性强，培养良好的生活习惯，将使其一生受用无穷。当代中国独生子女多，家长非常重视孩子的智力开发，却往往容易忽略孩子生活习惯的养成，父母、祖父母包办代替导致孩子生活习惯和生活技能差。幼儿园生活活动为孩子提供了反复训练生活习惯和卫生习惯的机会，如饭前便后洗手、定时定量进餐、不挑食、不随地吐痰，有助于学前儿童生活、卫生习惯的养成。

6. 养成学前儿童良好的心理素质

幼儿园合理有序的生活活动不仅能够保证对学前儿童身体的照顾，还有利于学前儿童健康心理素质的养成。教师精心照顾学前儿童的每一个生活环节，能为学前儿童创造良好的心理氛围，保持愉快的情绪；学前儿童积极地参加各项活动，可以增加同伴和师幼间的交往和合作，使孩子在安全愉快的环境中健康成长。

（三）制定一日生活制度的原则依据

托幼机构在制定一日生活制度时，必须综合考虑与之有关的各种因素，制定出既符合本园实际情况又符合学前儿童发展特点的合理的生活制度。一般来说，在制定生活制度时主要依据以下几个方面。

1. 学前儿童的年龄特点

幼儿园按不同年龄分为小、中、大班，不同阶段的儿童进餐、睡眠、上课、游戏的时间不同，年龄越小，睡眠时间越长，学习时间越短，随着年龄的增长，学前儿童睡眠时间逐渐减少，学习时间相对延长。除此之外，还应该根据学前儿童健康情况区别对待，对个别体弱儿童，应该给予特殊照顾。

2. 学前儿童的生理活动特点

动静结合，不同类型的活动要交替进行，使大脑皮质各功能区的神经细胞和身体各系统各组织得到轮流休息，防止神经细胞和肌肉组织的疲劳，提高活动效率。

3. 结合季节变化做适当调整

我国地域辽阔，具有较大的南北气候差异及东西时间差异，托幼机构应根据本地区的具体地理特征及本机构的实际情况，制定相应的生活制度。同时，在制定生活制度时，还应考虑到不同季节的特点，对生活制度中的部分环节进行适当的调整。例如夏季，早晨可早起床，中午延长午睡时间；冬季，早上可晚起床，缩短午睡时间。夏天可以做早操，冬天可以做间操。

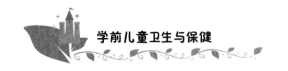
4.依据家长工作需要安排入园和离园时间

幼儿园要为家长参加工作提供便利条件。在制定生活制度时，应适当考虑与家长上下班时间相适应，同时争取家长的配合，使孩子在家的生活时间与托幼机构生活安排相衔接。

学前儿童的生活制度是根据各器官活动及心理活动的规律制定的，是把学前儿童在园内一日生活中的主要环节，在时间和程序上固定下来，形成制度。将体、智、德、美、劳全面发展的教育渗透于学前儿童一日生活的各项活动之中，以保证学前儿童身体健康，促进学前儿童身心和谐发展。

二、学前儿童生活常规教育

引导学前儿童有规律的生活，自觉遵守作息时间和生活制度；引导学前儿童学习生活的基本技能，培养学前儿童的生活自理能力；培养学前儿童良好的生活卫生习惯。

（一）学前儿童生活常规教育意义

（1）生活常规教育促使学前儿童形成良好的生活习惯。

（2）生活常规教育促进学前儿童身体各系统的生长发育。

（3）生活常规教育有利于学前儿童心理健康发展。

（二）学前儿童生活常规教育的要求

（1）对不同年龄儿童的要求应有差别。

（2）学前儿童的生活行为具体而规范。

（3）学前儿童的保育和教育相结合。

（4）注意照顾个体差异。

三、幼儿园一日生活常规内容

（一）入园晨检

1.晨检的主要内容

晨检时注重"看""摸""问"，发现问题，及时处理，并做好记录，确保每天出入园的儿童身体健康。及时掌握生病儿童的情况，晨检后反馈到班级，使得带班教师可以对生病的儿童进行特殊护理，保育人员也可以加强保育，给予帮助。

晨检检查的一般方法如下。

一看，看脸色，看皮肤，看眼神，看咽喉。

二摸，摸摸是否发烧，摸腮腺是否肿大。

三问，问儿童在家吃饭情况，睡眠是否正常，大小便有无异常。

四查，检查儿童是否携带不安全物品。

2. 教师工作的要求

晨检老师可以是保健医生或值班老师，园长也可以参与。他们代表幼儿园与每一个孩子以及家长接触，应注意以下事项。

保健医生一定要清楚各种传染病的隔离期，熟悉全园学前儿童的健康情况，对于近期生病的儿童要重点检查，特别是对时有发生的水痘、腮腺炎等传染病高度重视。同时，晨检老师要尽量记住学前儿童的名字，最好在孩子入园时叫他们的小名，给孩子温暖的感觉，也让家长觉得亲切放心，给孩子和家长留下好的印象。

（二）进餐

学前儿童食物在胃内排空需要的时间为 3~4 小时，如果进餐时间相隔过近，会引起消化不良，相隔时间过久，又会造成饥饿。托幼机构要定时、定量给儿童用餐，断奶的儿童一般每日进餐 4~5 次；3 岁以后每日进餐 3 次，可在下午加一次点心。

1. 对学前儿童的要求

（1）愉快、安静地进餐，逐步掌握独立进餐的技能。

（2）进餐时不大声讲话，不随意说笑打闹。

（3）能正确使用餐具：一手拿勺子，一手扶住碗，喝汤时两手端着碗。

（4）干点与稀饭搭配吃，不吃汤泡饭。

（5）逐渐养成文明进餐的行为习惯。

2. 对保教人员的要求

（1）创设安静、愉快的进餐环境。

（2）知道正确使用餐具，观察学前儿童的进食量。不在进餐时训斥儿童。注意提醒儿童保持进餐时桌面、地面和衣服的清洁。

（3）培养儿童良好的进餐习惯。

（4）指导学前儿童做好餐后整理，如饭后漱口，擦嘴，及时收拾餐具，清洁桌面等，安排轻松安静的活动，并按要求收拾玩具，清理场地。

（5）餐后安排 10~15 分钟的安静活动。

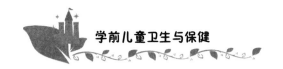

书山探宝

如何帮助儿童养成良好的进餐习惯？

1. 餐前准备

（1）创设舒适、安静、愉快的进餐环境。

（2）让儿童适量喝水、洗手、如厕。

（3）做点安静的活动或游戏。

（4）激发儿童的食欲。

2. 餐时组织

（1）准时开饭，进餐时间不少于30分钟。

（2）仔细观察儿童进餐行为，发现问题及时处理。

（3）不催促、不比赛、不说教、不批评。

（4）注意培养儿童良好的进餐习惯和卫生习惯。

3. 餐后整理

（1）要求儿童收拾碗筷，放好椅子。

（2）让儿童擦嘴、漱口、洗手。

（三）饮水

学前儿童机体组织中的水分相对高于成人，年龄越小，体内水分的比例越大。在饮水环节，教师应当根据学前儿童的情况，提供足够的饮水量。一般而言，学前儿童每两餐至少饮水2次，不能在学前儿童感到口渴时才饮水。在学前儿童饮水环节，教师和保育人员应注意以下几点。

（1）餐前0.5~1小时饮水一次。此时饮水，可以迅速进入全身血液，补充到全身细胞中，帮助儿童在进餐时分泌出足够的消化液，食物可以得到充分的消化吸收。而在即将进餐时或进餐时给学前儿童饮水，则会冲淡胃内消化液，引起饱胀感，降低食欲。

（2）剧烈运动以后，不宜马上喝大量的水，可以给学前儿童提供少量淡盐水，及时补充体内因大量出汗而丢失的氯化钠。

（3）不可给学前儿童提供生水或净水器净化后的水，净水器可以去除水中部分杂质，但不能完全消除对人体不利的物质。刚烧开的水水垢较多，不可立即饮用。反复煮沸的水含有有毒的亚硝酸盐，也不适合饮用。

（4）应根据季节变化和学前儿童的实际情况增加饮水量，如在夏季、早晨或午睡起床后。对体质差的学前儿童、患病初愈的学前儿童、经常嗓子肿痛的学前儿童，更应提醒他

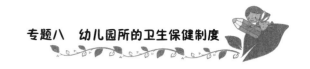

们多喝水。

托幼机构内应设置专门的饮用水供应点，随时供给儿童饮用。儿童喝水的茶具应该专用，茶具要保持清洁，经常消毒，防止传播疾病。

（四）睡眠

儿童神经系统发育不完善，神经细胞容易发生疲劳。而正常的睡眠是大脑皮层广泛抑制的结果，在大脑皮层抑制的情况下，大脑皮层细胞的功能损耗得到恢复，可见，睡眠是一种保护性机能，能保护大脑皮层细胞免于功能衰竭。

不仅如此，睡眠时机体的各种生理活动都减弱，骨骼肌张力降低，心率变慢，血压下降，呼吸变慢，生长素分泌增加，对促进生长发育有重要的意义。因此，必须保证儿童有充足的睡眠时间，只有这样，才能消除一天的疲劳，保证高级神经系统的正常机能，使学前儿童在学习或游戏时头脑清醒、精力充沛、记忆力良好。

学前儿童教师要重视学前儿童睡眠。睡眠不但要充足，还要有质量，为此，必须注意以下几点。

尽可能创造良好的睡眠环境；睡前要避免精神或其他刺激；培养儿童良好的睡眠习惯；幼教工作者要合理组织儿童的睡眠。

1. 睡前准备工作

（1）睡眠环境的准备。卧室内要保持空气流通，温度和湿度适宜，保持安静，无刺眼亮光。如果托幼机构活动室兼做卧室，对活动室也有此要求。

（2）睡眠用具的准备。准备安全舒适的被褥，床铺不应有杂物，尤其是一些可能伤害学前儿童的物品，如别针、发夹等；被褥厚薄适宜、干净，枕头不应过高。

（3）睡眠前的身体准备。睡前不宜让儿童吃得过多，以免妨碍横膈肌的运动，加重心脏的负担，也不要空腹睡眠；不要让学前儿童大量饮水，以免小便增多影响睡眠；睡前不做剧烈运动，可组织学前儿童进行一些安静的活动，如户外散步、晒太阳、桌面游戏、听听轻松的音乐、念念儿歌等；睡前提醒学前儿童如厕；检查学前儿童衣袋，防止学前儿童将小物品带到床上玩。

（4）睡眠前的心理准备。睡前教师应保持学前儿童处于轻松愉快的情绪状态，避免看或听惊险刺激的影视或故事，不批评或恐吓学前儿童。

（5）给学前儿童准备睡眠的信号。在睡前托幼机构可以播放一段优美的催眠曲，或让学前儿童在自己的座位上静坐片刻，给学前儿童一种睡眠的信号。长久如此可以让学前儿童形成条件反射，可自然进入想要睡眠的状态。

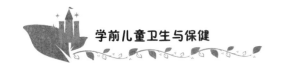

2.儿童活动要求

（1）如厕后安静上床，不与同伴讲话、疯闹。

（2）在教师的指导或帮助下，自己有顺序地穿脱衣服，摆放整齐。

（3）学习自己整理床铺、被褥，养成良好的睡眠习惯，睡姿正确，以右侧睡或平睡为宜，不蒙头，不用手压着心脏、腹部、头脸等。不喧哗，不玩物品，安静入睡。

3.教师工作要求

（1）要做到三要："要提醒学前儿童如厕；要求学前儿童不做剧烈运动；要求学前儿童不带异物入寝"，注意学前儿童身体、情绪状况。

（2）指导或帮助学前儿童铺好床被，有顺序穿脱衣服，整齐摆放在指定位置。

（3）巡回检查学前儿童睡眠情况，纠正不良睡姿，安慰入睡困难、情绪不稳定的学前儿童。

（4）做好交接班工作，确定学前儿童人数、身体状况、活动表现等，整理好用具。

（5）不随意延长或缩短睡眠时间。教师不聊天、不串班、不进餐打电话等，动作轻。

4.睡眠时的保育要求

1）培养学前儿童良好的睡眠习惯

首先，学前儿童应养成独自入睡的习惯。对于独自入睡困难的学前儿童，保育人员应耐心陪伴，轻拍学前儿童，使他们对新环境产生安全感，再逐渐减少陪伴次数，养成独自入睡的习惯。

其次，学前儿童应按时入睡，按时起床。托幼机构一日生活作息应严格执行，帮助学前儿童逐渐养成良好的睡眠习惯。同时应与家长配合，管理好学前儿童睡眠时间，养成良好的睡眠习惯。

最后，学前儿童应保持良好睡姿。学前儿童睡眠正确姿势是向右侧睡，双腿稍微弯曲，这样可以保证足够血液流向右侧肝脏，有益于肝脏功能的发挥，同时减轻心脏负担，也有利于胃中食物向小肠大肠移动。然而，睡眠姿势也不可绝对化，年龄小的儿童骨化尚未完成，固定一种睡眠姿势反倒会引起颅骨、胸廓、脊柱变形。但如若发现学前儿童趴着睡、跪着睡、蒙头睡等不良睡姿，应及时予以纠正。

2）要照顾学前儿童的个别差异

儿童之间个别差异性很大，即使是同龄儿童，对睡眠时间长短的需求也不相同。托幼机构安排固定的一日生活制度后，在实际执行中，应顾及学前儿童的个别差异，允许部分早醒不愿继续睡眠的学前儿童适当提前起床，将他们安排到其他地方进行安静的活动。

3）及时发现学前儿童的异常情况

在学前儿童睡眠过程中，教师应注意观察学前儿童的睡眠情况。如肠道内有寄生虫的儿童会出现咬牙，是否有孩子在被子下玩玩具或玩弄生殖器，睡眠过程中学前儿童脸色、呼吸、体温是否正常等情况，如发现异常，应及时解决。

4）提醒学前儿童及时排尿

教师要了解每个学前儿童的排尿规律，尤其是有尿床习惯的学前儿童，掌握其尿床的具体排尿时间，及时叫醒排尿。

5）要注意环境的动态变化

在儿童睡眠过程中，要密切关注睡眠环境温度、湿度、通风、噪声强度等动态，发现异常情况，要及时给予解决。要特别注意可能发生的意外事故，并完善应对策略，一旦发生火灾、地震等事故，要保证使儿童以最快速度从睡眠状态进入疏散、避灾状态。

（五）盥洗

幼儿园要注意培养学前儿童良好的习惯，而良好的习惯往往也从盥洗及如厕开始，培养学前儿童讲卫生的好习惯会使孩子终身受益。

盥洗不仅能使皮肤清洁，还能增强皮肤的抵抗力，养成爱清洁、讲卫生的好习惯，是维持自身健康和培养自我服务能力的一项重要措施。

良好的盥洗、如厕习惯要从小开始培养。其中包括早晚及午睡后用流水和香皂洗净身体的裸露部分；饭前、便前、便后、手脏时能主动洗手，随时保持清洁；饭后漱口，早晚刷牙，定时剪指甲；晚上洗脚、洗臀部；洗脸、洗手的方法要正确；要有专用毛巾、漱口杯等。

1.儿童活动要求

（1）洗手：学会正确的盥洗方法，会有顺序地打抹肥皂，搓洗手，洗干净各部位，再用流动的水冲干净。不玩水，不打闹，保持地面清洁。逐步养成饭前、便后和手脏时洗手的卫生习惯。

（2）洗脸：每天早晚要洗脸，外出归来要洗脸，用流动的水清洗，包括耳后、脖子都洗到。

（3）刷牙：选择儿童用的软毛牙刷和牙膏，每个儿童都要有专用牙刷，使用完后洗净、甩干，牙刷朝上插在杯子中或牙刷架上。同时，教会学前儿童正确的刷牙方法：顺着牙缝直刷；上牙由上往下刷，下牙由下往上刷；先刷牙的外侧面再刷牙的内侧面，最后刷咬合面，咬合面应横刷。刷牙时先用水漱口，再用沾有牙膏的牙刷上下里外刷净，最后用水漱净。

（4）如厕：不随地大小便，活动时不尿裤，按时排便、排尿，不憋便、尿等。学会自己料理大小便和穿脱裤子，会正确地使用手纸。

（5）洗脚：洗脚能促进足部血液循环，消除疲劳，有利睡眠，冬季还有益于脚的保暖。寄宿托幼机构每天晚上都要让学前儿童临睡前洗脚、洗屁股、换内裤。洗脚时采用温水浸泡，轻轻搓洗。学前儿童的洗脚盆、擦脚毛巾以及洗屁股用盆、毛巾等要专人专用，以防传播疾病。

（6）洗浴：洗浴能去除全身污垢，清洁皮肤，促进血液循环，提高机体抗病能力。学前儿童皮肤的保护机能差，保持皮肤清洁可以提高其机能。学前儿童洗头、洗澡的次数一般是根据气候和出汗的多少来决定的。通常寄宿制托幼园所，夏季可安排学前儿童每天冲淋 1~2 次，冬季 3~4 天洗一次澡。洗浴时，一般先洗头后洗澡。小班学前儿童适合盆浴，在老师的帮助下完成洗浴工作。

中大班学前儿童最好用淋浴，选用无刺激配方的婴儿洗发剂，防止将水和洗发剂溅到儿童的眼睛里。洗浴后应立即用毛巾将身体擦干。夏季可以擦些防痱、去痱的用品，如适合儿童使用的痱子水、痱子粉或爽身粉等，然后穿好衣服。冬季洗澡要注意保暖和洗澡环节的衔接，以防感冒。

（7）修剪指（趾）甲：指甲过长会影响触觉，或伤害他人皮肤，或因甲缝易藏纳污垢和病菌而传染消化道疾病。要给儿童每周剪一次手指甲，每两周剪一次脚趾甲。修剪指（趾）甲应在洗澡或洗手、洗脚后进行，让温水将指（趾）甲泡软，将指（趾）甲剪成弧形，不可剪得过深，以免引起学前儿童疼痛，也要防止剪破皮肤发生炎症。

2.教师工作要求

（1）组织并指导学前儿童正确盥洗，提醒学前儿童卷袖，肥皂搓手，教给学前儿童正确的洗手方法，先用流动的水淋湿双手，再用肥皂或洗手液将手心、手背、指甲、指缝反复搓至少 1 分钟，再用流动的水冲洗干净。

（2）督促家长每周为学前儿童剪一次指甲，避免残留污垢，学前儿童的洗脸、洗脚盆要专人专用，定期消毒，盥洗池、厕所、便盆应天天清洗消毒。

（3）了解学前儿童大、小便习惯，允许学前儿童根据自己的需要如厕，及检查大、小便后使用手纸情况，养成规律定时大便的习惯，指导学前儿童整理衣裤。

（4）引导学前儿童注意盥洗和如厕的安全，防止拥挤摔伤。

（5）随机进行相关的生活常识、生存技能的教育。重视实际操作，个别指导使学前儿童在真实的情境中学会生活，提高自理能力。

（6）培养学前儿童不玩水、不浪费水的习惯。

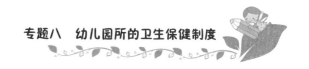

（六）来园、离园

保教人员要做好日托学前儿童的来园和离园工作，学前儿童的入园是幼儿园和家庭联系的重要环节，也是教师与家长互通信息、交流学前儿童生活状况、提出一致的保教措施的重要沟通时刻。

1. 学前儿童活动要求

（1）不带来或带走家里或幼儿园的物品，尤其是家里的危险品。

（2）穿脱衣物知道放到指定位置，有规律，有秩序。

（3）收拾好玩具、桌椅，整理自带书包、衣物，做好回家准备。

（4）高高兴兴来园、离园，能主动使用礼貌用语问候家长，向老师、同伴打招呼或道别，情绪愉快。

（5）有良好的任务意识，能清楚地表达幼儿园老师的要求，愿意和家长分享在园的快乐，愉快离园。

2. 教师工作要求

（1）学前儿童来园前应做好活动室的清洁卫生及通风换气工作，冬季要提前做好采暖工作，离园后要做好消毒工作。进行安全教育，检查学前儿童仪表仪容，让学前儿童干净、整洁、情绪愉快地安全来园、离园。

（2）热情接待家长，并向家长及时了解学前儿童在家的表现及健康状况，然后由教师对他们进行晨检，离园时及时回复家长嘱咐的事宜，随机和家长交流学前儿童活动情况。

（3）收拾整理教室，对缺勤学前儿童进行电话回访，及时了解情况，处理到位。

（4）教育学前儿童不带危险品入园，对刚入园的学前儿童，教师要耐心做好安抚工作。

（5）学前儿童离园后，教师要把活动室收拾好，然后到盥洗室、卧室等巡视，确定没有学前儿童留下时再锁门。

（6）个别晚接的学前儿童，必须由本班教师亲自交给值班人员，要确保学前儿童安全，严防丢失。

（7）学前儿童离园时若有家长来访，要耐心解答家长的疑问，与家长友好交流。

书山探宝

幼儿园一日活动安排时间表

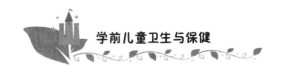

单元二　幼儿园的常规卫生保健制度

幼儿园健全的卫生保健制度是确保幼儿及教师的卫生健康的基本要求。幼儿园的卫生保健制度中应包括合理的生活制度、饮食制度、体格锻炼制度、健康检查制度、卫生消毒及隔离制度、疾病预防制度、幼儿安全制度、卫生保健登记统计制度、家园联系制度、体弱幼儿管理制度等。

一、幼儿园的卫生保健工作

（一）制定依据

《幼儿园工作规程》明确要求，"幼儿园应建立房屋、设备、消防、交通等安全防护和检查制度；建立食品、药物等管理制度和幼儿接送制度，防止发生各种意外事故。应加强对幼儿的安全教育。"《托儿所幼儿园卫生保健工作规范》提出，"托幼机构的各项活动应当以儿童安全为前提，建立定期全园（所）安全排查制度，落实预防儿童伤害的各项措施。"制定幼儿园安全管理制度，其目的是针对幼儿园容易发生意外伤害的工作内容和工作环节，通过制度管理来控制和降低危险因素。因此，完善、细致、具体的安全管理制度是保障幼儿安全的基本前提。通常幼儿园安全管理制度包括门岗管理制度、幼儿接送制度、设备安全检查制度、食堂卫生管理制度、环境和物品消毒制度、药物管理制度、意外事故应急预案等。

政策学习

《托儿所幼儿园卫生保健管理办法》

政策学习

《托儿所幼儿园卫生保健工作规范》

（二）建立卫生保健管理工作机制

建立长效工作机制，严格执行各项卫生保健、安全管理制度是减少意外伤害发生的关键。否则制度将成为摆设，不能发挥作用。首先，幼儿园各项卫生保健工作应定岗、定人，每项工作要有专人负责和管理，并做到职责清晰，分工明确。其次，成立以园长为组长的安全工作小组。园长是幼儿园安全工作第一责任人，负责组织安全工作小组成员定期对各项安全工作的执行和实施情况进行检查、落实，做到检查无空白、无死角，消除安全隐患。再次，建立安全预警机制和突发事件应急预案。幼儿园"应当建立重大自然灾害、食物中毒、踩踏、火灾、暴力等突发事件的应急预案"，对可能发生的突发事件制订处理方案，包括突发事件的现场处理程序和事后处理工作事项等，并组织幼儿和教师定期演练，熟悉应对措施和方法，将伤害降到最低。

（三）提供安全环境

《托儿所幼儿园卫生保健工作规范》中要求，"托幼机构的房屋、场地、家具、玩教具、生活设施等应当符合国家相关安全标准和规定。"

1. 幼儿园室内环境安全

（1）地面安全。活动室和寝室的地面最好采用地板或防滑地砖，盥洗室和卫生间地面应采用防滑、易清洁的地砖，并保持地面干净。

（2）家具和设备安全。幼儿园家具不得有尖角，外露的钉子、插栓、螺栓等，暖气要加防护罩，以免儿童跌伤和碰伤；家具尺寸大小应符合儿童的身高比例，如洗手池、坐便器、镜子、毛巾架、水杯架、书架等要便于幼儿使用；窗户、阳台安装护栏；儿童出入的门向外开，不宜装弹簧，以免夹伤手指、脚趾。门销安装在幼儿够不着的地方；电源插座要有安全插头，并安装在离地面 1.6 m 以上的地方，电线应采用暗线。

（3）空间布局安全。教室（活动室）按功能进行分区，如阅读区、科学活动区、大型积木区、角色游戏区等，让儿童有足够的活动空间；角色区应根据游戏内容、空间大小限定每次每项活动的参加人数，并用儿童理解的方式将规则标示出，如贴上可进入人数的小脚印数等；玩具、游戏器具等物品使用后要随时收拾整齐，以防幼儿磕碰摔伤。

（4）物品摆放安全。物品摆放要合理，尽量少占空间。钢琴、书架、储物柜等大型物品应紧靠墙固定放置，以防翻倒砸伤幼儿；电器等物品应放在安全处；暖水壶、热汤、热饭等危险物品应放在幼儿不能触摸到的地方；药品、洗涤剂、消毒剂应锁在柜子里或放在儿童拿不到的地方；室内不得栽种任何有毒的植物或饲养动物；游戏材料要充足，使用后摆放整齐。

（5）玩具和活动材料安全。玩具和活动材料的材质要无毒、环保、耐用、性能稳定、易于清洗和消毒；玩具和材料外形不能带有尖利的边角、锯齿；不可给 3 岁以下婴幼儿直径小于 2.5 cm 的玩具，如珠子、扣子、棋子、玻璃球等；定期清洗和消毒玩具，破旧的玩具材料要及时修理和更换。

（6）设通信联系工具。建议各班配一部电话，并在电话旁张贴紧急电话号码：119 火警电话，120 医疗急救电话，110 报警电话，以及附近派出所、医院、园长办公室、医务室的电话。班级教师要掌握班上幼儿的家庭地址、父母的工作单位及联系方式。

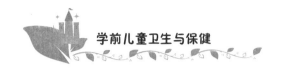

2. 幼儿园室外环境的安全

（1）户外活动场地安全。户外活动场地要有充足的空间，地面为软质地坪，并防滑、渗水（雨后不积水）；场地清洁、安全，不得有碎玻璃片、碎石、铁钉等尖锐物体。

（2）大型玩具设施安全。户外大型玩具，如秋千、滑梯、攀爬架等做工要精细，不得有突出的螺钉、不光滑的木刺等；设施安装稳固，并定期检查和维修，破损处及时修理或更换。大型玩具的安放要考虑安全，如秋千最好安放在儿童活动较少的区域。

3. 幼儿园建筑及设施安全

幼儿园应设安全通道，且标志明显；禁止在安全通道堆放物品，保持通道畅通无阻；园内配备一定数量的消防灭火装置和报警装置，并放在明显位置，要求每个工作人员都会使用；园内地下水管道、水沟出口均应加盖，以防儿童失足落入；楼梯栏杆要牢固，楼梯扶手和台阶的高度要适合儿童；大型玻璃门窗要有明显并且儿童能够明白其意思的提醒标志；幼儿园应设围墙，防止幼儿擅自离园，或是无关人员、宠物随意入园。

（四）保证活动安全

教师在组织开展活动时应以安全为前提，遵循"事先计划、建立规则、细心管理"的安全原则。

教师组织户外游戏或自由活动时，应将每个幼儿都纳入教师的视野之内，在一些容易发生意外的环节加以提醒，如盥洗活动、上下楼梯、玩滑梯、攀登等。外出郊游时应增加保教人员的数量，因为幼儿容易在不熟悉的环境中发生意外伤害。同时，儿童行为是后天习得的，适宜行为的形成依赖于成人的指导和管理。在儿童活动过程中，教师要根据活动内容和活动规则对幼儿的行为进行适当的指导。通常儿童年龄越小，生活经验越少，越容易发生意外，需要更多的指导和保护。

二、幼儿园的安全教育

《幼儿园教育指导纲要（试行）》对幼儿园安全教育目标和要求有明确规定，幼儿应"有初步的安全和健康知识，知道关心和保护自己"，在教学内容和方法上要"密切结合幼儿的特点。"

（一）帮助幼儿树立安全意识

安全意识的建立是预防意外伤害发生的关键。幼儿园应通过各种形式的安全教育活动，如看图片、讲故事、唱儿歌、看视频、做小实验、讨论等方式帮助幼儿了解周围环境中存在的不安全因素，尤其是抓住幼儿园发生的意外伤害事件进行及时教育，帮助学前儿童学习遵守规则，不进行危险活动，保护自己和他人。

（二）提高幼儿的安全保护能力

安全自护能力是一项综合能力，它涉及身体基本素质、运动技能、生活技能、安全意识、认知水平和心理成熟度等多个方面。培养幼儿安全保护能力重点从以下几方面进行。

（1）培养幼儿的生活自理能力。生活自理能力是指在生活中自己照料自己的行为能力。

（2）加强幼儿常规培养。幼儿园常规是指幼儿在园一日生活应遵守的基本行为规则，主要包括生活常规和活动常规。幼儿常规培养可帮助幼儿建立起安全和适宜行为，起到维护个人安全、维持班级秩序、预防意外伤害发生的作用。与幼儿安全密切的常规有：①有秩序地盥洗、如厕；②用正确的方法洗手、不玩水；③专心进餐，不边吃边说；④上下楼梯与小朋友保持一定的距离，不推挤；⑤按老师的指令回班级，不逗留，不私自离开；⑥不带危险物品到幼儿园，放学不跟陌生人走；⑦与小朋友友好相处，出现冲突协商解决；⑧遵守游戏规则，正确使用活动器械，不争抢等。

（3）经常开展体育活动。幼儿园应保证幼儿每天有 2 小时以上的户外活动时间，其中体育活动时间不少于 1 小时。体育活动的作用在于，加强幼儿身体运动技能的发展，促进幼儿动作的协调性、平衡性、灵活性及身体力量发展，从而减少幼儿意外伤害的发生，增强幼儿躲避危险的能力。幼儿园应经常开展跑、跳、爬行、跨越、攀登、投掷、拍球、跳绳、走独木桥等运动，鼓励每个幼儿都积极参与。

（三）强化教师的安全意识和责任心

幼儿园应定期组织教师学习预防儿童伤害的相关知识和急救技能，使其树立安全意识和责任心。一是帮助教师了解、熟悉影响幼儿意外伤害发生的原因，幼儿意外伤害发生的特点，在工作中有意识地消除安全隐患，做好安全预防工作；二是通过幼儿意外伤害案例的分析与讨论，提高教师对环境中潜在危险的警惕性和预见性，学习如何及时发现危险和排除危险；三是掌握正确的急救方法和意外伤害的应对措施，了解幼儿园意外伤害的紧急预案程序，以便及时开展紧急救助工作；四是开展安全法规、幼儿园安全管理制度的学习，使教师熟悉岗位职责和要求，强化教师的责任感和安全管理意识；五是加强家园合作，向家长宣传和传递安全知识，提高家长的安全防范意识。

三、幼儿园卫生保健制度内容

（一）一日生活安排

（1）托幼机构应当根据各年龄段儿童的生理、心理特点，结合本地区的季节变化和本

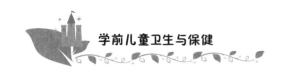

托幼机构的实际情况，制定合理的生活制度。

（2）合理安排儿童作息时间和睡眠、进餐、大小便、活动、游戏等各个生活环节的时间、顺序和次数，注意动静结合、集体活动与自由活动结合、室内活动与室外活动结合，不同形式的活动交替进行。

（3）保证儿童每日充足的户外活动时间。全日制儿童每日不少于 2 小时，寄宿制儿童不少于 3 小时，寒冷、炎热季节可酌情调整。

（4）根据儿童年龄特点和托幼机构服务形式合理安排每日进餐和睡眠时间。儿童正餐间隔时间 3.5~4 小时，进餐时间 20~30 分钟 / 餐，餐后安静活动或散步时间 10~15 分钟。3~6 岁儿童午睡时间根据季节以 2~2.5 小时 / 日为宜，3 岁以下儿童日间睡眠时间可适当延长。

（5）严格执行一日生活制度，卫生保健人员应当每日巡视，观察班级执行情况，发现问题及时予以纠正，以保证儿童在托幼机构内生活的规律性和稳定性。

（二）儿童膳食

1. 膳食管理

（1）托幼机构食堂应当按照《中华人民共和国食品安全法》《中华人民共和国食品安全法实施条例》《餐饮服务许可管理办法》《餐饮服务食品安全监督管理办法》《学校食堂与学生集体用餐卫生管理规定》等有关法律法规的要求，取得《餐饮服务许可证》，建立健全各项食品安全管理制度。

（2）托幼机构应当为儿童提供符合国家《生活饮用水卫生标准》的生活饮用水。保证儿童按需饮水。每日上、下午各 1~2 次集中饮水，1~3 岁儿童饮水量为 50~100 mL/ 次，3~6 岁儿童饮水量为 100~150 mL/ 次，并根据季节变化酌情调整饮水量。

（3）儿童膳食应当由专人负责，建立有家长代表参加的膳食委员会并定期召开会议，进行民主管理。工作人员与儿童膳食要严格分开，儿童膳食费专款专用，账目每月公布，每学期膳食收支盈亏不超过 2%。

（4）儿童食品应当在具有《食品生产许可证》或《食品流通许可证》的单位采购。食品进货前必须采购查验及索票索证，托幼机构应建立食品采购和验收记录。

（5）儿童食堂应当每日清扫、消毒，保持内外环境整洁。食品加工用具必须生熟标识明确、分开使用、定位存放。餐饮具、熟食盛器应在食堂或清洗消毒间集中清洗消毒，消毒后保洁存放。库存食品应当分类、注有标识、注明保质期、定位贮藏。

（6）禁止加工变质、有毒、不洁、超过保质期的食物，不得制作和提供冷荤凉菜。留样食品应当按品种分别盛放于清洗消毒后的密闭专用容器内，在冷藏条件下存放 48 小时以上；每样品种不少于 100 g 以满足检验需要，并做好记录。

（7）进餐环境应当卫生、整洁、舒适。餐前做好充分准备，按时进餐，保证儿童情绪愉快，培养儿童良好的饮食行为和卫生习惯。

2. 膳食营养

（1）托幼机构应当根据儿童生理需求，以《中国居民膳食指南》为指导，参考"中国居民膳食营养素参考摄入量（DRIs）"和各类食物每日参考摄入量，制订儿童膳食计划。

（2）根据膳食计划制订大量食谱，1~2 周更换 1 次。食物品种要多样化且合理搭配。

（3）在主副食的选料、洗涤、切配、烹调的过程中，方法应当科学合理，减少营养素的损失，符合儿童清淡口味，达到营养膳食的要求。烹调食物注意色、香、味、形，提高儿童的进食兴趣。

（4）托幼机构至少每季度进行 1 次膳食调查和营养评估。儿童热量和蛋白质平均摄入量全日制托幼机构应当达到"DRIs"的 80% 以上，寄宿制托幼机构应当达到"DRIs"的 90% 以上。维生素 A、B_1、B_2、C 及矿物质钙、铁、锌等应当达到"DRIs"的 80% 以上。三大营养素热量占总热量的百分比是蛋白质 12%~15%，脂肪 30%~35%，碳水化合物 50%~60%。每日早餐、午餐、晚餐热量分配比例为 30%、40% 和 30%。优质蛋白质占蛋白质总量的 50% 以上。

（5）有条件的托幼机构可为贫血、营养不良、食物过敏等儿童提供特殊膳食。不提供正餐的托幼机构，每日至少提供 1 次点心。

（三）体格锻炼

（1）托幼机构应当根据儿童的年龄及生理特点，每日有组织地开展各种形式的体格锻炼，掌握适宜的运动强度，保证运动量，提高儿童身体素质。

（2）保证儿童室内外运动场地和运动器械的清洁、卫生、安全，做好场地布置和运动器械的准备。定期进行室内外安全隐患排查。

（3）利用日光、空气、水和器械，有计划地进行儿童体格锻炼。做好运动前的准备工作。运动中注意观察儿童面色、精神状态、呼吸、出汗量和儿童对锻炼的反应，若有不良反应要及时采取措施或停止锻炼；加强运动中的保护，避免运动伤害，运动后注意观察儿童的精神、食欲、睡眠等状况。

（4）全面了解儿童健康状况，患病儿童停止锻炼；病愈恢复期的儿童运动量要根据身体状况予以调整；体弱儿童的体格锻炼进程应当较健康儿童缓慢，时间缩短，并要对儿童

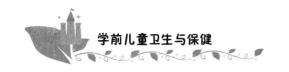

运动反应进行仔细的观察。

（四）健康检查

1.儿童健康检查

1）入园（所）健康检查

（1）儿童入托幼机构前应当经医疗卫生机构进行健康检查，合格后方可入园（所）。

（2）承担儿童入园（所）体检的医疗卫生机构及人员应当取得相应的资格，并接受相关专业技术培训。应当按照《托儿所幼儿园卫生保健管理办法》规定的项目开展健康检查，规范填写"儿童入园（所）健康检查表"，不得违反规定擅自改变健康检查项目。

（3）儿童入园（所）体检中发现疑似传染病者应当"暂缓入园（所）"，及时确诊治疗。

（4）儿童入园（所）时，托幼机构应当查验"儿童入园（所）健康检查表""0~6岁儿童保健手册""预防接种证"。发现没有预防接种证或未依照国家免疫规划受种的儿童，应当在30日内向托幼机构所在地的接种单位或县级疾病预防控制机构报告，督促监护人带儿童到当地规定的接种单位补证或补种。托幼机构应当在儿童补证或补种后复验预防接种证。

2）定期健康检查

承担儿童定期健康检查的医疗卫生机构及人员应当取得相应的资格。儿童定期健康检查项目包括：测量身长（身高）、体重，检查口腔、皮肤、心肺、肝脾、脊柱、四肢等，测查视力、听力，检测血红蛋白或血常规。

1~3岁儿童每年健康检查2次，每次间隔6个月；3岁以上儿童每年健康检查1次。所有儿童每年进行1次血红蛋白或血常规检测。1~3岁儿童每年进行1次听力筛查；4岁以上儿童每年检查1次视力。体检后应当及时向家长反馈健康检查结果。

儿童离开园（所）3个月以上需重新按照入园（所）检查项目进行健康检查。

转园（所）儿童持原托幼机构提供的"儿童转园（所）健康证明""0~6岁儿童保健手册"可直接转园（所）。"儿童转园（所）健康证明"有效期3个月。

3）晨午检及全日健康观察

做好每日晨间或午间入园（所）检查。检查内容包括询问儿童在家有无异常情况，观察精神状况。有无发热和皮肤异常，检查有无携带不安全物品等，发现问题及时处理。

应当对儿童进行全日健康观察，内容包括饮食、睡眠、大小便、精神状况、情绪、行为等，并做好观察及处理记录。

卫生保健人员每日深入班级巡视 2 次，发现患病、疑似传染病儿童应当尽快隔离并与家长联系，及时到医院诊治，并追访诊治结果。

患病儿童应当离园（所）休息治疗。如果接受家长委托喂药时，应当做好药品交接和登记，并请家长签字确认。

2. 工作人员健康检查

1）上岗前健康检查

托幼机构工作人员上岗前必须按照《托儿所幼儿园卫生保健管理办法》的规定，经县级以上人民政府卫生行政部门指定的医疗卫生机构进行健康检查，取得《托幼机构工作人员健康合格证》后方可上岗。精神病患者或者有精神病史者不得在托幼机构工作。

2）定期健康检查

（1）托幼机构在岗工作人员必须按照《托儿所幼儿园卫生保健管理办法》规定的项目每年进行 1 次健康检查。

（2）在岗工作人员患有精神病者，应当立即调离托幼机构。

（3）凡患有下列症状或疾病者需离岗，治愈后需持县级以上人民政府卫生行政部门指定的医疗卫生机构出具的诊断证明，并取得《托幼机构工作人员健康合格证》后，方可回园（所）工作。

①发热、腹泻等症状。

②流感、活动性肺结核等呼吸道传染性疾病。

③痢疾、伤寒、甲型病毒性肝炎、戊型病毒性肝炎等消化道传染性疾病。

④淋病、梅毒、滴虫性阴道炎、化脓性或者渗出性皮肤病等。

体检过程中发现异常者，由体检的医疗卫生机构通知托幼机构的患病工作人员到相关专科进行复查和确诊，并追访诊治结果。

（五）卫生与消毒

1. 环境卫生

（1）托幼机构应当建立室内外环境卫生清扫和检查制度，每周全面检查 1 次并记录，为儿童提供整洁、安全、舒适的环境。

（2）室内应当有防蚊、蝇、鼠、虫及防暑和防寒设备，并放在儿童接触不到的地方。集中消毒应在儿童离园（所）后进行。

（3）保持室内空气清新、阳光充足。采取湿式清扫方式清洁地面。厕所做到清洁通风、无异味，每日定时打扫，保持地面干燥。便器每次用后及时清洗干净。

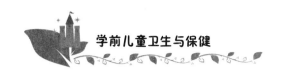

（4）卫生洁具各班专用专放并有标记。抹布用后及时清洗干净，晾晒、干燥后存放；拖布清洗后应当晾晒或控干后存放。

（5）枕席、凉席每日用温水擦拭，被褥每月曝晒 1~2 次，床上用品每月清洗 1~2 次。

（6）保持玩具、图书表面的清洁卫生，每周至少进行 1 次玩具清洗，每 2 周图书翻晒 1 次。

2. 个人卫生

（1）儿童日常生活用品专人专用，保持清洁。要求每人每日 1 巾 1 杯专用，每人 1 床位 1 被。

（2）培养儿童良好的卫生习惯。饭前便后应当用肥皂、流动水洗手，早晚洗脸、刷牙，饭后漱口，做到勤洗头洗澡换衣、勤剪指（趾）甲，保持服装整洁。

（3）工作人员应当保持仪表整洁，注意个人卫生。饭前便后和护理儿童前应用肥皂、流动水洗手；上班时不戴戒指，不留长指甲；不在园（所）内吸烟。

3. 预防性消毒

（1）儿童活动室、卧室应当经常开窗通风，保持室内空气清新。每日至少开窗通风 2 次，每次至少 10~15 分钟，在不适宜开窗通风时，每日应当采取其他方法对室内空气消毒 2 次。

（2）餐桌每餐使用前消毒。水杯每日清洗消毒，用水杯喝豆浆、牛奶等易附着于杯壁的饮品后，应当及时清洗消毒，反复使用的餐巾每次使用后消毒。擦手毛巾每日消毒 1 次。

（3）门把手、水龙头、床围栏等儿童易触摸的物体表面每日消毒 1 次。坐便器每次使用后及时冲洗，接触皮肤部位及时消毒。

（4）使用符合国家标准或规定的消毒器械和消毒剂，环境和物品的预防性消毒方法应当符合要求。

（六）传染病预防与控制

（1）督促家长按免疫程序和要求完成儿童预防接种。配合疾病预防控制机构做好托幼机构儿童常规接种、群体性接种或应急接种工作。

（2）托幼机构应当建立传染病管理制度。托幼机构内发现传染病疫情或疑似病例后，应当立即向属地疾病预防控制机构（农村乡镇卫生院防保组）报告。

（3）班级教师每日登记本班儿童的出勤情况。对因病缺勤的儿童，应当了解儿童的患病情况和可能的原因，对疑似患传染病的，要及时报告给园（所）疫情报告人。园（所）

疫情报告人接到报告后应当及时追查儿童的患病情况和可能的病因，以做到对传染病患者的早发现。

（4）托幼机构内发现疑似传染病例时，应当及时设立临时隔离室，对患儿采取有效的隔离控制措施。临时隔离室内环境、物品应当便于实施随时性消毒与终末消毒，控制传染病在园（所）内暴发和续发。

（5）托幼机构应当配合当地疾病预防控制机构对被传染病病原体污染（或可疑污染）的物品和环境实施随时性消毒与终末消毒。

（6）发生传染病期间，托幼机构应当加强晨午检和全日健康观察，并采取必要的预防措施，保护易感儿童。对发生传染病的班级按要求进行医学观察，医学观察期间该班与其他班相对隔离，不办理入托和转园（所）手续。

（7）卫生保健人员应当定期对儿童及其家长开展预防接种和传染病防治知识的健康教育，提高其防护能力和意识。传染病流行期间，加强对家长的宣传工作。

（8）患传染病的儿童隔离期满后，凭医疗卫生机构出具的痊愈证明方可返回园（所）。根据需要，来自疫区或有传染病接触史的儿童，检疫期过后方可入园（所）。

（七）常见病预防与管理

（1）托幼机构应当通过健康教育普及卫生知识，培养儿童良好的卫生习惯；提供合理平衡膳食；加强体格锻炼，增强儿童体质，提高对疾病的抵抗能力。

（2）定期开展儿童眼、耳、口腔保健，发现视力异常、听力异常、龋齿等问题进行登记管理，督促家长及时带患病儿童到医疗卫生机构进行诊断及矫治。

（3）对贫血、营养不良、肥胖等营养性疾病儿童进行登记管理，对中重度贫血和营养不良儿童进行专案管理，督促家长及时带患病儿童进行治疗和复诊。

（4）对先心病、哮喘、癫痫等疾病儿童，以及对有药物过敏史或食物过敏史的儿童进行登记，加强日常健康观察和保育护理工作。

（5）重视儿童心理行为保健，开展儿童心理卫生知识的宣传教育，发现心理行为问题的儿童及时告知家长到医疗保健机构进行诊疗。

（八）伤害预防

（1）托幼机构的各项活动应当以儿童安全为前提，建立定期全园（所）安全排查制度，落实预防儿童伤害的各项措施。

（2）托幼机构的房屋、场地、家具、玩教具、生活设施等应当符合国家相关安全标准和规定。

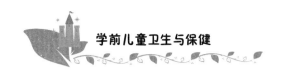
（3）托幼机构应当建立重大自然灾害、食物中毒、踩踏、火灾、暴力等突发事件的应急预案，如果发生重大伤害时应当立即采取有效措施，并及时向上级有关部门报告。

（4）托幼机构应当加强对工作人员、儿童及监护人的安全教育和突发事件应急处理能力的培训，定期进行安全演练，普及安全知识，提高自我保护和自救的能力。

（5）保教人员应当定期接受预防儿童伤害相关知识和急救技能的培训，做好儿童安全工作，消除安全隐患，预防跌落、溺水、交通事故、烧（烫）伤、中毒、动物致伤等伤害的发生。

（九）健康教育

（1）托幼机构应当根据不同季节、疾病流行等情况制订全年健康教育工作计划，并组织实施。

（2）健康教育的内容包括膳食营养、心理卫生、疾病预防、儿童安全以及良好行为习惯的培养等。健康教育的形式包括举办健康教育课堂、发放健康教育资料、宣传专栏、咨询指导、家长开放日等。

（3）采取多种途径开展健康教育宣传。每季度对保教人员开展1次健康讲座，每学期至少举办1次家长讲座。每班有健康教育图书，并组织儿童开展健康教育活动。

（4）做好健康教育记录，定期评估相关知识知晓率、良好生活卫生习惯养成、儿童健康状况等健康教育效果。

（十）信息收集

（1）托幼机构应当建立健康档案，包括托幼机构工作人员健康合格证、儿童入园（所）健康检查表、儿童健康检查表或手册、儿童转园（所）健康证明。

（2）托幼机构应当对卫生保健工作进行记录，内容包括出勤、晨午检及全日健康观察，膳食管理，卫生消毒，营养性疾病、常见病、传染病、伤害和健康教育等记录。

（3）工作记录和健康档案应当真实、完整、字迹清晰。工作记录应当及时归档，至少保存3年。

（4）定期对儿童出勤、健康检查、膳食营养、常见病和传染病等进行统计分析，掌握儿童健康及营养状况。

（5）有条件的托幼机构可应用计算机软件对儿童体格发育评价、膳食营养评估等卫生保健工作进行管理。

教育书签

"人生小幼，精神专利，长成已后，思虑散逸，固需早教，勿失机也。"

——颜之推

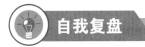　**自我复盘**

学海泛舟

颜之推的蒙学思想

　　通过本专题的学习，请你结合对幼儿园卫生保健制度的宏观印象，绘制出头脑中的知识结构图。

闯关自测

一、单项选择题

1. 幼儿园晨检工作的内容是（　　）。

A. 一摸、二看、三问、四查　　　　　　B. 一听、二看、三问、四查

C. 一看、二摸、三问、四查　　　　　　D. 一问、二看、三查、四摸

2. 安排学前儿童生活作息制度要（　　），不同类型的活动要交替进行。

A. 动静结合　　　　B. 循序渐进　　　　C. 合理　　　　　　D. 科学

3. 制定班级学前儿童生活常规的主要目的是（　　）。

A. 帮助学前儿童学会自我管理　　　　　B. 便于教师管理

C. 让学前儿童学会服从　　　　　　　　D. 维持纪律

4. 幼儿园制定幼儿合理的一日生活制度时，可以不考虑（　　）。

A. 幼儿园的保教目标　　　　　　　　　B. 季节

C. 家长的年龄特点　　　　　　　　　D. 交通状况

5. 幼儿园制定合理的一日生活制度的意义不包括（　　　）。

A. 有利于幼儿养成良好的生活习惯　　　B. 有利于保教人员合理安排各项活动

C. 有利于幼儿生长发育　　　　　　　　D. 有利于幼儿熟悉小学生活

6. 幼儿一日生活的主要环节不包括（　　　）。

A. 入园　　　　　B. 游戏　　　　　C. 意外伤害的处理　　D. 户外活动

7. 幼儿园执行一日生活制度的目的是让幼儿在大脑皮层各中枢的（　　　）交替进行形成动力定型。

A. 兴奋和抑制　　　　　　　　　　　　B. 高兴和沮丧

C. 集中和分散　　　　　　　　　　　　D. 有意注意和无意注意

8. 幼儿每天保证规律和充足的睡眠具有（　　　）等益处。

①促进精力和体力的恢复；②保证生长激素的分泌；③促进幼儿对食物的消化和吸收；④促进幼儿的生长发育

A. ①②③　　　　B. ①②④　　　　C. ①③④　　　　D. ②③④

9. 幼儿年龄越小，午睡、休息和户外活动的时间应该越（　　　），而学习的时间应该越（　　　）。

A. 长、短　　　　B. 短、长　　　　C. 长、长　　　　D. 短、短

10. 幼儿进行学习活动的最佳时间应该是（　　　）。

A. 早晨　　　　　B. 上午　　　　　C. 中午　　　　　D. 下午

二、判断题

1. 幼儿在一日生活中的活动形成习惯后，教师和家长是最大的受益者，因为以后他们就省心省事多了。　　　　　　　　　　　　　　　　　　　　　　　　（　　　）

2. 幼儿园应该将幼儿一日生活的主要环节中的各组成部分的时间、顺序和间隔进行合理安排，至于次数，可以随意增减。　　　　　　　　　　　　　　　　（　　　）

3. 大脑皮质各中枢的兴奋和抑制交替进行是动力定型的主要体现，幼儿园强化一日生活制度的目的是培养幼儿大脑中的动力定型。　　　　　　　　　　　（　　　）

4. 动静交替、劳逸结合的活动，使幼儿既能得到锻炼又能得到休息，避免幼儿神经系统和肌肉的疲劳。　　　　　　　　　　　　　　　　　　　　　　　（　　　）

5. 教师可以根据季节变化调整幼儿活动的时间，如夏季做课间操、冬季做早操。　　　　　　　　　　　　　　　　　　　　　　　　　　　　　　　　　（　　　）

专题九
幼儿园所的卫生要求

素质目标

感受环境卫生对学前儿童健康成长的重要性。

知识目标

1. 了解幼儿园师生个人卫生要求。

2. 熟悉幼儿园的教育活动卫生的标准。

技能目标

1. 掌握幼儿园物品消毒的常规操作方法。

2. 初步学会制定幼儿健康档案。

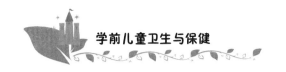
暮春者，春服既成，冠者五六人，童子六七人，浴乎沂，风乎舞雩，咏而归……（出自《论语·先进篇》）

古往今来，有多少人醉心于这幅图景，微薄暖阳，清风拂面，弦歌阵阵，碧水悠悠，在"人"与"景"构成的场域之中，"人"因为"景"而更纯粹，"景"因为"人"而更明媚。马克思说："人创造环境，同样环境也创造人。"

环境，是人成长的重要基石，它构筑起"人"基本的筋骨和血脉。重视环境育人，是数千年来人们探索出的重要教育途径，也是新时代"立德树人"的应然和必然。（钱建国 江苏教育 2020年3月）

之前的专题中，多侧面、详细学习了学前儿童成长的人文环境，那么在这部分，我们了解一下幼儿园里的暖阳、清风和天真的笑声……

单元一　幼儿园的环境卫生及消毒

一、幼儿园房屋建筑卫生

（一）园址选择

（1）合适的位置。选址要在居民区适中的地方，使幼儿入园方便，途中安全，也能便于家长接送。

（2）无污染、无噪声。幼儿园选址时应考虑选择环境清洁、安静，空气新鲜的地区，尽量避开空气污染严重的地段，幼儿园周围不应有屠宰场、垃圾场等不利于幼儿身心健康的设施。为减少交通事故和尘埃污染，保证幼儿园的相对安静，离交通干线和闹市稍远为好，不与游艺场、歌舞剧团、火车站、飞机场等相毗邻。幼儿园也不要建在江河湖海旁边，以免发生意外。

学海泛舟

探秘李跃儿芭学园——揭开环境背后的秘密

（3）阳光充足，排水良好。幼儿园园址要选择地势平坦、地基干燥、排水容易、阳光充足的地段。如果幼儿园地势低洼，那么每遇雨天，污水积流，排泄不畅，既给幼儿园活

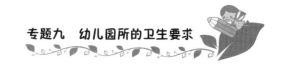

动的开展带来不便，又会影响幼儿户外活动所需的场地及充分的绿化面积。

二、幼儿园房舍配置卫生

幼儿园的园舍和设施必须与幼儿的保育、教育要求相适应，必须符合安全标准和卫生标准。

（1）每班有活动室和午睡室。若活动室与午睡室合用，两者使用面积之和不得低于生均 2 m^2；若活动室与午睡室分设，则活动室使用面积不得低于生均 1.5 m^2；有适合幼儿并符合卫生要求的午睡床铺设备，一人一床或一人一位；每班配备幼儿盥洗室，面积 10 m^2 以上，流水洗手龙头 4 个以上，幼儿厕所大便器 4 个，小便器 4 个或 2 m 便槽，卫生设施基本完备，符合幼儿年龄特点；有防暑降温和防寒保暖设备。

（2）活动室内有适合幼儿身高的桌椅、开架的玩具橱、茶杯箱等家具，有一定数量的幼儿游戏和学习活动需要的玩具和图书，有必备的教育教学设备和用具（黑板、钢琴等），以及幼儿学习和生活所必需的其他设备和用品。

（3）有与幼儿园规模相适应的室外活动场地，其中活动场地面积不少于生均 2 m^2，有一定的绿化面积，同时应配备必要的、符合卫生要求的体育活动设施。

（4）三个班以上的幼儿园应适当设置值班室、保健室、教职工办公室等服务用房；有规模适宜、符合卫生要求的厨房，并与幼儿生活、活动区域隔开，设备基本齐全。寄宿制幼儿园必须有专用寝室和独立的幼儿床位，有隔离室、浴室、洗衣房等。（幼儿班可根据需要和实际情况，配备相应功能的设施设备）

三、幼儿园设备卫生

（一）生活用品卫生

1. 卧室的卫生要求

（1）设专门的儿童卧房。

（2）床头及两行床铺之间应保持一定的距离。

（3）最好铺设地板，有利于保温、防潮和打扫。卧室的其他卫生要求与活动室相同。

2. 盥洗室和厕所的卫生要求

厕所内可设大便池 2~5 个，小便池 1 个，小班幼儿可使用便盆。厕所必须通风良好，避免臭气直接进入活动室或卧室。

盥洗室一般设在厕所与活动室及卧室之间，室内设盥洗台和 5~6 个水龙头，盥洗台最

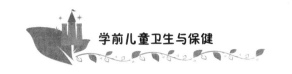
好设在室中央，避免洗涤时的拥挤和保持墙壁的清洁，每人的盥洗用具应分开使用，挂毛巾的架子要注意使每条毛巾之间有一定的距离，避免互相接触。

3. 桌椅的卫生要求

桌椅的卫生要求是根据学前儿童的身高及身高各部分（上、下肢）的比例等因素确定的。

（1）椅子的高度：适宜的椅子高度应在穿鞋的情况下，使脚掌能平放在地板上，大小腿成直角。椅子过高或过低都容易使儿童坐姿不稳定，产生疲劳。

（2）桌椅的大小和规格：儿童应使用平面桌，可分为双人桌、四人桌和六人桌，采光需符合基本的卫生要求。在一日活动进行中，根据不同活动环节的需要，桌子采用不同的布置形式。儿童椅则是一人一把，根据需要经常搬动。椅面长度是椅面前缘前后方向的有效尺寸，应为儿童大腿长的 3/4~2/3，既方便儿童在就座时大腿的后 3/4 置于椅面上，同时在后方留有空隙；椅宽是椅面左右的尺寸，一般比儿童骨盆宽 5~6 cm；椅背的高度高于幼儿肩胛骨的下部，以向后倾斜 3°~7° 为宜。

（3）桌下净空高度：是指课桌面下缘离地面的高度。为保证儿童有足够的桌下净空高度，桌子不宜设抽屉、搁板、踏板及其他构件，以免影响其下肢的正常摆放和活动。

（4）桌椅高差：指桌面与椅面之间的垂直距离，对儿童坐姿的影响最大。合适的桌椅高差，应是在儿童就座时，两臂能很自然地平放在桌面上，背部能伸直为宜。若高差过大，会使儿童在就座时耸肩或单肩提高，易造成脊柱异常弯曲；若高差过小，则会使儿童上体过度前倾，易形成驼背。

（5）桌椅的颜色：桌椅的颜色会对室内光线和儿童的心理状态产生影响，如果颜色不合适，不仅影响室内光线的明亮度，还会使儿童产生视觉疲劳，引发情绪不稳等。因此，儿童桌椅的颜色要从光学和心理学进行考虑，尽量选择反射率高、色调浅淡、柔和又能给人宁静、舒适、安定感的色彩，如浅米色、木本色等。但不应使用白色，因为白色不易清洁，而且反射率太高，会对儿童的眼睛产生较强的光刺激。

（6）桌椅的安全及管理：儿童桌椅的外表和内表以及儿童手指可触及的隐蔽处，均不得有锐利的棱角、毛刺以及小五金部件露出的锐利尖端。桌椅的涂层、漆膜，不能含过量的有毒物质。桌椅的重量应适中，一般幼儿园一把儿童椅不应超过 2.5kg，在托儿所不超过 2.0kg，以便于儿童自己安全搬运。桌椅还应经常擦拭，因为儿童桌椅是用于多种不同活动的。尤其是进餐的桌子，在每次使用前，均应使用专用的抹布进行擦拭并进行必要的消毒，以保证儿童进餐时的卫生。同时，要注意根据儿童身高的变化，不断调整桌椅，使之始终适应儿童的发展和需要。

4.床的卫生要求

托幼机构应为学前儿童准备专用的小床和寝具（有的机构寝具由家长自行准备），以免儿童之间疾病的相互传播。由于学前期骨骼增长的速度较快，且骨质较软，为保证儿童骨骼的正常发育，应慎重选择床具。床的大小、长短及结构应适合儿童的身材，一般床长应为儿童身高再加 15~25 cm，床宽应为儿童肩宽的 2~2.5 倍。

书山探宝

学前儿童桌椅的尺寸标准

我国《学校课桌椅功能尺寸及技术要求》（GB/T 3976—2014）对学前儿童桌椅的尺寸做出了详细的标准规定。

1. 小班

小班孩子平均身高约为 96cm，书桌高度一般为 44cm，长度在 100cm 左右，宽度约为 70cm，配套的椅子椅面宜高 23.5cm，深度 22cm，宽度宜为 25cm，靠背高度约 25cm，桌椅面高差约 20.5cm。这样的尺寸适用于绝大部分幼儿园小班的孩子，因此被大多数小班选用。

2. 中班

中班的孩子平均身高约为 100cm，书桌高度一般为 47.5cm，长度在 105cm 左右，宽度约为 70cm，配套的椅子椅面宜高 26cm，深度 24cm，宽度宜为 26cm，靠背高度约 27cm，桌椅面高差约 21.5cm。这样的尺寸适用于绝大部分幼儿园中班的孩子。

3. 大班

大班的孩子平均身高约为 122cm，书桌高度一般为 52cm，长度在 110cm 左右，宽度约为 70cm，配套的椅子宜高 30cm，深度 29cm，宽度宜为 27cm，靠背高度约为 29cm，桌椅面高差约 22.5cm。这样的尺寸对于大部分大班的孩子比较适用。

一般幼儿园孩子的身高差异在小班或中班不是很明显，在大班的时候，部分长得快的儿童个子会高出同龄人一截，因此建议园所根据不同儿童的身高和体型选择合适尺寸的课桌椅。

5.橱柜的卫生要求

供儿童使用的橱柜，其高矮以及深度，应适合儿童的身材，以便于儿童自己取放和整理。一般高度可相当于儿童的平均身高，为 100~115 cm，深度约相当于儿童的手臂长，为 35~50 cm。同时，为了在室内给儿童留下更多的活动空间和避免碰撞，活动室不应设置过多的家具。橱柜在设计和制作时，要注意避免可能伤害儿童的棱角，最好制成小圆角；橱

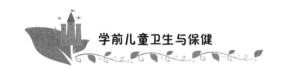

柜的表面应光滑，避免有木刺或钉子露出；橱柜应敦实，重心较低，为避免底下积灰，可以直接落地。

（二）玩教具卫生

1. 玩具的卫生要求

（1）玩具的材料要便于洗涤和消毒。

（2）玩具上的涂料不能含铅、汞等有毒物质。

（3）玩具的表面必须无锐利的尖角，以免刺伤幼儿。

（4）玩具大小、重量要适合幼儿的体力。

（5）通常以塑料玩具为好，表面光滑，不宜污染，易消毒；其次为金属、橡胶或木质玩具。

（6）玩具应定期保洁和消毒。

2. 教具的卫生要求

（1）托幼机构常用的文具和教具主要是学前儿童使用的图书、图片、直观教具、笔和颜料、纸张等，都应符合卫生标准和卫生要求。

（2）儿童的图书应以图画和图片为主，适当配以文字说明。书中的图画要形象生动、线条清晰、颜色鲜明、大小合适，并具有一定的对比和反差，但不要对视觉产生过分的刺激。同时，儿童图书要定期消毒，若有破损要及时修补，残破和脏污严重的应及时废弃。

（3）托幼园所的黑板最好平整、无裂缝、不反光、方便卫生。使用时，要注意粉笔颜色、字号、贴绒教具与黑板颜色之间的反差度以及避免反光，以便使幼儿能看得见和看得清。若使用的是一般性黑板，应尽可能用湿的抹布拭去不要的粉笔印迹，以免幼儿吸进粉笔灰。

（三）运动器械卫生

托幼机构的运动器械按性能可分为摆动类、攀登类、旋转类、滑引类和颠簸类等五类。

运动器械高矮、大小、坡度等均应适合学前儿童的身心特点，能促进学前儿童身体素质的发展，并提高儿童身体的平衡性、协调性和灵敏性，要坚固、耐用、平滑、安全；要简单、轻巧、美观；还要便于修理和保养。

大型体育器械一般应安置在草坪上，部分大型体育器械（如攀登类器械）下应设有沙坑或软垫，以防儿童摔伤。运动器械要专人定期进行检修，尤其是关键部位，以加强安全与清洁管理。若发现有破损、脱落、变锈等现象时，应立即停止使用，并及时加以处理。

儿童活动时，要先仔细检查并加强指导，防止意外伤害的发生。

四、幼儿园卫生消毒常规

（一）通风换气常规

活动室每天早晨儿童入园前 15 分钟开窗通风（视天气情况灵活掌握），冬季定时开窗通风换气，保持室内空气清新；寝室每天用紫外线灯消毒半小时；启用空调时应注意室内空气的湿度和温度。

（二）室内环境卫生常规

1. 活动室

保持环境清洁卫生，坚持每天一小扫，每周一大扫，每月彻底清扫一次。

2. 寝室

空气新鲜，地面整洁，玻璃明亮，光线充足。室内摆设整洁舒适，布置无尘垢。定时开窗通风，温度、湿度适宜，床铺整齐，窗明几净。床栏杆、暖气、窗台、柜子、灯罩、电扇等无尘土。墙壁干净，无蛛网，床下无杂物。

3. 盥洗室

清洁通风，水池下水道处无头发、污物，地面无积水、污渍，便池、便盆及时冲洗，无尿碱、无臭味、无苍蝇。门、窗、镜、灯、柜等清洁干净。消毒水等物放在幼儿拿不到的地方。

4. 厨房卫生常规

厨房经常打扫，保持内外环境清洁，物品摆放有序，用后及时归位；台面、墙（窗）面、地面清洁无污物、积水。消除老鼠、蟑螂、苍蝇和其他有害昆虫及其滋生条件。

严格执行《中华人民共和国食品卫生法》，特别要防止食物中毒。厨房用具包括刀墩、板桶、盆、抹布以及其他工具、容器必须标志明显，做到生熟分开、定位存放，用后洗净，保持清洁。餐具一餐一消毒（若用水煮，则需在水开后煮 15~20 分钟，若用笼屉蒸，则水开后至少要蒸 30 分钟），符合国家有关卫生标准。

采购食品要按照国家有关规定进行，不买、不加工或不使用腐烂变质和感官性状异常的食物及其原料，买来的熟食要加热处理后再吃，预防食物中毒及肠道传染病的发生。

食品贮存应当分类、分架、隔墙、离地存放，定期检查，及时处理变质或超过保质期限的食品。

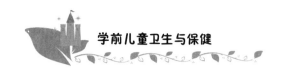

炊事员应穿清洁的工作衣、帽并把头发置于帽内，不留长指甲，不涂染指甲，不戴戒指加工食品；坚持上灶前用肥皂和流动清水洗手，如厕前脱工作服，在操作间不吸烟，分饭菜时戴口罩。

5.清洗消毒常规

（1）玩具、图书要保持清洁，一周一消毒。

（2）餐具、餐桌一餐一消毒。餐具要先按规范清洗消毒，做到洗后无污物。

（3）小毛巾、水杯专人专用，一日一消毒。

（4）床单半月一换，被褥一月一晒。

（5）为保证幼儿随时饮水，下午水杯不宜过早消毒，最好在下班前消毒，消毒时应将所有水杯（包括未出勤幼儿的水杯）、点心盘和点心夹放入消毒柜消毒。

（6）每天下班前应将饮水器（或保温桶）中的余水倒干净，以免积水垢；每周应清洗一次饮水器（或保温桶）。

（7）盥洗室内所有盆、桶、壶应洗净晾干后再放入橱柜，以免柜内产生潮气、霉变。

（三）室外环境卫生常规

（1）室外环境做到整洁、美观、所有墙面统一规划布置，不随意更改。

（2）师生不随意乱扔垃圾、果壳等杂物，不随地吐痰，保持室外地面整洁。

（3）场地做到雨天无积水，下水道等有定期灭虫消毒措施。

（4）绿化有专人负责管理，做到绿地无杂草、花坛无杂物、定期修剪，教育儿童不随意攀摘花草树木，加强爱护绿化教育。

（5）院内及过道上不随意停放自行车和堆放建筑垃圾等杂物，保证儿童活动的安全和道路的畅通。

单元二　幼儿园的教育活动卫生

教育活动有广义与狭义之分，教育本身就是一种活动。广义的教育活动泛指影响人的身心发展的各种教育活动；狭义的教育活动主要是指学校教育活动。学校教育活动有各种差别，从形式看，有教学活动、课外活动、实践活动；从活动主体看，有教师的活动、学生的活动；从内容上看，有课内外进行的德育、智育、体育、美育、劳动技术教育，以及发展个性特长教育等各种活动。

幼儿园教育活动有多种分类方法，在幼儿一日生活中占据大部分时间。保教人员通过组织多形式、多内容的教育活动，提供各种教具、材料及适宜环境，为幼儿学习提供直接或间接经验，促进其发展。在教育实施过程中，一项不可忽视的内容是各种教育活动的卫生保健。这里说的卫生是指幼儿各种活动的科学卫生，如上课时的坐姿，唱歌、朗诵声调的高低等。

一、教学活动

上课是幼儿园最重要的教学活动，它是幼儿园有计划地向儿童传授知识、技能和发展智力的主要手段。

上课时间应该安排在每天精力充沛的时间内，如果上课时间过早，儿童匆匆忙忙入园引起的情绪紧张是一种精神刺激，使儿童过度兴奋而不易很好地集中注意力，继而又容易发生疲劳，影响学习效果。从大量的观察资料中可以看出，儿童上课在早饭后半小时开始为好。每节课持续时间应该根据不同年龄的主动注意时间而规定。年龄越小，其注意力越不持久，主动注意时间短。

我国幼儿园的上课时间和次数一般为：小班每天一节课，10~15 分钟；中班每天两节课，20~25 分钟；大班每天两节课，每节 25~30 分钟，大班后期可适当延长 5 分钟。

1. 儿童活动要求

（1）喜欢参加集体教育活动。活动中能积极思考，大胆想象，乐意表达自己的愿望，乐于与他人交往。

（2）养成良好的学习习惯，学会倾听、等待，遵守活动规则，坚持完成活动任务。看书、握笔姿势正确，坐姿自然端正。

（3）逐步树立合作意识，愿意和同伴一起，商量解决活动中遇到的问题，共同完成学习任务。

（4）愿意进行三浴锻炼：日光浴、空气浴、水浴。

（5）进行游戏、体育等活动过程中积极、大胆、愉快。

2. 教师工作要求

（1）尊重儿童好奇、好问、好动的天性。选择符合儿童可持续发展的教学内容，以游戏的方式开展丰富多彩的教学活动，严禁小学化倾向。时间安排要合理，上课活动时间规则要合理，一般在上午 9~10 点，幼儿园小班每天安排一节课，10~15 分钟；中班每

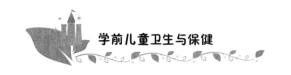

天两节课，每节20~25分钟；大班每天两节课，25~30分钟，到大班后期每节课可延长5分钟。

（2）教室要保持干净卫生、通风透气，光线要充足，桌椅排列有利于交流互动，在教学活动过程中培养儿童正确的坐、立、行、阅读和书写的姿势，注意儿童用眼的卫生，预防幼儿近视。同时不提倡儿童小手背后听课。

（3）教学形式宜集体、小组、个别活动相结合，关注儿童个体差异，充分体现教学的层次性和学习梯度。及时反馈、调整教学行为，努力使每个儿童都有获得满足和成功的机会。

（4）注重活动过程中儿童的情感体验，注重习惯养成。充分赏识、肯定儿童的自主活动，鼓励儿童大胆探索、自主表现。

二、游戏活动

游戏是儿童的基本活动，是幼儿园对儿童进行全面教育的重要形式，它能促进儿童身心健康，增长知识，培养良好情感和道德感，增强意志品质，改善人际交往，认识社会和预防疾病。

1. 儿童活动要求

（1）愉快地参与各类游戏，学会自制玩具，选择游戏，分配角色，自主、自信地开展游戏。

（2）在游戏中自由表达自己的愿望和要求，在生动丰富的游戏情境中体验快乐，获得直接有益的经验。

（3）有良好的游戏习惯和规则意识，爱惜玩具，能及时收拾玩具，整理好自己的物品。

2. 教师工作要求

（1）有计划有步骤地指导儿童开展游戏活动。注意观察了解儿童在游戏中蕴藏的发展需要，挖掘教育价值，拓展游戏主题，支持儿童自己解决游戏中发生的问题，必要时做好游戏记录。注意保持儿童的愉快情绪，充分调动儿童的积极性。

（2）培养儿童良好的游戏习惯、交往习惯和文明礼貌行为。在游戏中能遵守规则，与同伴合作、谦让、分享，感受角色扮演的快乐。

（3）指导儿童分类收拾玩具，整理场地，培养初步的秩序感和责任感。

（4）选择游戏活动时间要适当合理，户外活动春、夏、秋季每天不少于3小时，夏季要注意不让日光照射时间过长或过强，冬季要根据天气，一般来讲不少于2小时。

（5）游戏中要注意安全保护，活动前要对儿童实行安全教育，要认真检查玩具、器械的安全程度和卫生要求，仔细向儿童交代注意事项，做好准备活动，在游戏过程中加强监督和保护，防止意外事故发生。

3. 游戏活动前的准备

在儿童游戏前，应根据游戏类型、内容和气温情况给学前儿童增减衣服，以免着凉或受热。在户外进行冰雪游戏时，要让儿童穿上雨鞋等防湿保暖的鞋子和带紧口袖的罩衣，防止因弄湿衣服而受凉感冒；游戏前先活动身体，等全身开始暖和时再用手接触冰雪。在玩泥、沙游戏时，要让儿童注意不要把泥、沙弄到眼、鼻、耳、口中，若不慎导致沙土进入眼时，切不可用手揉擦，以免眼结膜等受伤而引起感染。儿童在游戏中使用的玩具和材料要经常消毒，以防疾病的传播。

4. 游戏活动环境要求

学前儿童的游戏应被安排在通风良好、空气新鲜、采光或照明良好的地方进行。尤其活动量大的游戏，应尽可能安排在户外进行，使儿童在游戏时得到充足的阳光和新鲜的空气。游戏场地应保持清洁，游戏活动前可根据需要洒水或湿擦地板，以免尘土飞扬。游戏场地应平整，周围无危险物，附近也不应存在可能导致意外的物品。

5. 游戏的保健价值

（1）游戏是儿童健康人格形成的保证。

（2）游戏促进儿童智力、情感和社会化等方面的发展。

（3）儿童在游戏中获得的知识及发展的智力有助于创造力的发展。

三、艺术活动

艺术活动通过音乐、舞蹈等多种不同形式表现出来，能够陶冶儿童情操，培养儿童的音乐兴趣，对儿童生活有潜移默化的影响。

1. 儿童活动要求

（1）喜欢参加艺术类活动，如歌唱、看电影、器乐表演等。

（2）能够根据音乐配合舞蹈动作，协调、灵活。

（3）观看影像活动时安静，不打闹。

2. 教师活动要求

（1）教给儿童正确的发声方法，唱歌的时间不宜过长，有音乐才能的儿童可个别辅导，重在培养音乐兴趣。

（2）艺术娱乐活动内容要适合儿童年龄特点，场所要注意安全，干净无污染。

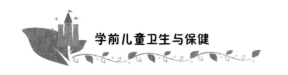

（3）教育儿童注意保护视力，电视图像要保证清晰，色彩适中，看电视、影像材料时间不宜过长。

四、体育活动

体育是儿童健康教育领域的一个重要组成部分。《幼儿园教育指导纲要（试行）》明确指出："培养幼儿对体育活动的兴趣是幼儿园体育的重要目标，要根据幼儿的特点组织生动有趣、形式多样的体育活动，吸引幼儿主动参与。"

体育对儿童生理和心理均产生暂时或永久性的影响。首要任务是：发展儿童的基本动作，提高对环境的适应能力，培养儿童良好的品质和性格，形成良好的体育锻炼兴趣和习惯。

1. 儿童活动要求

（1）喜欢参加各项体育活动。

（2）各种基本动作自然灵活，姿势正确，灵敏性好。

（3）会使用和收放活动器械，有自我保护意识，会简单的自我保护方法。

（4）遵守规则，勇敢、不怕困难，适应自然环境。

（5）知道增减衣服，身体不适主动报告。

2. 教师工作要求

（1）开展各种体育活动，保证每天体育活动及户外活动的时间，提供安全的场地及器材，充分利用自然条件（水、空气、阳光）开展锻炼。考虑气温、湿度和风速等条件。

（2）科学组织儿童各种体育活动，训练儿童的基本动作，掌握活动的密度和运动量，培养儿童正确的姿势，注意环境场所的卫生监督。

（3）根据气温、活动量及儿童体质提醒儿童增减衣服，注意儿童在活动中的身体反应。

（4）对儿童进行安全教育，避免运动伤害。组织活动时教师必须参加，以防意外事故发生，进行必要的预防。

（5）提倡儿童适度冷水盥洗，提高对冷刺激的抵抗力，预防感冒。

3. 体育活动的卫生要求

（1）开始部分：1~2 分钟，教师在做简单的动员以后，迅速将儿童组织起来，明确教学任务和要求。

（2）准备部分：3~6 分钟，使大脑皮层的兴奋性逐渐提高，为儿童身体各器官生理功能迅速进入运动状态做好准备。例如，在使上下肢、躯干各部大肌肉群，关节，韧带活动前，应在心理、生理上做好准备。以跳跃为基本部分的练习，准备活动可先做下蹲、压腿等练习，或做原地上跳的活动。

（3）基本部分：小班 10~12 分钟，中班 16~17 分钟，大班 20~22 分钟。根据教学目标，让儿童学习和练习动作和技能。这部分活动持续的时间较长，要注意练习和休息的交替进行。

（4）结束部分：2~3 分钟，此时要降低儿童大脑兴奋程度，放松肌肉，使之尽快消除疲劳，将运动状态逐渐恢复到相对安静状态，最后做好结束工作。

4. 学前儿童参加体育活动的意义

对于学前儿童而言，进行体育活动有利于增强各器官系统的功能，促进生长发育，有助于促进智力发展，培养良好的个性品质；有助于增强机体对周围环境各种变化的耐受能力以及对疾病的抵抗能力。

体育教学必须符合学前儿童身心发育特点，有利于促进其身心健康发展。体育教学的指导思想和方法若不适当，教学的条件不合乎卫生要求，都会引起不良后果，非但达不到体育教学所要达到的目标，还会对学前儿童的发育起损害作用。

单元三　学前儿童及保教人员的个人卫生

一、工作人员个人卫生常规

（一）总体要求

幼儿园从业人员应保持良好个人卫生，应穿戴清洁的工作服，头发梳理整齐，不得留长指甲、涂指甲油、佩戴饰物。专间操作人员需要佩戴口罩及工作帽。

直接接触入口食品的操作人员在有以下情形时应洗手。

（1）处理食物前。

（2）上厕所后。

（3）处理生食物后。

（4）处理弄污的设备或饮用具后。

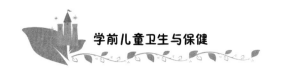

（5）咳嗽、打喷嚏或擤鼻子后。

（6）处理动物或废物后。

（7）触摸耳朵、鼻子、头发、口腔或身体其他部位后。

（8）从事任何可能会污染双手的活动后。

非接触直接入口食品的工作人员，在有以下情形时应洗手：

（1）开始工作前。

（2）上厕所后。

（3）处理弄污的设备或饮食用具后。

（4）咳嗽、打喷嚏或擤鼻子后。

（5）处理动物或废物后。

（6）从事任何可能会污染双手的活动后。

专间操作人员在进入专间时应再次更换专间内专用工作衣帽并佩戴口罩，操作前双手严格进行清洗消毒，操作中应适时地消毒双手。不得穿戴专间工作衣帽从事与专间操作无关的工作。

个人衣物及私人物品不得带入食品处理区。

不得在食品处理区内吸烟、饮食或从事其他可能污染食品的行为。

进入食品处理区的非加工操作人员，应符合现场操作人员卫生要求。

（二）工作人员体检制度

工作人员每年按要求进行体检，包括胸部 X 线透视，肝功能、粪便常规检查以及阴道霉菌、滴虫检查，体检合格者方可上岗。

二、学前儿童个人卫生常规

（一）个人卫生常规

日常生活用品专人专用，做好消毒工作。儿童饭前便后洗手，早晚用流动水洗手和脸。饭后要漱口，大、中班儿童每日要刷牙。定期洗头和洗澡。每天洗脚、洗屁股，毛巾要每天消毒。每周剪指甲一次，每两周剪趾甲一次。保持儿童服装整洁，衣服、被褥、床单要勤洗勤晒。

保护儿童视力：活动室采光好，阅读、书写、绘画活动有良好的照明。注意用眼卫生，一次连续近距离读、写、画的时间不超过 30 分钟，近视儿童适当缩短。看电视的时间每次 20 分钟左右，距离电视 2~3 m，电视机安放高度适中。长时间用眼后应有 10~15 分钟休息或组织户外活动，放松双眼，远眺。

（二）健康检查常规

1. 新生入园体检制度

所有新生或转学生必须持当地妇幼保健机构入园体检表按项目进行健康检查，体检合格后方可入园。离园 3 个月以上的儿童必须重新体检。

2. 儿童定期体检制度

每位儿童均建立健康档案（包括体检表、预防接种证）。目前我国对儿童健康检查次数为 4、2、1 次，即 1 岁以下儿童每年体检 4 次；1~3 岁儿童为 2 次；3 岁以上儿童为每年体检一次。及时对儿童体格发育情况进行分析评价，并将检查结果和评价情况向家长反馈，同时督促家长对患有龋齿、视力不良、贫血、沙眼等疾病的儿童进行矫治。

3. 坚持晨检和全日观察制度

（1）每天按要求对儿童进行晨间检查。严禁患不宜入园疾病（如传染病）的儿童入园。

（2）做好服药儿童的登记工作，在保健医生的指导下按时服用。

（3）对晨检时情绪不好的儿童或在家有不适情况、近日患病的儿童，重点观察记录其精神、食欲、睡眠等情况，全天予以特别的关注，对有异常的儿童应及时与家长联系，立即采取措施。

4. 体弱儿童管理

（1）体弱儿童是指患有下列疾病的儿童：营养性缺铁性贫血、维生素 D 缺乏性佝偻病、营养不良、反复感染、先天性心脏病、癫痫病、神经精神发育迟缓、常见畸形等。

（2）建立体弱儿童登记制度，对患中度及中度以上贫血、活动期佝偻病、一年 4 次以上反复感染、中重度以上营养不良、肥胖症儿童均应进行专案管理。

（3）在保健人员的指导下，保教人员应对体弱儿童进行正确护理，并在一日生活中给予特别照顾。

（4）体弱儿童治愈后应结案转入健康儿童常规管理。

5. 体弱儿童管理具体措施

（1）维生素 D 缺乏性佝偻病、小儿营养性缺铁性贫血、营养不良的防治见"儿童常见病防治"。

（2）先天性心脏病儿童的管理。

①建立体弱儿童登记簿。

②加强生活各环节的护理，适当参加活动，根据患儿的具体情况决定活动量、活动强

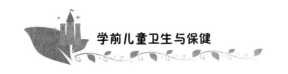

度及时间。天气变化时随时增减衣服，减少呼吸道感染。

③根据卫生部规定按时接受预防接种。

④结案：根治手术后方可结案。

（3）癫痫儿童的管理。

①建立体弱儿童登记簿。

②生活护理：正常饮食，掌握进食量，不要过量；保证充足睡眠；避免过度紧张、兴奋及激烈运动；不要攀高或在水边玩耍，随时警惕突然发作发生意外。

③密切与家长联系：详细询问和观察发作特点、持续时间、可能诱发的因素，采取相应措施，以减少发作次数。

④督促家长遵医嘱长期按时服药：不能随意停药或减量，保证定期复查。

⑤保教人员要关心爱护患儿，不歧视患儿。

（4）神经精神发育迟缓儿童的管理。

①建立体弱儿童登记簿。

②生活护理：该类儿童与同龄儿在吃饭、穿衣、大小便、活动等方面有一定差距，生活上要给予特别的照顾。

③活动安全：根据神经发育迟缓类型与程度安排该类儿童的活动，并进行有针对性的功能训练，在活动中谨防意外事故。

④转诊：对神经精神发育明显落后于同龄儿童平均水平的儿童，应到妇幼保健院进一步接受检查。

（5）常见畸形儿童的管理。

①建立体弱儿童登记簿，注明畸形的种类、程度以及具体管理措施。

②唇腭裂：该类儿童在吃饭、喝水时应注意给他们充分的时间，不能催促，以免出现误吸，发生危险。

③四肢畸形：根据四肢畸形的程度决定儿童参加活动的种类和强度，注意安全，防止发生意外事故。保教人员应注意爱护、照顾有畸形的儿童，并教育其他儿童尊重、关心他们，不得歧视，使畸形残疾儿童在良好的生活环境中成长。

（6）肥胖儿童管理。

①建立专案管理：对单纯性肥胖的儿童建立肥胖儿童管理卡片；轻度肥胖只需要管理，不需要记录个案；中度肥胖以上要进行个案管理。

②分析病因，从饮食、运动、遗传、心理等方面仔细分析病因，如果考虑为其他疾病引起的肥胖，应建议家长带患儿去医院进行检查。

③定期监测：重点监测体重增长幅度，每月测量体重一次，每3个月测量身高1次。

④家长联系：与家长密切联系，给予家长正确的、科学的育儿知识，使家长重视肥胖的危害性，能够积极配合对患儿饮食起居上的调整以及治疗。

⑤结案：体重降至同性别同身高标准体重20%以内，继续维持3个月方可结案。肥胖程度减轻并在半年内稳定，为管理有效。

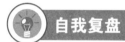

"爱之不以道，适所以害之也。"

——《资治通鉴·晋纪十八》

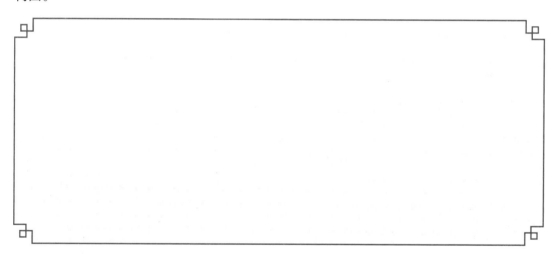

自我复盘

通过本专题的学习，请你结合对幼儿园的环境卫生知识的宏观印象，绘制出知识结构图。

|||||||||||||||||||||||||||||||| **闯关自测** ||||||||||||||||||||||||||||||||

一、单项选择题

1. 下列表述不正确的一项是（　　）。

A. 椅深是指椅面前后的距离

B. 一般以幼儿身高来决定幼儿园洗手台高度

C. 幼儿桌子应设抽屉和横木，以方便幼儿取放物品

D. 到了中班，就要让幼儿学习使用筷子

2. 阳台、屋顶平台的护栏宜采用垂直线饰；其净空距离不应大于（　　）。

A. 0.16 m　　　　　B. 0.15 m　　　　　C. 0.14 m　　　　　D. 0.11 m

3. 3~6 岁幼儿每日户外活动时间应有（　　）。

A. 1 小时　　　　　B. 2 小时　　　　　C. 2~3 小时　　　　　D. 3~4 小时

4. 幼儿园设置活动场地应该做到（　　）。

A. 活动场地面积不少于生均 1 m²

B. 活动场地要相对独立

C. 活动场地要坚固耐磨

D. 只要场地安全，活动时就不需要教师时时看护

5. 离园（　　）个月以上的幼儿必须重新体检。

A. 1　　　　　B. 2　　　　　C. 3　　　　　D. 4

6. 幼儿园的活动室要符合（　　）的要求。

A. 越大越好　　　　　　　　　　B. 定期消毒

C. 大小班严格分开　　　　　　　D. 相对私密

7. 每节课时长 20 分钟，最适合（　　）班的幼儿。

A. 小　　　　　B. 中　　　　　C. 大　　　　　D. 学前

8. 什么情况的幼儿不可以入园（　　）。

A. 心脏病　　　　　B. 腮腺炎　　　　　C. 弱视　　　　　D. 掉乳牙

9. 幼儿园要把（　　）工作放在首位。

A. 保护生命安全　　　B. 保护环境卫生　　　C. 教学质量　　　D. 招生人数

10. 下列做法正确的是（　　）。

A. 儿童按需喝水，不想喝的，可以不喝

B. 情绪不稳定的孩子也要参加活动

C. 盥洗室容易脏，随时可以用 84 消毒液消毒

D. 保教并重是幼儿园卫生保健的重要原则

二、多项选择题

1. 关于学前幼儿参与活动要求有（　　）。

A. 愿意分享　　　　　　　　　　B. 敢于表达

C. 可以有不同想法　　　　　　　　　　　D. 可以选择与谁合作

2. 下列说法正确的是（　　　）。

A. 幼儿园的餐具要一餐一消毒

B. 图书的消毒方法最好是晾晒

C. 紫外线消毒必须要在幼儿离园以后

D. 孩子用的水杯，保育人员随时可以消毒

3. 在教学活动时，教师的做法哪些是错误的（　　　）。

A. 按时间表进行，保证教学，让家长满意

B. 发现制定的教学内容有难度、孩子完成不了，应立即停止

C. 教学活动的地点可以灵活掌握、不局限

D. 教学活动效果不好的，就做教学反思，反之不用做

4. 关于家园共育，应该做到（　　　）。

A. 幼儿园的教学内容安排应该让家长知晓

B. 幼儿园的特色主题活动应该邀请家长参加

C. 教育上有分歧，应该以家长的建议为主

D. 餐品安全应该接受家长监督

5. 幼儿园选择玩具时要注意（　　　）。

A. 玩具的材料要便于洗涤和消毒

B. 玩具上的涂料不能含铅、汞等有毒物质

C. 玩具的表面必须无锐利的尖角，以免刺伤幼儿

D. 玩具大小、重量要适合幼儿的体力

三、判断题

1. 合适的桌椅高差约等于就坐人体的 2/3 坐高。　　　　　　　　　（　　　）

2. 应在下风地带建幼儿园。　　　　　　　　　　　　　　　　　　（　　　）

3. 教师设定游戏方案，一定要照顾到每个孩子都能参与。　　　　　（　　　）

4. 体育活动因人而异，不要求每个孩子都完成既定目标。　　　　　（　　　）

5. 为了午睡有安全感，可以让孩子们的小床排列紧密。　　　　　　（　　　）

四、简答题

1. 幼儿园玩具的卫生要求是什么？

2. 幼儿园游戏活动中，对教师的工作要求是什么？

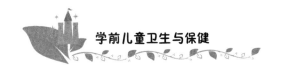

五、案例分析题

一天早上，西西妈妈领着西西来到了班级门口，西西看上去有些没精神。"西西怎么了？"正在盥洗室洗抹布的保育师梁老师看见后关切地问。"老师，西西昨天晚上嗓子疼，不过吃了点儿药，现在好些了。要是她有什么不舒服，您就给我打电话吧！"西西妈妈一边跟梁老师解释，一边心疼地看着西西。"行，您放心吧，我今天多关注她，有事我会给您打电话！"西西妈妈在班门口待了一会儿后，才依依不舍地离开。

季节变化的时候，孩子尤其爱生病，很多家庭由于没有老人照护生病的孩子，家长只能把孩子送到幼儿园，但其实，又担心班里孩子多，老师照顾不周。

问题：

1. 如果你是梁老师，你该如何照顾生病的西西。

2. 对于照护生病儿童，你该如何与西西的家长沟通，让她放心？

专题十

幼儿园一日生活实践教学

素质目标

树立保教结合的工作理念，提升职业责任感。

知识目标

1. 掌握幼儿园常规保育工作理论依据。

2. 能够合理组织和安排幼儿一日生活活动。

技能目标

1. 掌握幼儿园保育工作的操作要点。

2. 能够在幼儿园一日生活中正确实施保育工作。

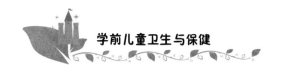

情景导学

在一次晨检中，一个小朋友的爷爷急匆匆地走来跟保育老师说："我孙子感冒了，我在药店买了一盒感冒药，请老师中午喂一下。"保育老师告诉这位爷爷喂药是需要出示医院病历和家长签字的，但是他很不理解："什么，还要病历啊，我不识字，怎么签？就是给小孩喂个药，这么麻烦！"在保育老师耐心地解释和一再坚持下，虽然这位爷爷最终找来孩子的妈妈并带来了病历，但是还是说了许多抱怨的话。

正确方法：

1. 入园时严格按照相关要求进行登记

（1）核对。接到药品后与幼儿家长仔细核对医嘱、药品名和服药时间。

（2）登记。晨检时服药幼儿需出示病例，教师需认真登记信息，亲自将药品交到保健医生手中，不委托他人及幼儿带药。

（3）存放。保健医生做好核对后，将幼儿信息登记在服药记录本上，对号入座。药品要单独存放，不混放。药品箱放在幼儿触摸不到的地方。

2. 在园及时、正确服药

（1）患儿服药时，保健医生严格按家长的服药登记给幼儿服药。

（2）全程看护患儿将药品服下。冲剂要帮患儿倒水并搅匀，片剂根据实际情况压碎或者整片放到患儿舌面上，看护患儿喝水送服。

（3）服药期间仔细观察，避免患儿不愿吃将药偷偷扔掉，或者被别的儿童吃掉。

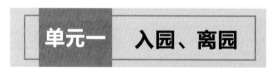

单元一　入园、离园

一、入园

（1）家长带幼儿入园时，热情地主动问好。

（2）教师在接待幼儿和家长时应面带微笑，并以半蹲的方式迎接幼儿，与幼儿打招呼。

（3）发现幼儿出现新的变化时，要与幼儿进行积极的互动，如幼儿换了新的发型、穿上新衣服时。

书山探宝

入园问题——家长问，园长答

（4）详细记录家长叮嘱的事项，必要时向家长进行及时反馈。

（5）观察幼儿情绪和精神状况。

二、晨检

（1）摸：检查幼儿有无发热现象，可疑者测量体温。

（2）看：观察幼儿精神状态、面色等。部分疾病在早期会影响幼儿的身心状态，教师应注意观察幼儿脸和眼睛，看是否有疲惫或疾病的可能性。

（3）问：向家长了解幼儿当日身体健康情况、精神状态。如果有带药来园的幼儿，要及时做好核对工作，即核对姓名、药名、用药时间、用药量和方法，并请家长做好委托吃药的签名记录，还要记录患儿饮食、睡眠、大小便情况，及时向家长反馈。

（4）查：教师首先要根据传染病流行季节，检查相应发病部位，看幼儿是否患病。其次检查幼儿手和指甲是否干净、是否携带不安全的物品（如剪刀、玩具、零食等），以免发生意外事故。

（5）进行家园沟通：教师要询问家长幼儿在家的具体表现，真诚关心每一名幼儿。

（6）确认来园人数：教师应每日确定来园幼儿数量，如果存在没有来园又没有请假的幼儿，需要第一时间联系家长，询问其中原因。

三、离园

（1）提醒幼儿整理好衣物、鞋带，检查幼儿是否穿戴整齐。

（2）等待离园时，可组织幼儿开展阅读、唱歌等活动，减少混乱的情况及安全隐患。

（3）随时清点幼儿人数，做好记录。

（4）确认家长信息，教师要亲自将幼儿交到家长手中，确保安全。如果出现陌生面孔，要及时向家长进行确认，妥善处理"代接"问题。

（5）认真交接幼儿物品，如围巾、手套、书包及换洗的衣物等。

（6）找准时机，与家长进行交流，如幼儿当天的表现、情绪状态、意外事件等。

（7）进行幼儿离园后的整理工作。

♥活动设计

小班开学活动:《开学第一天》

活动目标：

（1）让幼儿感受在幼儿园生活和学习的快乐。

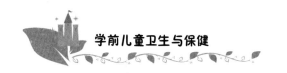

（2）安抚、稳定新生入园的情绪。

活动准备：

布置好的活动室。

活动过程：

一、安抚、稳定新生情绪

（1）热情地和小朋友们问好，抱抱哭闹的幼儿。

（2）安抚幼儿情绪，引导幼儿玩自己感兴趣的玩具。

二、教小朋友们唱《问好歌》，引导幼儿之间相互问好

1. 活动导入。

教师：小朋友们，祝贺你上幼儿园了，以后每天早上来上学时，我们都会见到自己熟悉的小伙伴，那小伙伴之间见面时，应该说什么话呢？（你好）

教师：相互之间除了问好，还可以做哪些动作？（点头、抱抱、握手等）

教师：小手也会问好哦，看看它们是怎么做的？请欣赏手指谣《问好歌》。

2. 活动展开。

（1）幼儿欣赏教师表演《问好歌》，初步熟悉童谣的内容。

教师：大拇指见面干什么？

幼儿：点点头。

教师：四指伸出干什么？

幼儿：拉勾勾。

教师：手指张开干什么？

幼儿：抱一抱。

教师：手指并拢干什么？

幼儿：拉拉手。

教师：手在耳边干什么？

幼儿：转一转。

教师：我们都是好朋友做什么动作？

幼儿：拍拍手。

（2）教师完整示范，引导幼儿表演每一句里手指的动作。

教师：请小朋友的小手和我的小手一起来问好吧。（幼儿和老师一起边唱童谣，边做动作）

三、结束活动

提醒幼儿喝水、如厕。

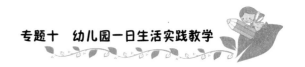

童谣:《问好歌》

你好！你好！点点头。

你好！你好！拉勾勾。

你好！你好！抱一抱。

你好！你好！拉拉手。

每天见面要问候，我们都是好朋友！

（资料来源：布莱特幼教）

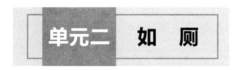

单元二　如　厕

学前儿童进入幼儿园后，比起学到知识，家长和老师们都更加关注其生活自理能力培养。其中，如厕能力（独自上厕所和自理如厕的能力）是最重要的环节之一。一般来说，学前儿童到3岁左右才学会独立如厕是正常的现象，女孩会比男孩稍早一些。所以，在幼儿园的托班和小班阶段，是培养独立如厕的关键时期。

一、对学前儿童的要求

（1）养成定时大小便及便后正确洗手的良好习惯。

（2）自觉有序地如厕，大便后会正确使用手纸，养成便后主动冲水的好习惯。

（3）如厕时不能玩耍，要注意安全，懂得一些自我保护的方法。

书山探宝

如厕保育注意细节
（冬季）

二、对保育教师的要求

（1）做好学前儿童如厕前的准备工作，如马桶消毒、地面干净无水迹、准备好卫生纸、香皂、手绢等物品。

（2）保证卫生间空气流通、清新、无异味。

（3）便池、马桶及时冲刷，保证无尿碱，学前儿童大便后马桶立即消毒。

（4）学前儿童排队如厕时，要及时维持秩序，不拥挤、推搡，以免发生意外。

（5）培养学前儿童良好的如厕习惯，教会学前儿童正确擦屁股的方法。

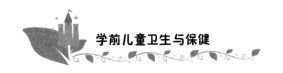

（6）保育老师若发现学前儿童大便有异常，应及时联系保健医生，做好隔离、消毒等工作。

♥活动设计

圈圈厄厄我来了（小班）

设计意图：

有不少幼儿不愿意在幼儿园大便，认为大便是件不便与人言说、非常难为情的事情。为此，我们设计并实施了一个为期两周的主题活动，名为"噼里啪啦，我要拉厄厄"，以期引导幼儿正确认识大便，减轻不必要的压力。

在该主题活动中，我们以绘本《超级便便》导入，初步引导他们认识拉大便是件非常重要也很有趣的事情。活动效果表明，幼儿能正确认识拉大便这件事了，并且不忌讳谈论自己和同伴的厄厄，他们把大便分成"水厄厄""臭臭厄厄""石头厄厄""圈圈厄厄"四类。与此同时，他们也产生了很多疑问：为什么人要大便？如果不大便会怎样？为什么人们的大便会不一样？为什么有些人大便很容易，有些人很痛苦？为此，我们引导幼儿记录自己的厄厄日记，逐一解决疑问。不仅如此，幼儿根据自己的生活经验，隐约感觉到拉厄厄和日常的食物有关。例如，有的幼儿发现自己吃了冰淇淋后会拉出"水厄厄"，有的幼儿发现自己不喝水、不吃蔬菜拉出了"石头厄厄"，等等。基于幼儿的这些生活体验，我们设计了这一活动，目的是引导幼儿进一步了解正常大便与良好饮食习惯的关系，以促使幼儿知行合一，达到对幼儿进行健康饮食营养教育的目标。

目标：

1. 初步了解正常大便与良好饮食习惯之间的关系。

2. 通过"配餐"、阅读绘本等活动，初步懂得饮食要注意适量和荤素搭配等道理。

3. 体验饮食荤素合理搭配后，"便便超人"成为每个人的"好朋友"的快乐。

准备：

自助餐厅情境，餐盘，肉、水果、蔬菜、冰淇淋、各种零食等食物图片，《厄厄日记》，制作成PPT（演示文稿）的故事《超级便便》，"便便超人"形象图。

过程：

一、共同阅读《厄厄日记》

1. 结合《厄厄日记》，幼儿讲述自己的厄厄。

师：根据厄厄日记记录，你的厄厄是什么厄厄？

2. "便便超人"讲述自己的厄厄，小结四种厄厄的名称。

师：他是谁？（"便便超人"）你们知道"便便超人"的厄厄是什么样子的吗？（"圈圈厄厄"）原来厄厄有四种，它们是水厄厄、臭臭厄厄、石头厄厄、圈圈厄厄。

3. 幼儿讲述自己喜欢的尼尼。

师：你喜欢什么尼尼？为什么？"便便超人"喜欢什么尼尼？

二、尝试"配餐"，了解饮食习惯与尼尼的关系

1. 幼儿明确任务。

教师以"便便超人"的口吻提出要求：你们好，今天我要请你们去餐厅吃饭。你们选食物的时候，要选那些能帮助我们拉出圈圈尼尼的食物，记住了吗？

2. 幼儿第一次去"餐厅""配餐"，教师观察幼儿选择的"食物"。

（1）师：你们每人拿一只盘子去选择自己喜欢的"食物"。

（2）教师引导幼儿讨论选择"食物"时出现的问题：你拿了哪些"食物"？吃了这么多"食物"，可能会拉出什么尼尼呢？

（3）幼儿阅读相关绘本内容，分析"配餐"中普遍存在的量多的问题。

（4）"便便超人"小结：如果随便吃，吃了太多东西，可能拉出的是"臭臭尼尼"，有些难闻。

3. 幼儿第二次去"餐厅""配餐"，教师继续观察幼儿选择的"食物"。

（1）师：你们再去餐厅重新选择吧。要记住"便便超人"的话，这次不能拿太多了。

（2）教师引导幼儿讨论选择"食物"时出现的问题：你拿了哪些"食物"？只吃肉，不吃蔬菜，可能会拉出什么尼尼呢？

（3）幼儿阅读相关绘本内容，分析"配餐"中普遍存在的荤素搭配不当的问题。

（4）"便便超人"小结：如果不吃蔬菜、水果，可能会拉出像石头一样硬的"石头尼尼"，很干燥，拉的时候会比较困难，而且有些疼。

三、再次"配餐"，体验合理搭配食物后与"便便超人"成为"朋友"的快乐

1. 幼儿结合绘本了解合理搭配食物与拉出"圈圈尼尼"的关系。

（1）师：我们每次不能吃太多，也不能只吃肉，那吃什么能拉出"圈圈尼尼"呢？

（2）幼儿讨论。

（3）幼儿阅读相关绘本内容。

（4）"便便超人"小结：如果你想拉出"圈圈尼尼"，那就要蔬菜、肉、鱼、米饭等样样食物都吃一点，不过每次不能吃太多。

2. 幼儿再次"配餐"，教师指导幼儿合理选择。

3. 幼儿互相看看搭配了什么"食物"，是否合理。

4. 幼儿获得"便便超人"粘纸，与"便便超人"成为好朋友。

（资料来源：《幼儿教育》杂志）

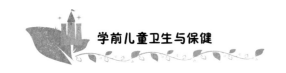

单元三　洗　手

　　手是学前儿童探索世界、发现世界的重要工具，但如果学前儿童不喜欢洗手，手也会成为疾病的重要传播媒介，因此洗手环节在幼儿园中十分重要、常见，是确保学前儿童身体健康的重要一环。

一、对学前儿童的要求

　　（1）养成饭前、便后主动洗手的意识。

　　（2）洗手时要挽起袖子，使用洗手液或香皂洗手。

　　（3）洗手时注意节约用水，水龙头不宜打开过大，并及时关闭。

　　（4）洗手时采用正确的洗手方法。

　　（5）洗手后要及时用自己的毛巾擦干，并将毛巾放回原位。

　　（6）洗手时不打闹、不推搡、不拥挤、不玩水。

二、对保育教师的要求

　　（1）做好盥洗前的准备工作，如提前准备好消毒后的毛巾，并将其准确地挂到学前儿童的毛巾架上，毛巾应每天进行消毒，专人专用。

　　（2）在学前儿童洗手前，讲清洗手规则，组织学前儿童排队洗手。

　　（3）教会学前儿童正确的洗手方法。

　　（4）在洗手过程中，教师要通过言语提醒的方式，提醒学前儿童打肥皂、正确洗手、洗手后用毛巾擦手、节约用水、不推搡打闹等。

♥活动设计

我是洗手小达人（中班）

浙江宁波市鄞州区江东中心幼儿园　李晶晶

　　设计思路：

　　发育良好的身体、愉快的情绪、强健的体质、协调的动作、良好的生活习惯和基本生活能力是幼儿身心健康的重要标志，也是其他领域学习与发展的基础。幼儿园健康教育在幼儿的成长过程中有着重要意义。中班阶段是幼儿形成良好生活习惯的关键时期。根据日常观察，教师发现幼儿对洗手有初步的认知，知道洗手的基本方法，但在实际生活中常常出现洗手很随意、不主动洗手等现象。为此，我们开展了"我是洗手小达人"活动，引导幼儿通过观察、体验等方式感知洗手的重要性，巩固正确的洗手方法，并通过辨析一日生活中需要洗手的时间节点等，培养幼儿良好的卫生习惯，让每一名幼儿成为愿意洗手的健康小达人。

目标：

1.寻找一日生活中需要洗手的环节，知道饭前、便后或手脏时要洗手，激发幼儿勤洗手的意识。

2.通过观察、体验等方式感知洗手的重要性，巩固正确的洗手方法，养成勤洗手的好习惯。

准备：

1.物质准备：活动用音乐片段和课件，涂满颜料的皮球一个，幼儿洗手视频，活动前教师带领幼儿在科探室借助显微镜观察手上的细菌的照片等。

2.经验准备：幼儿知道七步洗手的方法。

过程：

一、链接生活，引出问题，了解洗手的重要性

1.谈话导入，激发幼儿学习兴趣。

师：你们刚才玩了什么好玩的游戏呀？

幼：我玩了玩具。

幼：我去娃娃家玩了。

（幼儿自由回答）

师：刚才玩了那么多好玩的玩具，现在请你们伸出手来看看，你们的手干不干净呀？

幼：我的手是干净的。

幼：我的手有点脏了。

师：看来大家的情况不太一样。怎么才能知道我们的手到底干不干净呢？

2.引导幼儿回顾借助显微镜观察手的经历。

（教师出示活动前带领幼儿在科探室借助显微镜观察手上的细菌时拍摄的照片）

师：你们在这上面看到了什么？

幼：黑黑的，像小虫子一样的东西。

师：这些黑黑的东西是什么呀？

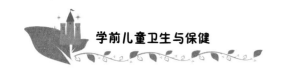

幼：是细菌。

师：原来看起来很干净的手，里面竟然藏着那么多细菌。

3. 玩传球游戏，感知洗手的重要性。

师：手那么脏，不洗手会怎么样呢？

幼：会生病。

幼：会拉肚子、发烧。

师：不洗手除了会让自己生病，会影响到别人吗？

师：我们现在来玩传球游戏，等下你们就知道答案了。

（传球游戏：教师事先将皮球涂满颜料，然后让幼儿传接球，让他们感知细菌会传播）

师：你们发现了什么？手怎么了？

幼：我的手上有颜料。

师：细菌就像颜料一样，从皮球上跑到了老师的手上，你们传接了我的球，它们就又跑到了你们的手上。

师：（小结）原来不洗手还会把细菌传播给别人。

二、唤醒经验，聚焦问题，帮助幼儿巩固正确的洗手方法

1. 从洗手中帮助幼儿发现问题。

（教师请幼儿去洗手间洗手，观察幼儿的洗手情况并用视频记录）

师：你们的手洗干净了吗？

幼：洗干净了。

师：我们借助显微镜再看一看，手真的洗干净了吗？

（教师出示活动前拍摄的幼儿在显微镜下观察到的内容照片）

师：你们在显微镜下看到了什么？

幼：还有脏东西。

师：好奇怪，我们明明洗了手，为什么还有脏东西呢？

2. 播放现场抓拍的幼儿洗手视频。

（视频一的内容为幼儿洗手时方法不正确，视频二的内容为幼儿洗手时泡沫还在手上，洗得太快）

师：这些小朋友的手洗干净了吗？为什么？

幼：没有，他洗得太快了。

幼：她洗的方法不对。

（教师根据幼儿的回答张贴相应的图标，并与幼儿一起归纳把手洗干净的诀窍）

师：（小结）要用洗手液，洗手方法要正确，要洗足够长的时间，这样才能把手洗干净。

3.引导幼儿重温七步洗手的方法。

师：现在让我们一起用七步洗手法来洗手吧！先洗哪里？难洗的地方要怎么洗？

（幼儿和教师一起操作，教师边洗手边穿插提问）

师：看，我的手怎么样了？

幼：变干净了。

师：（小结）要洗干净手，每一步都不能少。现在让我们一起跟着儿歌再来洗一遍吧！

童谣:《洗手歌》

两个好朋友，手碰手，

你背背我，我背背你，

来了一只小螃蟹，小螃蟹，

打个招呼抱一抱，抱一抱，

伸出两只大钳子，大钳子，

螃蟹跟我点点头，点点头，

我跟螃蟹握握手，握握手。

（资料来源:《幼儿教育》杂志）

单元四　饮　水

《幼儿园教育指导纲要》明确指出：幼儿园必须把保护幼儿的生命和促进幼儿的健康放在工作首位。幼儿年龄越小，体内所需水分比例就越高，及时的补水对幼儿身体发育至关重要。

一、对学前儿童的要求

（1）知道及时喝水有益于身体健康，能够做到主动喝水。

（2）能够辨认并使用自己的水杯进行喝水，喝水完成后，将杯子放回原位。

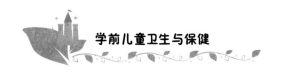

（3）接水时水量不超过杯子的2/3，能够在指定的区域喝水，不推搡、打闹。

（4）喜欢喝白开水。

二、对保育教师的要求

（1）做好学前儿童饮水前的准备工作，如准备充足的、温度适宜的白开水，保证水杯清洁消毒等。

（2）接水时，提醒学前儿童小心洒水，水量不要超过杯子的2/3。

（3）喝水时，提醒学前儿童双手拿水杯，在指定位置安静喝水。

（4）学前儿童不小心洒水时，保育教师要及时清理，按实际情况为儿童更换衣服。

（5）喝完牛奶、药物等的杯子，要清洗干净并进行消毒后再使用。

❤活动设计

多喝水身体好（小班）

江苏南京市珠江路小学附属幼儿园 沈俊 杨青

设计意图：

喝水对幼儿的健康成长具有重要作用。然而，很多幼儿即使是天气炎热时都不知道主动补充水分。有些幼儿虽然口渴了会主动找喝的，但在家中他们往往更倾向于选择甜甜的饮料，而非白开水，因此我们设计了该活动。首先，从幼儿的体验入手，让幼儿在锻炼后饮水，感受口渴时喝水的舒适。其次，引导幼儿通过观察自然角自己种植的洋花萝卜，切实体会喝水的重要性。再次，通过幼儿心目中的权威人物保健医生的讲解，让幼儿明白白开水才是最健康的饮料。最后，通过每周末评选"喝水小宝贝"的方式，激发幼儿主动饮水的意愿。

目标：

1. 知道人每天都需要喝水，想喝水时会主动去喝。

2. 懂得白开水是最好的饮品，在日常活动中能主动喝白开水。

准备：

1. 自制PPT（锻炼后、外出游玩时、洗澡后、起床时等图片，池塘里的水、自来水、井水等不能饮用的水的图片），两盆洋花萝卜（一盆因浇水而发芽、长叶，另一盆因没浇水而干枯）。

2. 活动前教师带幼儿进行实验探究，观察同样光照下的两盆洋花萝卜，每天带幼儿给其中一盆浇水，另一盆不浇水。

过程:

1.感知讨论,了解水对身体生长的重要作用。

(1)通过回忆激活已有体验,感受口渴后喝水带来的舒适。

(活动前进行体育活动,之后教师带幼儿喝水)

师:玩过游戏之后,你们感觉嘴巴有点怎么样?

师:喝了水之后有什么感觉?

师:喝了水之后我们就不渴了,身体舒服多了。

(2)观察洋花萝卜,了解缺水的后果。

师:这里有两盆洋花萝卜,一盆萝卜发芽长叶了,另一盆却枯萎了。请你仔细看一看,猜一猜为什么。

师:看看它们的泥土是怎么样的?(一干一湿)

师:原来,萝卜没有水喝就会枯死,就发不了芽、长不了叶。人也像萝卜一样离不开水,我们只有每天多喝水才能长高长大。

2.了解什么时候应喝水、哪些水不能喝。

(1)观察图片,了解锻炼后、外出游玩时、洗澡后等情况下人会想喝水,睡觉起床时也会想喝水。口渴了不喝水会很难受,小朋友想喝水的时候可以自己去喝水。

(2)了解有些水不能喝。

师(出示图片):这些地方的水我们能喝吗?为什么?

师:池塘里的水、自来水、井水这些水看上去清清的,但是都不能直接喝,因为水里有细菌,只有烧开了才可以喝。我们保温桶里的水是烧开过的,所以可以喝。

3.通过保健医生的讲解,了解白开水是最好的饮品。

师:口渴的时候你最想喝什么?为什么?

师:到底喝什么对小朋友的身体最好呢?我们来听听保健医生怎么说。

师:小朋友喜欢喝的可乐、雪碧等饮料里面加了很多东西。喝起来甜甜的,是因为里面放了很多糖,这对我们的牙齿不好,容易让我们产生蛀牙。闻起来香香的,是因为里面加了很多香精;看上去红红的、绿绿的很漂亮,是因为里面加了很多色素。这些香精、色素其实都对我们的身体有害。只有白开水才是对身体最好的,最有利于健康的。

4.评选“喝水小宝贝”。

师:知道口渴了要喝白开水,想喝水的时候会自己去喝,就能被评为“喝水小宝贝”了。

师:你们想不想当“喝水小宝贝”?那你要记得口渴了、想喝水的时候就要去喝。

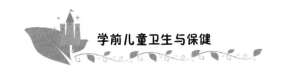

师：现在嘴巴有点渴了，我想喝水了。你们也喝点好吗？

延伸活动：

（1）制作"今天你喝水了没有"的记录表贴在保温桶旁，请幼儿每次喝水后用印章记录在自己的标记后，周五评选"喝水小宝贝"。

（2）家园配合，提醒幼儿口渴时喝白开水，少喝饮料，养成健康饮水习惯。

（资料来源：《幼儿教育》杂志）

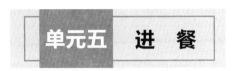

单元五　进　餐

进餐环节是幼儿园一日生活的重要组成部分，关系到儿童的生长发育和健康发展。科学的组织和开展进餐活动，对学前儿童养成良好的生活习惯、建立班级常规有着十分重要的作用。

一、对学前儿童的要求

（1）不挑食、不剩饭菜、不浪费粮食，能够安静自主进餐。

（2）能够正确使用餐具，不聊天，专心进餐，细嚼慢咽。

（3）注意卫生，不用手直接抓取饭菜，保持桌面、地面等的干净。

（4）进餐后能够主动打扫卫生，收拾餐盘，擦桌子等。

（5）进餐后能够自己擦嘴、洗手、漱口。

（6）养成良好的进餐礼仪。

二、对保育教师的要求

（1）餐前进行桌面的消毒工作，穿好分餐服，做好手部清洁。

（2）对班级食物进行检查，发现异常可以尝食，确认食物存在问题时，及时上报。

（3）清楚知道班级儿童对食物的过敏情况，在分发食物时注意避让。

（4）餐前组织学前儿童正确洗手，饭前不做剧烈运动。

（5）根据学前儿童数量分发餐具、食物等。

（6）及时询问是否有需要添饭、添菜的学前儿童。

（7）进餐过程中，提醒学前儿童不要偏食、挑食，可简单介绍营养知识。

（8）学前儿童完成进餐后，整理餐具、擦餐桌、清洗餐具并进行消毒。

♥活动设计

蔬菜"肚子"的秘密（小班）

浙江长兴县小浦镇中心幼儿园 李芬

设计意图：

色彩丰富、形态各异的蔬菜是幼儿生活中常见的事物。基于幼儿视角的科学活动"蔬菜'肚子'的秘密"从幼儿常见的蔬菜入手，联系幼儿的生活，引导幼儿通过切一切、看一看、大胆表达、有依据地推测等方式，激发对蔬菜内部结构的探究兴趣，体验科学探究的快乐。该活动第一环节从卷心菜切面的黑白图片开始，引导幼儿观察切面的细节，并展开基于线索的猜测。在第二环节，教师提供幼儿生活中常见的但切面样态各不相同的几种蔬菜，引导幼儿在实际操作中感知、探索并积极表达。在第三环节，教师利用形象的动画为幼儿创设游戏情境，引导幼儿在已有经验的基础上有依据地猜测、表达。整个活动围绕蔬菜及蔬菜"肚子"的秘密展开，引导幼儿在常见的蔬菜身上发现不常关注到的蔬菜内部结构，发展科学探究能力。

目标：

1. 能较清楚地描述蔬菜的外形及内部结构，并通过观察内部结构猜测蔬菜名称。

2. 对观察蔬菜切面感兴趣，初步学习按线索推测切面是哪种蔬菜的。

3. 乐意动手切蔬菜，体验不同角度观察蔬菜的乐趣。

准备：

1. 物质准备：活动课件，胡萝卜等常见蔬菜若干，幼儿专用餐刀、砧板、透明盒、擦手毛巾人手一份，记录板1块。

2. 经验准备：幼儿认识常见蔬菜并知道其名称。

过程：

一、奇妙的卷心菜"肚子"

1. 出示卷心菜切面的黑白图片，引导幼儿观察并展开想象。

师：小朋友们，你们从图片中看到了什么？你们觉得这是什么呢？

幼：有点儿像小女孩，她穿了一层又一层的蓬蓬裙。

师：确实有点儿像穿蓬蓬裙的小女孩。还有小朋友有其他想法吗？

幼：像蜘蛛。

幼：像一个大怪兽。

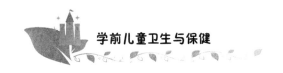

师：有的小朋友说像穿了蓬蓬裙的小女孩；有的说像八条腿的蜘蛛和它织出来的蜘蛛网；还有的说看上去有点儿像大怪兽。其实这是一张蔬菜的切面图片，你们猜是什么蔬菜呢？

2. 出示彩色切面图片，引导幼儿猜测是哪种蔬菜。

师：我们加上点儿颜色再来看看这张图片，你们觉得会是什么蔬菜呢？

幼：卷心菜。

师：老师今天带来了一个卷心菜，看看有没有你们刚刚说到的那些图案呢？

幼：图案在里面。

师：怎么才能看到里面呢？

幼：切开来就能看到。

师：那我们切开来看看是不是大家猜的这样。

师：原来这些图案就是卷心菜"肚子"里的纹路。（教师将卷心菜从中间切开，分成两半，巡回拿给幼儿看里面的纹路）

师：（小结）原来卷心菜的切面上有这么多奇妙的纹路，这是它"肚子"里的秘密。那不同的蔬菜切面会不会有不同的纹路呢？

二、各种各样蔬菜的"肚子"

1. 教师逐一出示胡萝卜、藕等蔬菜，请幼儿说说蔬菜的名称。

师：今天老师带来了几种蔬菜，看看你们认识它们吗？

（1）出示胡萝卜。

幼：胡萝卜。

（2）出示西红柿。

幼：西红柿。

（3）出示青椒。

幼：青椒。

（4）出示藕。

幼：土豆。

幼：藕。

师：有的小朋友觉得这是藕，有的小朋友觉得这是土豆。到底是什么呢？待会儿请你们把它切开看看，也许会有答案。

（5）出示秋葵。

幼：辣椒。

幼：秋葵。

师：你为什么说是秋葵呢？

幼：我之前吃过这个，我知道它叫秋葵。

师：看来你不仅爱吃蔬菜，还能记住它的名称，很棒！待会儿请认为是辣椒的小朋友把它切开来，看看秋葵和辣椒有什么不一样。（幼儿对藕和秋葵的认识存在异议，教师可以不急于给予幼儿正确答案，引导幼儿待会儿切开来验证是什么蔬菜，从而引发幼儿对已经认识的蔬菜与不确定的蔬菜进行内部结构的对比）

2. 幼儿自选蔬菜切开，仔细观察蔬菜切面及内部结构。

师：请你们找一种蔬菜，切成两半来看看，仔细观察一下它的"肚子"，你们发现了什么？可以先和旁边的小伙伴轻声地说一说你的发现。（教师巡回了解幼儿切蔬菜的情况，并及时捕捉幼儿在切蔬菜时的发现，同时帮助个别切蔬菜存在困难的幼儿，如切不动胡萝卜的幼儿）

3. 幼儿分享交流各自的发现。

师：谁来分享你切了什么蔬菜，在里面发现了什么？

幼：我切的是胡萝卜，我发现它的"肚子"是平平的，里面有像阳光一样的线条。

师：原来胡萝卜的"肚子"里也有秘密，和卷心菜的不一样呢！

师：还有小朋友切了其他的蔬菜，想来分享一下的吗？

幼：我切的是藕，我发现它的"肚子"里有洞洞。

师：有几个洞洞呢？我们一起来数一数。1、2、3、4、5、6、7，这根藕的"肚子"里有7个洞洞。谁还切了藕？有没有其他发现呢？

幼：我切的也是藕，切开来里面有好多根线。

师：藕切开来会有一根根的线，这些叫藕丝。

幼：我切的是秋葵，它的外面是五角星的形状，里面还有一颗颗白白的、圆圆的东西。

师：这些白白的、圆圆的东西是什么呢？

幼：是它的籽，种在泥土里就会长出秋葵来。

师：还有谁切的蔬菜"肚子"里也有籽呢？

幼：我切的是青椒，它里面也有籽。

师：青椒"肚子"里也有籽，和刚刚我们看到的秋葵的籽一样吗？

幼：不一样，青椒的籽更多，是扁扁的。

幼：我切的是西红柿，它里面有像蝴蝶一样的图案，切开来还有红色的"汤"流出来。

师：红色的"汤"是什么呢？

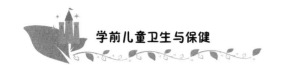

幼：是它的汁水，是有营养的，吃了对身体好。

师：还有人切的也是西红柿吗？有没有不同的发现？

幼：我切的西红柿里面有像花朵一样的图案。

师：同样都是西红柿，为什么切开来里面的图案会不一样呢？

幼：切的时候不一样，一个是从西红柿上面圆圆的地方竖着切的，一个是从中间横着切的。

师：原来切的方向不一样，蔬菜"肚子"里的样子也会不一样。

师：（小结）原来蔬菜"肚子"里藏着那么多秘密，有的蔬菜切面形状很特别，有的蔬菜"肚子"里有洞洞，有的有籽，还有的有很多汁水……

三、开展"蔬菜、蔬菜转转停"的游戏

1. 介绍游戏名称及玩法。

师：今天我们来玩一个"蔬菜、蔬菜转转停"的游戏，待会儿转停在哪张图片，就请你们通过看蔬菜"肚子"的图片猜它是什么蔬菜哦！

2. 开始游戏，引导幼儿仔细观察，并根据线索推测蔬菜的名称。

（1）转停在黄瓜切面。

幼：是黄瓜。

师：你是怎么猜出它是黄瓜的？

幼：它是圆圆的，外面是绿色的，"肚子"里还有籽。

师：原来是通过看切面颜色、形状和"肚子"里的籽猜出来的。

（2）转停在南瓜切面。

幼：是南瓜。

师：大家都说是南瓜，理由是什么呢？

幼：我吃过南瓜，里面就是这种黄色的，它的籽是白色的、圆圆的。

（3）转停在洋葱切面。

师：大家都觉得是洋葱，我们一起来看看答案正确吗？

（4）转停在土豆切面。

师：土豆的外形和藕有点儿像，但是切开来"肚子"里一样吗？

幼：不一样，之前我们切过藕，它的"肚子"里有洞洞，土豆切开来没有洞洞，是平平的。

（5）转停在苦瓜切面。

师：这个有点难，有籽，可能是？

幼：苦瓜。

师：为什么说是苦瓜？有籽就会是苦瓜吗？黄瓜"肚子"里不是也有籽吗？

幼：黄瓜外面是圆圆的，苦瓜外面是波浪形的，以前妈妈烧过苦瓜给我吃，就是这样的。

师：（小结）原来通过看蔬菜"肚子"的秘密（有籽、有洞洞、"肚子"的外形……），就能猜出是哪种蔬菜。

四、烹饪蔬菜

1.师幼共同商议：把蔬菜送到生活坊继续加工（切、洗），继续探究。

师：今天我们一起切了这么多蔬菜，发现了它们"肚子"里的秘密，还玩了"蔬菜、蔬菜转转停"的游戏，那我们切开来的蔬菜可以做什么呢？

2.请厨师叔叔将蔬菜做成美味菜肴，大家一起品尝。

师：我们一起把切开来的蔬菜拿到生活坊再切一切、看一看，然后送到食堂让厨师叔叔把它们变成美味菜肴吧！

延伸活动：

教师可以在区角投放多种切开的蔬菜，引导幼儿蘸取多种颜料后用拓印的方式在纸上将蔬菜切面的纹路再现，感知不同切面呈现的不同样态，体验拓印画创作的乐趣。

（资料来源:《幼儿教育》杂志）

单元六　穿脱衣服

　　日常特别是冬季，如何合理地穿衣成了非常重要的课题。穿少了容易感冒，穿多了流汗也容易感冒。学前儿童来到幼儿园后，往往需要根据实际情况更换衣物或鞋子，培养其穿脱衣服的自理能力十分重要。

一、对学前儿童的要求

（1）能自己穿脱衣服、鞋袜、扣纽扣。

（2）能够整理自己的物品。

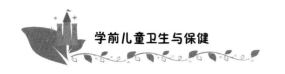

（3）能知道根据冷热增减衣服。

（4）会系鞋带。

二、对保育教师的要求

（1）帮助并指导学前儿童按照"袜子—裤子—鞋—上衣"的顺序正确穿衣服。

（2）检查学前儿童衣服是否穿着平整，如衣领是否翻平、内衣是否塞进裤腰内、裤腿是否穿正确等。

（3）帮助并指导学前儿童按照"上衣—鞋—裤子—袜子"的顺序正确脱衣服。

（4）检查并指导学前儿童将脱下的衣物进行整理，叠放整齐，放在自己的整理箱中。

（5）教学前儿童穿袜子，让儿童知道袜子分袜尖、袜跟、袜筒，手捏袜尖（大拇指在内，四指在外），将脚伸入袜内，将袜筒向上拉。

（6）教学前儿童穿裤子：让幼儿知道裤子前后，两手抓住裤腰，两脚伸入裤腿内，向上拉，两脚露出裤腿时，站在地上把鞋穿好，将裤子提起，学会把内衣塞进裤腰内。

（7）教学前儿童穿鞋：学会把脚伸入鞋后，将鞋提起，分清左右脚。

（8）教学前儿童穿上衣：两手握住衣领、衣里向外，大拇指握在衣领处，四指握在衣里，右手经头上，从左绕到右边，将衣服披在肩上，先将左手伸进左边袖子里，然后再将右手伸进右边袖子里。将上衣穿好，前襟对齐，从下往上逐个扣扣子。

🙂 书山探宝

巧妙学穿鞋

江苏省启东市和睦幼儿园　　陈菊

小班幼儿年龄小，不能分辨左右，午睡起床后，他们右脚穿左鞋、左脚穿右鞋的情形时有发生。我通过仔细观察，发现幼儿的鞋子多为两种类型，一种是有拉链的，并且拉链一般在鞋的内侧；一种为搭扣的，搭扣一般在鞋的外侧。于是，在幼儿起床后准备穿鞋前，我用游戏的口吻说："两只鞋子的拉链要亲一亲噢，两只鞋子的扣扣要背对背噢。"在这样生动形象的语言提示下，幼儿很容易分辨出哪只脚应该穿哪只鞋，能又快又正确地穿好鞋了。

兔儿法系鞋带

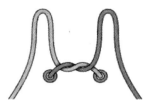

1. 用鞋带两端打结

2. 两端各形成一个"兔耳"

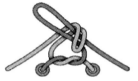

3. 两个"兔耳"交叉，在结和
兔子耳朵之间留一个开口

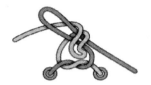

4. 用另一只手将一只兔耳的
顶端纳入开口

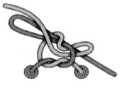

5. 从另一边将兔子耳朵拉过开口

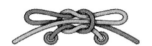

6. 拉扯两个"兔耳"，系鞋带

单元七 清洁消毒

幼儿园是幼儿生活与游戏的场所，卫生消毒工作是幼儿园工作的重点。清洁消毒有利于学前儿童的身心健康、养成良好的生活卫生习惯和有效预防各类传染病。

一、清洁

（一）室内清洁的一般程序

1. 活动室清洁的一般程序。窗通风—擦拭灯具—清洁墙壁—擦拭门—擦拭窗—清洁玩具柜—擦拭桌椅—清洁地面—物品摆放—清洁抹布、拖把。

2. 寝室清洁的一般程序。窗通风—清洁窗帘—擦拭灯具—清洁墙壁—擦拭门—擦拭

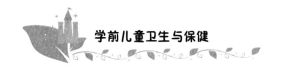

窗—整理床铺—清洁地面

3. 盥洗室清洁的一般程序。窗通风—擦拭灯具—清洁墙壁—擦拭门—擦拭窗—清洁保温桶—清洁水杯—清洁毛巾—清洁水池—冲洗便池—准备香皂、卫生纸—清洁地面—垃圾处理—清洁双手。

（二）通风

开窗通风能够满足学前儿童对氧气的需求，保持室内空气新鲜，减少致病细菌。最佳的开窗方式是打开居室中距离最远的两个通风口。要让空气有进有出，经过整个房间，通风效果才好。勤通风的标准为每天 3 次，每次不少于 20 分钟，同时在开窗通风时要注意保暖。

开窗最好在 8~11 时、13~16 时这两个时间段内，此时大气污染物浓度相对较低，可以适当开窗通风。上午 10 时和下午 3 时是开窗的黄金时间。

二、消毒

（一）餐具、水杯消毒

应"一用一消毒"，首先物理消毒，可采用煮沸消毒 10 分钟、流通蒸汽 100℃作用 10 分钟或洗净后用消毒柜消毒 30 分钟。

（二）毛巾类消毒

用含有效氯浓度为 500 mg/L 消毒剂溶液浸泡 20 分钟，消毒后用清水冲净，通风晾晒，间隔 10 cm，阳光直射暴晒干燥（不少于 6 小时）。

（三）物体表面消毒

（1）对班级常接触的物体表面，如玩具柜表面、桌椅、床围栏、门把手、水龙头、楼梯扶手、门窗、开关按钮等。

（2）消毒液配制：含有效氯浓度为 500 mg/L 消毒剂溶液。

（3）表面擦拭消毒 30 分钟，消毒后用清水将残留消毒剂擦净。

（四）户外大型玩具消毒

（1）清洗：用清水将户外大型玩具各部位清洗干净。

（2）消毒：用 1∶200 的 84 消毒液对户外大型玩具各部位进行喷洒，消毒液滞留 15~30 分钟。

（3）用清水清洗。

（五）床上用品消毒

（1）天气晴好时，在有阳光处进行晾晒，时间不少于 2 小时。

（2）阴雨天时，将被褥平摊开，在紫外线灯下消毒 30 分钟。

（六）呕吐物的处理

（1）协助学前儿童离开呕吐物，用干净抹布及时擦洗幼儿的衣物并清洁消毒。

（2）用 1∶100 的 84 消毒液溶液对呕吐物进行喷洒消毒，停留 10 分钟后，用扫帚和簸箕清扫地面污物。

（3）用经 1∶100 的 84 消毒液溶液消毒的拖把将地面拖洗干净。

（4）了解学前儿童呕吐的原因，以便就医或与家长取得联系。

教育书签

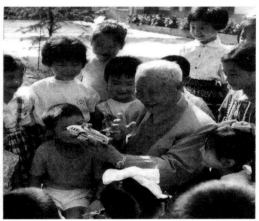

学海泛舟

陈鹤琴的活教育：
做人，做中国人，
做一个世界人

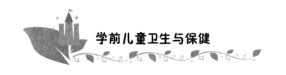

自我复盘

通过本专题的学习，请你结合对幼儿园一日生活实践教学的理解，绘制出头脑中的知识结构图。

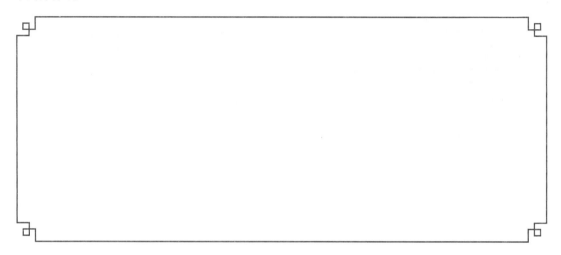

|||||||||||||||||||||||||||||| **闯关自测** ||||||||||||||||||||||||||||||

一、实践操作题

1. 请你谈谈如何组织幼儿园进餐活动。

2. 请结合所学知识设计一次中班幼儿穿脱衣服的活动。

二、案例分析题

星期一的上午，晨晨走过来跟主班王老师说她肚子疼，于是王老师用手轻轻地摸了摸他的额头，询问他除了肚子疼，是否还有其他不舒服。就在这时，晨晨突然开始呕吐，王老师立刻带晨晨去医务室进行检查，作为保育老师的你应该如何处理这样的情况呢？

参考文献

［1］胡萍. 善解童贞［M］. 南京：江苏凤凰科学技术出版社，2021.

［2］杨慧，高英. 学前儿童健康教育理论与实践［M］. 长春：吉林大学出版社，2016.

［3］李秀敏. 幼儿园健康教育与活动指导［M］. 南京：南京师范大学出版社，2020.

［4］王卫平，孙锟，常立文. 儿科学［M］. 9 版. 北京：人民卫生出版社，2018.

［5］方峰，俞蕙. 小儿传染病学［M］. 4 版. 北京：人民卫生出版社，2014.

［6］宋晓云. 学前卫生学［M］. 1 版. 天津：南开大学出版社，2018.

［7］沈雪梅. 关爱与方法：幼儿行为观察案例分析［M］. 上海：复旦大学出版社，2018.

［8］黄姝. 保育员工作的 99 个问答［M］. 北京：语文出版社，2017.